普通高等教育中医药类"十二五"规划教材

全国普通高等教育中医药类精编教材

中医各家学说

（第2版）

（供中医药类、中西医结合等专业用）

主　编　　李成文

副主编　　刘桂荣　戴　铭　胡方林
　　　　　张星平　李成年

主　审　　袁占盈

U0188546

上海科学技术出版社

图书在版编目(CIP)数据

中医各家学说 / 李成文主编.—2版.—上海：
上海科学技术出版社,2014.5(2023.5重印)
普通高等教育中医药类"十二五"规划教材　全国普
通高等教育中医药类精编教材
　ISBN 978 - 7 - 5478 - 2162 - 6

　Ⅰ.①中… Ⅱ.①李… Ⅲ.①中医学—中医学院—教
材　Ⅳ.①R22

中国版本图书馆 CIP 数据核字(2014)第 043544 号

中医各家学说(第 2 版)
　主编　李成文

上海世纪出版(集团)有限公司
上海 科 学 技 术 出 版 社　出版、发行
(上海市闵行区号景路 159 弄 A 座 9F - 10F)
邮政编码 201101　　www.sstp.cn
常熟市华顺印刷有限公司印刷
开本 787×1092　1/16　印张 15
字数 330 千字
2009 年 2 月第 1 版
2014 年 5 月第 2 版　2023 年 5 月第 18 次印刷
ISBN 978 - 7 - 5478 - 2162 - 6/R·710
定价: 25.00 元

普通高等教育中医药类"十二五"规划教材
全国普通高等教育中医药类精编教材

《中医各家学说》编委会名单

主　编	李成文(河南中医学院)
副主编	刘桂荣(山东中医药大学)
	戴　铭(广西中医药大学)
	胡方林(湖南中医药大学)
	张星平(新疆医科大学中医学院)
	李成年(湖北中医药大学)
主　审	袁占盈(河南中医学院)
编　委	(以姓氏笔画为序)
	马玉芳(宁夏医学院)
	马艳春(黑龙江中医药大学)
	叶　瑜(贵阳中医学院)
	刘成丽(广州中医药大学)
	刘　渊(成都中医药大学)
	张家玮(北京中医药大学)
	张俐敏(山西中医学院)
	李成年(湖北中医药大学)
	李应存(甘肃中医学院)
	李渡华(河北中医学院)
	李　林(内蒙古医科大学中医学院)
	杨卫东(云南中医学院)
	谷建军(辽宁中医药大学)
	庞　杰(南方医科大学中医药学院)
	林慧光(福建中医药大学)
	胡方林(湖南中医药大学)
	胡素敏(江西中医药大学)
	赵　军(安徽中医药大学)
	郭风鹏(河南中医学院)
	郝　贤(长春中医药大学)
	徐建云(南京中医药大学)
	高新彦(陕西中医学院)

专家指导委员会名单

（以姓氏笔画为序）

万德光	王 华	王 键	王之虹	王永炎
王亚利	王新陆	邓铁涛	石学敏	匡海学
刘红宁	刘振民	许能贵	李灿东	李金田
严世芸	吴勉华	杨关林	何 任	余曙光
张伯礼	张俊龙	陆德铭	范永升	周永学
周仲瑛	郑玉玲	郑 进	胡鸿毅	施建蓉
耿 直	高思华	唐 农	梁光义	黄政德
翟双庆	颜德馨			

前　言

医学乃性命之学，医学教材为医者入门行医之准绳。上海科学技术出版社于1964年受国家卫生部委托出版全国中医院校试用教材迄今，肩负了近半个世纪全国中医院校教材建设、出版的重任。中医前辈殚精竭虑编写的历版中医教材，培养造就了成千上万的中医卓越人才报效于中医事业，尤其是1985年出版的全国统编高等医学院校中医教材（五版教材），被誉为中医教材之经典而蜚声海内外。

进入21世纪，高等教育教材改革提倡一纲多本、形式多样，先后有多家出版社参与了中医教材建设，呈现百花齐放之势。2006年，上海科学技术出版社在全国高等中医药教学管理研究会和专家指导委员会精心指导下，在全国中医院校积极参与下，出版了供中医院校本科生使用的"全国普通高等教育中医药类精编教材"。"精编教材"综合、继承了历版教材之精华，遵循"三基"、"五性"和"三特定"教材编写原则，教材编写依据国家教育部新版教学大纲和国家中医药执业医师资格考试要求，突出"精炼、创新、适用"特点。在教材的组织策划、编写和出版过程中，上海科学技术出版社与作者一起秉承认真、严谨、务实的作风，反复论证，层层把关，使"精编教材"的内容编写、版式设计和质量控制等均达到了预期的要求，并获得中医院校师生的好评。

为了更好地贯彻落实《国家中长期教育改革和发展规划纲要（2010—2020）》，全面提升本科教材质量，充分发挥教材在提高人才培养质量中的基础性作用，2010年秋季，全国高等中医药教学管理研究会和上海科学技术出版社在上海召开了中医院校教材建设研讨会。在会上，院校领导和专家们就如何提高高等教育质量和人才培养质量发表了真知灼见，并就中医药教育和教材建设等议题进行了深入的探讨。根据会议提议，在"十二五"开局之年，上海科学技术出版社全面启动"全国普通高等教育中医药类精编教材"的修订和完善工作。"精编教材"修订和完善将根据《教育部关于"十二五"普通高等教育本科教材建设的若干意见》（教高〔2011〕5号）精神，实施教材精品战略，充分吸纳教材使用过程中的反馈意见，进一步完善教材的组织、编写和出版机制，有利于教材内容的更新、结构的完善和体系的创新，更切合中医院校的教学实践。

"教书育人，教材领先"。教材作为授业传道解惑之书，应使学生能诵而解，解而明，明而彰，然要做到这点实在不易。要提高教材质量，必须不断地对其锤炼和修订，诚恳希望广大中医院校的师生和读者在使用中进行检验，并提出宝贵意见，以使本套教材更加适合现代中医药教学的需要。

全国普通高等教育中医药类精编教材
编审委员会
2012 年 5 月

编写说明

《中医各家学说》精编教材第 2 版仍然按照"精编教材以质量为第一原则,内容应体现系统性、继承性、科学性、先进性、实用性,所采用的资料、数据必须准确可靠"的要求,参考中医院校五年制临床专业学生培养目标,以《中医各家学说》精编教材第 1 版为基础,在保持教材连续性与继承性基础上,兼参其他版本,吸收优点,扬长避短,并结合教学实际需要,依照理论与临床并举、提高理论水平、学以致用、为临床服务的原则,经过反复讨论,认真听取多方建议,进行了修订;在绪论中增加主要学术流派简介、中医主要学说,提升文后参考文献的质量与数量。各论仍保持唐宋元明清民国时期理论造诣较深、学术观点突出、临证经验丰富、辨病思路新颖、用药独具特色,对当今临床有重要指导意义,并对中医学发展起到较大促进作用的著名医家 30 人。每位医家内容包括导学、概说、学术特色与临证经验、医案举例、参考文献。

导学相当于全文摘要,包括学术特色,需要掌握、熟悉和了解的知识点。概说包括医家生平事迹、治学方法、学术源流、师承关系、创新思路与学术成就、著作等。学术特色与临证经验部分是本书的重点,包括学术创新成就及其源流和对后世的影响,辨病思路,临证经验,用药特色,医案举例,理论对临床的指导作用与价值。尤其是对著名医家在某一领域中有突出成就且影响最大,或首创,或集其大成,或使其系统化、条理化的独特见解或学术观点、临证用药经验、学术传承、对后世的影响等进行深入系统阐述,有利于了解源流,掌握学术内涵,指导临床实践和科研。参考文献包括医家的著作,对学习掌握其学术思想有帮助的重要古今文献。

本教材的特点:一是简要论述中医学术流派如何划分及主要学术流派概况,主要中医学说源流及对临床的指导意义。二是突出著名医家学术特色与临证思维方法,增强其理论与实践的系统性,以点带面,纵横结合,注意历史传承,兼顾与相关教材的衔接和横向联系;侧重其治学方法、创新思想、学术特色、临证用药思路与经验对临床的指导意义,减少空泛理论,以有利于培养创新能力,开阔学术视野,拓宽用药思路,掌握、整理、挖掘中医学宝库的方法和门径,提高辨治疾病的能力与水平。三是减少与其他课程的交叉与重复。四是书后附习题集,便于课后复习与考试。

本教材在修订过程中,得到了河南中医学院、山东中医药大学、广西中医药大学、湖南中医药大学、北京中医药大学等参编院校的大力支持,在此一并表示衷心的感谢。由于编者水平及其一些学术问题的分歧与争鸣,难免有不妥之处,望各院校继续提出修订意见,以便今后全面修订提高。

《中医各家学说》编委会
2014 年 2 月

目 录

绪　　论

> 绪论主要介绍本学科的研究对象与课程特点,中医学术流派源流、主要中医学说的内容,学习中医各家学说的目的意义及学习方法。
> **学习要求:**
> 掌握中医各家学说的研究范围,课程特点;熟悉学习目的与意义;熟悉中医学术流派和中医学说,了解学习方法。

一、概述

中医各家学说是研究历代名医学术思想,临证经验与特色兼及中医学术流派与中医学说的一门课程。

历代名医在继承前贤理论基础上,结合个人的临床实践,深入系统地总结临证经验,纷纷提出新的学术见解与主张,促进并推动了中医学的发展。

历代名医的学术观点与临证经验是中医学说与学术流派产生与形成的基础,中医学说又能反过来指导临床实践;学术流派则是研究名医师承授受、学术源流、中医学说演变规律的重要依据。

(一) 课程特点

1. 完善中医理论体系　历代名医或阐发前贤学术观点,或丰富基础理论,或自创新说,使中医学日臻成熟。

2. 丰富中医临床学科　历代名医的临证思路、辨病方法与用药经验,构建了中医临床各科。

3. 挖掘名医经验　中医书籍汗牛充栋,浩如烟海,如何从中医学宝库中总结、整理、继承、发扬历代名医学术思想、临证经验与用药特色,为当今临床服务,《中医各家学说》就成为开启宝库大门,挖掘宝藏的金钥匙。

4. 涉及多门学科　《中医各家学说》知识面较宽,涉及社会政治因素、地域环境、科学技术与文化、疾病流行与防治、中医基础理论与临床各科等。

(二) 学习目的与意义

(1) 有利于掌握历代名医的医德医风,治学方法与门径,为进一步发展中医学提供思路和启示。

(2) 有利于提高理论水平,全面、客观、准确地评价历代名医学术特色及临床经验,取其精华,弃其糟粕,达到古为今用,推陈出新的目的。

(3) 有利于挖掘中医学宝库,总结整理继承历代名医的学术思想,提高中医理论水平。

(4) 有利于培养创新能力,开阔学术视野,拓宽用药思路与方法,提高诊疗效果。

(三) 学习方法

1. 阅读原著　直接阅读历代名医原著,可以全面地了解和把握其治学方法,学术思想。

2. **参考医案**　医案是历代名医临证经验的具体体现,参考名医医案,分析其临床经验及特色,有利于深入理解学术思想,临证用药思路。

3. **学以致用**　学习历代名医临证经验是为了更好地指导临床实践,提高疗效,发扬光大中医学,因此要将学习和领悟到的理论与方药用到实践中去,将其内化变成自己的知识和经验。

二、中医学术流派

(一)中医学术流派概念

中医学术流派是中医学在长期发展过程中形成的具有系统的、独特的学术理论或学术主张,有清晰的学术传承脉络和一定历史影响与公认度的学术派别。

(二)中医学术流派的形成与发展

中医学术流派是中医学发展到一定阶段和水平的产物,是在长期的学术传承过程中逐渐形成的。因医家的学术主张或学术观点不同,研究的角度与方法各异,以及研究者的哲学观念、所处地域环境的差异而形成了各种学派。在中医学发展史上曾出现过众多的学术流派,有力地推动了中医学术的发展与进步,使中医理论体系得以不断完善,临床疗效不断提高。

关于中医学术流派的产生年代,目前有三种观点,一是形成于战国时期;二是形成于汉代;三是形成于宋金元时期。一般而言,理论的建立是一个学科形成的重要条件,只有学科形成,才可能产生学术上的不同流派,学派的形成是学术成熟的标志。虽然据《汉书·艺文志》所载在战国时期形成了医经、经方、神仙、房中四个不同的"学科",在"学科"中又有不同的学派,如医经七家、经方十一家等,但并无著作传承下来。汉代中医学体系初步确立,经过两晋南北朝、唐朝的不断发展,至宋金元时期基本完善,学术争鸣,学派纷呈,产生/出现了伤寒学派、河间学派、易水学派等学术流派。明清时期,随着思想文化、社会背景的变化,一些医家如吴有性、叶桂、吴瑭等,治疗外感疾病方面有新的体会,病因上从热立论,理论上进行了创新,发展形成了温病学派,补充了伤寒学派之不足。随着西医学大量传入中国并对中医学形成冲击之势,一批中医学家如王宏翰、朱沛文、唐宗海、张锡纯等,主张中西医学汇聚而沟通之,汇通学派随之形成。另外,临床各科在发展过程中形成了众多流派,各个不同的地区也形成了地域性学派。

(三)学术流派划分

1. **划分标准**　关于学派的划分,历史上有不同的认识和方法。举其要者,明代王纶《明医杂著》谓:"外感法仲景,内伤法东垣,热病用河间,杂病用丹溪,一以贯之,斯之大全矣。"清代纪昀《四库全书总目提要》认为刘完素、李杲、张子和、朱震亨各成一派;谢观《中国医学源流论》提出刘河间学派、李东垣学派、张景岳学派、薛立斋学派、赵献可学派、李士材学派、伤寒学学派等;《中医各家学说》二版教材提出河间学派、易水学派、伤寒学派、温病学派;《中医各家学说》四版教材提出医经学派、经方学派、伤寒学派、温热学派、河间学派、易水学派、汇通学派七派;《中医各家学说》五版教材又将其改为伤寒学派、河间学派、易水学派、攻邪学派、丹溪学派、温补学派、温热学派等。之所以众说不一,是由于学术的传承与发展情况不同,后世研究者分析问题的角度与认识各异,以及约定俗成的影响,学界对学派划分标准的认定也不完全一致,我们应当正确看待。综合近年来研究成果,可以参考以下学派划分的标准。

(1)有相同或相似的学术内容:即同一学派的不同医家具有大致相同的目标、观点和方法,有相同或相似的研究内容。

(2)有明确的传承体系或学术群体:学派必须有明确的师传承受体系或学术群体,以实现学术思想的传承。

（3）有可供研究的著作传世：著作是学派得以继承和发展之所本，是其学术影响后世的载体，也是后世研究其学术思想的必由之路。

2. **划分方法**　依据学派划分标准，结合具体情况，一般可以将学派分为：

（1）师承性学派：因师承传授导致门人弟子同治一门学问而可以形成"师承性学派"。如河间学派、易水学派等。世医传承亦归于此类。

（2）专题性学派：以某一问题为研究对象而形成具有鲜明学术特色的学术群体，称为"专题性学派"。如伤寒学派、温病学派、汇通学派等。

（3）地域性学派：以某一地域或特定文化氛围基础上形成的具有地域性特色的中医学术群体，称为"地域性学派"，或称为"某某医派"、"某某医学"，如岭南医学、新安医学、孟河医派等。

（四）主要学术流派简介

1. **伤寒学派**　以研究《伤寒论》辨证论治规律及处方用药心得为中心的学术群体。该派始于晋唐，形成于宋金，盛于明清。其学术研究历千余年而不衰，对中医理论和临床医学的发展，特别是对外感热病的辨证论治体系发展，有着深远的影响。根据不同时期的学术研究特点，伤寒学派大致可分为宋金以前伤寒八家和明清时期伤寒三派。

（1）宋金以前伤寒八家：晋代王熙，对已散佚不全的《伤寒论》进行收集整理和编次，使之得以保存并流传后世。一般认为，前三篇《辨脉法》《平脉法》《伤寒例》和后八篇即汗吐下可与不可诸篇，均为王氏所增，且在脉证方面有所发明。唐代孙思邈，创用"方证同条，比类相附"的研究方法，以方为纲，归类相从，以揭示伤寒六经辨治的规律，倡导运用麻桂青龙三法，肇后世三纲鼎立之说。宋代韩祗和著《伤寒微旨论》，剖析伤寒之病机为阳气内郁，冶伤寒杂病于一炉，强调从脉证入手分辨，主张杂病证为先，脉为后；伤寒脉为先，证为后。主张师仲景之心法，而不泥其方药，临证多自拟方。朱肱著《南阳活人书》。主张"因名识证，因病识证"，从经络辨识病位，伤寒六经经络之辨自此倡言。可谓是病与证结合辨析的倡导者。庞安时著《伤寒总病论》，专从病因病机立论，并指出天行温病为感受四时乖戾之气而发，具有流行性、传染性。其辨治既与伤寒大异，也不同于一般温病。许叔微著《伤寒百证歌》《伤寒发微论》《伤寒九十论》等，于八纲辨证最有研究，主张以阴阳为纲，统领表里寒热虚实，并把六经分证和八纲辨证紧密结合起来。郭雍著《伤寒补亡论》，取后世诸家之方补《伤寒论》中方药之缺失。金代成无己著《注解伤寒论》《伤寒明理论》。采用"以经释论"方法首注《伤寒论》，特别重视对伤寒症状的鉴别，颇有独到见解。

（2）明清伤寒三派：

1）错简重订派：认为世传本《伤寒论》有错简，主张考订重辑。明末方有执首先提出，清初喻昌大力倡导之。而后从其说者甚众，如张璐、吴仪洛、吴谦、程应旄、章楠、周扬俊等。

2）维护旧论派：主张维护世传《伤寒论》旧本内容的完整性和权威性。他们尊王叔和，赞成无己，认为《伤寒论》诸法不仅能治伤寒，还可治疗杂病。代表医家有张遂辰、张志聪、张锡驹、陈念祖等。

3）辨证论治派：强调探讨和发挥《伤寒论》辨证论治规律。根据其研究特点，大致可分为以柯琴、徐大椿为代表的以方类证派，以尤怡、钱潢为代表的以法类证派和以陈念祖、包诚为代表的分经审证派。

2. **河间学派** 以河间刘完素为代表阐发火热病机、善治火热病证的学术群体。学派形成之初侧重于研究外感病的火热病机、病证,其后则渐及内伤杂病之火热病机、病证,或涉及各种外感、内伤之实证。亲炙其学者,有穆大黄、马宗素、荆山浮屠等。荆山浮屠之学一传于罗知悌,再传于朱震亨,使河间之说由北方而传到南方。传震亨之学者,有赵道震、赵良仁、戴垚、戴思恭、王履、刘叔渊等,最有成就者,当推戴思恭、王履。私淑震亨,传其学者有汪机、王纶、虞抟、徐彦纯等,尤以汪机、王纶成就最著。

略早于朱震亨而私淑刘完素之学者有葛雍、镏洪、张从正及弟子麻九畴、常德等。私淑张从正之学的有李子范。

另外,有学者将张从正及其门人和朱震亨及其门人从河间学派中析出,另立为攻邪学派与丹溪学派。

3. **易水学派** 以易州张元素为代表研究脏腑病机和辨证治疗为中心的学术群体,在学术传承中逐步转向对特定脏腑进行专题研究,并各有创见。代表医家有李杲、王好古、罗天益等。李杲传元素之学,探讨脾胃内伤病机,紧密结合临床实践,阐发“内伤脾胃,百病由生”理论,善用补中、升阳、益气,被后世称为补土学派的代表。其门人有王好古、罗天益等。明代医家在继承李杲脾胃学说基础上,兼及肾和命门,尤其从阴阳水火不足的角度探讨脏腑虚损的病机与辨证治疗,建立了以温养补虚为临床特色的治疗虚损病证的系列方法,理论上发展成为以先天阴阳水火为核心的肾命理论。虽被称之为温补学派,实则为易水学派学术思想的延续,代表医家有薛己、孙一奎、赵献可、张介宾、李中梓等。

4. **温病学派** 以研究外感温热病防治规律为中心的学术群体。明清温病学家针对温疫猖獗及南方温热病盛行的状况,在继承伤寒学派、河间学派的基础上深入探讨温疫病与温热病,并取得了重要成果。吴有性、戴天章、余霖等创立了温疫学说,又称温疫派;叶桂创立卫气营血辨证论治体系,薛雪提出湿热病辨治体系,吴瑭创立三焦辨证论治体系,王士雄集温病之大成,温热派随之形成,这也标志着温病学派的成熟。温病学派在促使外感温热病摆脱《伤寒论》的束缚而自成体系方面发挥了重要作用,对中医学的发展产生了深远的影响。

5. **中西医汇通学派** 主张中医学与西医学应进行汇聚沟通以求得中医学发展的学术群体,简称汇通派。十九世纪中叶以后,西方医学大量传入中国,中医学面临着严峻的挑战和生存危机。中医将何去何从?中医界具有改革精神的医家,认识到中西医各有所长,试图取长补短加以汇通,从理论到临床提出了一系列见解并进行中西医汇通尝试,以朱沛文、唐宗海、张锡纯、恽树珏等为代表,在近代中医药发展史上起到了承前启后,引导现代中西医结合发展趋势的积极作用。朱沛文提倡中西医应通其可通,存其互异,不可强通。认为中西医学“各有是非,不能偏主”,中医“精于穷理,而拙于格物”;西医“长于格物,而短于穷理”。强调汇通应以临床验证为准则。唐宗海认为“中西医理一致”,互相之间可以汇通结合,并以西说阐释中医经典,是多学科研究中医的先驱。张锡纯以中医为主体,沟通中西医,从理论到临床,从生理到病理,从诊断到用药,进行全面尝试,尤其是临床喜欢中西药联合应用,标本兼顾,取西药之长补中医之不足。他认为,西医用药在局部,是重在病之标;中医用药求原因,是重在病之本。恽树珏指出中西医是两个基础不同的医学体系:“西医之生理以解剖,《内经》之生理以气化。”认为重视生理、细菌、病理、局部病灶固然重要,但不知四时五行变化对人体疾病的影响是不行的。中医学要不断发展,不应以《内经》为止境,要吸取西医之长,融会贯通产生新的医学;但改进中医应以中医本身学说为主,不能废除《内经》。

6. **临床各科主要流派** 中医临床各科在其形成与发展过程中,产生了众多的学术流派,难以尽述,以下就中医内外妇儿各科之大概约略言之,其他各科从略。

(1)内科临床流派:是在学科不断发展、丰富、完善的过程中逐渐形成的。由于后世研究者的出发点不同,对内科流派的划分也就存在不同的观点:一是按学派研究的中心内容划分,如伤寒学派、河间学派、易水学派等;二是按学派师承授受关系归属,如把攻邪派归在河间学派内,温补学派归在易水学派内;三是以各病种大类及论治的特点不同确定划分的基本标准,并参考以研究的中心内容为划分依据,以便较充分地展现内科的学术流派概貌。

相传在春秋战国时期即形成的"医经学派"、"经方学派",为内科学术流派的发展奠定了基础。后世的中医内科学术流派主要有伤寒学派、温病学派、河间学派、易水学派等,已分别简述于前。

(2)外科临床流派:外科学至明清时期发展到鼎盛阶段,形成了许多学术流派,如薛己派、正宗派、全生派、金鉴派、心得派等,即外科五大学派。薛己派:以薛己为代表,主张以内治为主的学派。特点是托里以内消,在表宜汗,在里宜下,在荣卫以和解,溃后以止痛、生肌为主要治法;强调调理脾胃、从气血着手。发展了《内经》"治病求本"思想,临证治病时以治本为原则。南宋陈自明也可归入本派。正宗派:以陈实功《外科正宗》学术思想为代表的学派。注重全面掌握外科的传统理论和技能,并以脏腑经络气血为辨证纲领,强调内外并重,内治以消、托、补为主,外治讲究刀、针、药蚀等治法。祁坤编《外科大成》继承和发展了《外科正宗》的理论和治疗经验。全生派:以王洪绪《外科证治全生集》学术思想为代表的学派。继承和发展张介宾《景岳全书·外科钤》阴阳辨证内容,将疮疡归纳为阴阳两大类,尤长于阴证的治疗。许克昌、毕法合著《外科证治全书》,以《外科证治·全生集》为蓝本,重视望诊,强调阴阳辨证是宗《外科证治·全生集》之法则。金鉴派:以吴谦为代表强调内治,反对滥用"刀圭"的学派。心得派:以高锦庭《疡科心得集》学术思想为代表的学派。该学派吸收了清代温病学说的内容,结合外科理论,强调温病与外科在病因病机、治法上的一致性。高氏门人沙书玉著《疡科补苴》,将其学术思想推进了一步。

(3)妇科临床流派:中医妇科直到宋代才成为独立专科,近百年来妇科学术流派众多,以地域划分有燕京妇科流派、海派妇科、三晋妇科流派、龙江妇科流派、孟河妇科流派、吴中妇科流派、新安妇科流派、齐鲁妇科流派、浙派妇科、岭南妇科流派、黔贵妇科流派和川蜀妇科流派等。还有以家族或师徒经验传承为模式的世医流派,在临床诊治方法和经验上往往自成一体,颇具特色,盛传一方。如北京肖氏妇科、天津哈氏妇科、上海蔡氏妇科、上海朱氏妇科、杭州何氏妇科、岭南罗氏妇科等。

(4)儿科临床流派:中医儿科形成和发展源于唐代,宋代儿科理论及疾病防治体系趋于成熟。明清时期,儿科学迅速发展,产生不同学术流派。综其大概主要分为寒凉学派、温补学派,余则涵盖其中。

1)儿科寒凉学派:主要学术观点是:"小儿纯阳",感邪之后,邪气易于枭张,从阳化热,由温化火;儿科的斑、疹属火热为病,故应用寒凉之药,反对滥施温补。代表医家有董汲、夏鼎等。董汲倡导小儿脏腑柔弱,易虚易实,易寒易热,主张用辛凉柔润,力避香燥之弊。夏鼎重视儿科望诊,总结出"望颜色,审苗窍"之法,治疗主张祛邪清热,兼以祛风豁痰之法,但不墨守成法,常根据病情加减变化;同时擅长推拿之术治疗小儿病证。其他如徐灵胎认为小儿体禀纯阳,所患热病最多,在治疗上不宜使用温阳药物,对后世的影响较大。

2）儿科温补学派：强调阳气在人体的重要性,继承易水学派之余绪,在研究脏腑病机学说的基础上,结合儿科的具体病证,着意对脾肾及命门学说进行探讨。代表医家有陈文中、薛铠父子、庄一夔等。南宋陈文中,重视小儿体质特点,极力倡导固养小儿元阳,以擅用温补扶正见长,对痘疹类时行疾病因阳气虚寒而产生的逆证,擅用温补托毒救急。薛铠父子继承钱乙五脏辨证思想,强调以脾胃为中心,又重肾命,故治疗上善调脾肾,法用温补,并主张母婴同治,其观点与临床经验对后世深有影响。庄一夔学宗钱乙五脏辨证,着重研究痘疹及惊风等证,在治疗上专以温补见长。

7. 地域医学　　地域医学是以特殊地域环境、文化环境及生活习惯等为依据而划分的学派,体现了因人因时因地制宜的地域性特征。命名皆以山川江河为主,如岭南医学、新安医学、孟河医学等。岭南医学重视南方炎热多湿,地处卑下,植物繁茂,瘴疠虫蛇侵袭等环境因素,着眼于南方多发、特有疾病的防治,勇于吸取民间经验和医学新知,充分利用本地药材资源,逐渐形成了以研究岭南地区常见多发病种为主要对象的岭南医学;它既有传统中医学的共性,又有其地方医疗保健用药方式的特性。

地域医学还体现出浓厚的地域文化背景(包括区域性方言),如新安医学发源于新安江流域的古徽州地区(今安徽省黄山市为核心区域),肇始于晋、形成于宋、鼎盛于明清,流传至今而不衰,徽学特色明显。且以历史悠久、医家众多、医著宏富闻名于世。据不完全统计,自宋元到清末有文献可考的医家多达 800 余人,其中明清时期占 90% 以上,这与徽学文化的繁荣鼎盛是同步的。

三、 中医主要学说

中医学说是指中医学发展过程中,由医学家提出的自成体系的学术观点或理论。一般认为,中医理论体系在四大经典中已经建立,后世医家对其中的某些观点、理论从不同角度、侧面补充、修正、发明,形成了各种自成体系的学术思想和观点,即中医学说。主要有藏象学说、经络学说、脾胃学说、命门学说、痰饮学说、瘀血学说、形神学说、情志学说、体质学说、升降学说、气味学说、子午流注与灵龟八法等。本章简要介绍脾胃学说、命门学说、痰饮学说、瘀血学说、升降学说、气味学说。

(一) 脾胃学说

脾胃学说是研究脾胃生理功能、病理变化及其证治规律的学说。

1. 脾胃学说的形成与发展　　《内经》奠定了脾胃学说基础。在生理功能方面论及三部分内容:脾胃主水谷精微之运化,脾胃为血气化生之源,脾胃主肌肉而充养四肢百骸。特别突出脾胃的重要性,形成了寒热虚实辨证大纲,提出了治疗法则,以针刺治疗为主。同时,强调饮食要寒温适中,预防脾胃疾病。《伤寒杂病论》奠定了脾胃学说的临床基础,其"四季脾旺不受邪"比《内经》"正气存内,邪不可干"更具体,为李杲"内伤脾胃,百病由生"提供了理论依据。其辨病别证,常以胃气盛衰来把握病情,作为辨病机、定治则、决预后、推生死的重要依据。治疗上,以保胃气、存津液为其要务。

钱乙阐发小儿脾胃生理与病理,从辨证、立法、制方等突出脾胃的重要性,对李杲影响很大。许叔微将脾胃分别称为"胃气"与"脾元",详论其生理功能,并以胃气有无判断疾病的预后;孙兆提出"补肾不如补脾";陈自明论治妇科疾病重视脾胃。张元素比较系统地论述了脾胃虚实病证,提出治脾宜守、宜补、宜升,治胃宜和、宜降、宜攻的原则。李杲师承张元素,以《内经》理论为指导,提出脾胃为元气之本,升降之枢纽,脾胃内伤则百病由生的观点,总结出益气泻火、升清降浊治疗脾胃内伤病大法,创立补中益气汤等,标志着脾胃学说基本形成。

薛己、张介宾、李中梓、万全、缪希雍、林佩琴、叶桂、薛雪、吴瑭、陈念祖、吴澄、唐宗海、张锡纯等从不同方面对胃阳、脾阴、胃阴进行了阐发,丰富发展了脾胃学说。

刘完素、张从正、吴有性、余霖、吴瑭等在《内经》《难经》等基础上,对脾胃病之实证、热证的病因病机、治疗方法进行了探讨,使脾胃学说臻于完善。

2. 脾胃主要学说

(1) 脾阳说:李杲脾胃理论的独到之处在于强调脾胃升发,善用黄芪、人参、白术、柴胡、升麻、羌活等温燥药,以升发脾阳。后世不善学者惟重视其升阳的一面,以至于产生不少流弊。王好古创立"阴证学说",治疗主张脾肾同治、温养为主;罗天益全面继承李杲学术思想,在治法上重用甘辛慎用寒凉,但不局限于补中益气。薛己遥承其说,重视脾胃阳气升发,提出治病求本、务滋化源的观点,强调脾胃为五脏阴阳水火之本源,以脾胃为核心调治外感内伤。

(2) 脾阴说:明清医家从生理、病理、论治等方面对脾阴理论进行了探讨,发展了脾胃学说,并为叶桂倡导胃阴学说提供了思路。张介宾谓"凡劳倦内伤而发热者,以脾阴不足,故易于伤,伤则热生于肌肉之分,亦阴虚也"。李中梓提出"肾分水火,脾有阴阳"。万全谓"受水谷之入而变化者,脾胃之阳也;散水谷之气成营卫者,脾之阴也"。王纶、顾松园、王泰林、吴瑭、吴澄、俞震等总结脾阴虚的主要原因有:滥用辛温燥热之剂、情志所伤、劳倦伤脾、外感热病、相火炽盛、心火乘脾等。缪希雍论述了脾阴不足的症状;林佩琴提出"脾胃阴虚,则不饥不食";薛雪谓"脾阴虚则便溏";吴瑭指出"哕,脾阴病也……泄而腹满甚,脾阴病重也";唐宗海论述说"脾阳不足,水谷固不化;脾阴不足,水谷仍不化……"并认为脾阴与血关系密切;陈念祖谓"其脉甚数者,宜滋养脾阴";张锡纯更强调"脾脉原主和缓,脉数者必是脾阴受伤"。治疗脾阴不足,王纶主张用酸甘化阴的芍药、甘草;缪希雍用甘凉滋润,力避苦寒及温燥之品;吴澄用芳香甘平补中养阴补脾阴,自制中和理阴丸、理脾阴正方;张锡纯倡导"淡以养脾"。

(3) 胃阴说:叶桂既重脾升又重胃降,阐发"养胃阴"理论,主张治疗胃阴虚宜用甘平或甘凉濡润之品,以清养悦胃、甘凉濡润、酸甘济阴、甘缓益胃,发展了李杲脾胃学说。薛雪强调"辛燥劫动胃络,只宜薄味清养胃阴"等。吴瑭制沙参麦冬汤、五汁饮,发展了叶桂的养胃阴之法。张寿颐对补脾阴与补胃阴作了精辟论述,补李杲之未备。另外,早在明代周慎斋曾用四君子汤加麦冬、五味子滋养胃阴。

对于脾胃实证,刘完素认为是感受外邪兼有脾胃实热,创用表里双解治疗大法,张从正则主张应用下法;明清温病学家从理论和实践上对阳明实证进行了系统论述与发挥,完善了脾胃实证的辨证施治方法。

(二) 命门学说

命门学说是研究命门的位置、命门的生理病理及指导临床与养生的学说。

1. 命门学说的形成与发展　命门一词,最早见于《灵枢·根结》,"太阳根于至阴,结于命门,命门者,目也。"《难经》对命门的部位、功用等作了原则性论述,提出"左肾右命门"说。王熙继承《难经》之说,提出"肾与命门,俱出尺部"。突出了命门在生命发生过程中的重要作用,并提出补精以化气、滋阴以涵阳的用药法则。

孙一奎、赵献可及张介宾等认为命门为人身之太极,是人体生命的本源,由太极一气而化生先天无形之阴阳,继而再化生后天有形之阴阳;强调脾胃、肾、命门阳气对人体生命的主宰作用。在辨证论治方面立足于先后天,或重脾,或重肾,或脾肾并重。徐大椿、陈士铎、林珮琴、张璐及黄宫绣等,分别从命门功用、药物研究、病证治疗以及命门与其他脏腑的相互关系等方面,进行了深入探讨。

2. **命门主要学说**

(1) 两肾命门说:虞抟对命门部位及功用进行了论述,认为两肾即命门,命门是两肾的别称。张介宾谓两肾皆属于命门,同时认为相火发自命门。

(2) 包络命门说:程知认为心包络即是命门,其功用为男女精气出入之所,藏精而系包,生命化生之门。

(3) 动气命门说:孙一奎受《周易》《难经》影响,认为命门居两肾中间,为人身之太极,存在着动气;原气是太极之本体,动气是太极之应用,两肾则是"太极之体所以立"的物质基础。

(4) 君火命门说:赵献可立意先天水火,尤重命门之火的作用,其功能位于十二官之上,为"主宰先天之体",有"流行后天之用"。

(5) 子宫命门说:张介宾历考诸书,会通《难经·四十四难》七冲门之义,指出:"夫命门者,子宫之门户也,子宫者,肾脏藏精之府也。"

(6) 太极命门说:孙一奎、赵献可、张介宾等受理学和道家影响,将太极与命门合一,创太极命门学说,认为命门为生命诞生之源。

(三) 痰饮学说

痰饮学说是研究痰饮产生的病因、病机及其辨证论治的学说。

1. **病因病机** 隋唐宋元时期对痰饮病的病因病机进行了深入探讨,巢元方认为"痰饮者,由气脉闭塞,津液不通,水饮气停在胸府,结而成痰"。杨仁斋认为是六淫与饮食不节;《圣济总录·痰饮门》认为是三焦通行不利;陈言认为是七情内伤、外感六淫、饮食不节及运动失宜;严用和认为是气机运行不畅;张从正提出"痰迷心窍";《丹溪心法》认为"痰之为物,随气升降,无处不到","百病中多兼痰者","痰挟瘀血,遂成窠囊"。明清医家认为"痰"可由内外诸因之扰,使人体脏腑气血津液隧道不通凝滞而成:皇甫中认为风、寒、暑、湿、惊、气、食积等致气血津液不运,隧道不通,凝滞而为痰;王纶从脾肾立论,谓"痰之本,水也,原于肾;痰之动,湿也,主于脾";李梴认为"痰源于肾,动于脾,客于肺";张介宾认为"五脏之病,虽俱能生痰,然无不由乎脾肾";赵献可、李时珍等认为痰与七情有关;汪昂谓:"痰之生由于脾气不足,不能致津于肺,而痰易成者也。"吴澄明确提出,"盖痰之生也,多由于脾","痰之来也,多由于肺","痰之本也,多在于肾";周学海认为饮的发生是"由于命火之不足"。

2. **属性与区分** 《金匮要略》将饮证分为痰饮、悬饮、溢饮、支饮四类;巢元方把痰与饮分别归类。杨仁斋首先区分痰与饮,指出"痰之与饮,其由自别,其状亦殊,痰质稠黏,饮为清水";徐春甫认为"稠浊者为痰,清稀者为饮,一为火燥,一为寒湿";李梴把痰分成"寒痰者清,温痰白,火痰黑,热痰黄,燥痰胶";王肯堂把六淫与脏腑经络相联来确定痰饮属性,使痰饮病的辨证进一步深入;张介宾强调痰饮的性状和发病部位均有不同,还论述了痰饮与五脏的关系;赵献可论痰重肾中水火,认为痰可由体质因素不同而演变成寒痰或热痰;李中梓将痰分五种,在脾经者名曰湿痰,在肺经者名曰燥痰,又名气痰,在肝经者名曰风痰,在心经者名曰热痰,在肾经者名曰寒痰;程国彭认为痰有湿燥之分。

3. **治疗** 受《丹溪心法》影响,明清医家多主张顺气为先分导次之;外科医家治病也多从痰论;喻昌提出实脾燥湿、降火、行气等八法,并制订吐禁十二则,药禁十则,律三条;吴瑭治痰主用吐、下之法；雷丰将痰饮分为痰疟、痰泻、痰嗽论治。

(四) 瘀血学说

瘀血学说是研究瘀血产生的病因病机及其辨证论治规律的学说。"瘀血"一词，始见于《金匮要略》，历代文献中的恶血、蓄血、干血、留血、积血、死血、衃、污秽之血、血积、老血、败血、离经之血等，均与其同义。唐宗海认为凡是离经之血，应排出而未排出的血，都属瘀血。瘀血学说起源于《内经》，奠基于仲景，发展于明清，在长期的医疗实践中，渐臻完备。

1. 病因病机

(1) 因寒致瘀：《内经》认为寒邪客于经脉，血滞不畅，而为血瘀。巢元方谓："有风冷乘之，邪搏于血……寒则血结。"王清任认为："血受寒则凝结成块。"

(2) 因热致瘀：《伤寒杂病论》多从热论。热邪侵袭，煎熬血液，或热迫血动而溢出脉外，也可致瘀。如"阳明证，其人喜忘者，必有蓄血也"等。戴天章亦认为时疫转里后，瘀血最多。王清任说："血受热则煎熬成块。"唐宗海指出："血证，气盛火旺者十居八九。"

(3) 气病致瘀：气滞或气虚均可致血瘀。巢元方说："血之在身，随气而行，常无停积。若因堕落损伤，即血行失度……皆成瘀血。"《沈氏尊生》说："气运乎血，血本随气以周流，气凝则血亦凝也。"《奇效良方》认为，气塞不通，血壅不流。王清任指出，元气既虚，必不能达于血管，血管无气，必停留而瘀。

(4) 因伤致瘀：《灵枢·贼风》说："若有所堕坠，恶血在内而不去……则血气凝结。"说明跌打损伤可致脉络受损，血不循经溢出脉外而造成瘀血。《诸病源候论》有多篇言伤后瘀血内结之症。缪希雍说："蓄血俗名内伤……或登高坠下，或奔逐过急，皆致蓄血。"薛己提出肢体损于外，气血伤于内之说。

(5) 出血致瘀：唐宗海认为"离经之血"便是"瘀"。"凡系离经之血与营养周身之血已睽绝不合……此血在身不能加于好血，而反阻新血之化机……既是离经之血，虽清血、鲜血亦是瘀血"。

(6) 他因致瘀：脾失统摄，血无归附，发为唾血、血崩等。王肯堂指出："夫人饮食起居，一失其意，皆能使血瘀不行，故百病由污血者多。"唐宗海认为："脾之阴分受病，而失其统血之常也。"

久病必有瘀，怪病必瘀，或由于治疗不彻，或吐衄不尽，或病后等皆可成瘀。《三因极一病证方论》《医林改错》皆有此类认识。叶桂有久病入络，久病必瘀之说。

2. 病证特点　瘀血为患，致病广泛。或阻滞气血，或影响水道，生痰成积，久而化毒。主要表现为疼痛固定不移，拒按，或如锥刺，或如刀割，或痛甚于胀，不走不窜，夜间痛甚；出血色多紫黯不鲜，或呈紫黑色，甚或全黑如柏油样，或出血以血块为主；肿块，瘀点、瘀斑；发热；舌质紫黯、红绛、舌体瘀斑、瘀点及舌下络脉曲张；脉象常见沉、迟、弦、涩、结、代、细或无脉等。

此外，瘀血病证临床还常出现善忘、怔忡、口渴、脱发、发热、肌肤甲错等症状。

3. 治则治法

(1) 治法：凡是具有"瘀血"这一病理特征，或兼有"瘀血"症状的，都可运用活血化瘀法治疗。

(2) 方药：中药分类：活血止血类可分为寒与温二种；又分活血消癥类、凉血活血类、行气活血类、活血通络类、活血行水类、活血养血类等。代表方：如补阳还五汤、血府逐瘀汤、失笑散、生化汤、大黄䗪虫丸、桃仁承气汤、桃红四物汤等代表性方剂。

（五）升降学说

升降学说是研究人体气之升降出入规律及其临床应用的学说。

1. 升降出入主要学说

（1）玄府气机升降：刘完素提出"玄府气液宣通"说，以升降学说阐述了疾病的因、机、证、治。认为人体玄府是"气出入升降之道路"，气不升降，玄府郁闭，可致"目无所见，耳无所闻，鼻无闻臭，舌不知味，筋痿骨痹"；治疗以宣通玄府，开通郁结为主。

（2）脾胃升降：李杲认为升降失常，清阳不升，浊阴不降，是脾胃内伤疾病的主要病理特点；治疗上强调升阳益气，创制补脾胃泻阴火升阳汤、补中益气汤、升阳益胃汤和升阳散火汤等新方。

（3）药性升降：张元素从药性升降出入之理阐发药效，创立归经和引经报使说；将药物分为五大类：风升生、热浮长、湿化成、燥降收、寒沉藏。

2. 升降学说应用　应用升降理论指导临床治疗，备受历代医家重视。如张仲景之麻黄汤、半夏泻心汤等是应用升降出入理论的经典代表。后世医家除李杲善调脾胃升降之外，清代周学海提出："至于治法，则必明于天地四时之气，旋转之机……有余者，先疏而散之，后清而降之……苟不达此，而直升直降，直敛直散，鲜不偾事矣。"李宗源认为："热者，如火炎上，当用降药；寒者，如水就下，当用升药……"提出了"当降者可兼用升"、"当升者不可兼用降"、"升降法即天地阴阳之法"等观点；杨璇善用的升降散、张锡纯创制的升陷汤和镇肝熄风汤等是体现升降理论的代表方剂。

（六）气味学说

气味学说是研究中药四气五味、功能以及药物配伍机理的学说，是中药药性理论的重要组成部分。

1. 气味学说的形成　"四气""五味"是采用"援物比类"的方法，将寒热温凉四季气候的变化、五行的特点与药物的作用及所含精微物质相联系，而分别形成的。"天食人以五气，地食人以五味"，气味是人体赖以生存的物质基础，其对人体健康的影响也是显著的。在阴阳五行理论基础上，前人提出了气味与五脏之间的关系，如"五味各走其所喜"，五味之间具有密不可分的关系，如"辛甘淡属阳，酸苦咸属阴"，"辛甘发散为阳，酸苦涌泄为阴，咸味涌泄为阴，淡味渗泄为阳"。因此，在治疗疾病时，需根据不同脏腑所病而选用不同气味的药物，即"四时五脏病，随五味所宜也"（《素问·脏气法时论》）。重视药物气味配合的理论成为后世遣药组方的规矩。《伤寒论》中桂枝与甘草相配的"辛甘化阳法"和芍药与甘草相配的"酸甘化阴法"等成为后世方药气味配伍的范例。

2. 气味学说的应用

（1）气味决定药物升降浮沉：由于药物四气五味具有阴阳属性，药物气味的作用又各具阴阳属性，而气味的阴阳具有不同的升降特点，因此，药物的气味就和药物的升降出入密不可分。

（2）气味合和是药物功效基础：由于每一种药物都具有气和味，气偏于定性，味偏于定能，只有将气和味结合起来，正确认识和掌握每一药物的全部性能，以及气味相同药物之间同中有异的特性，才能全面而准确地了解和使用药物，把握制方之道。

（3）气味治病以偏纠偏：气味作为药物的偏性之一，其治疗疾病的过程，即以药物之气味祛除病气或培补正气的过程，实现纠正偏盛偏衰的目的。

（4）复方气味的性能：每种药物都有自己的气味，而方为药之合，因此，由各种药物组成的方剂自然也存在一定气味。复方气味，是指方剂具有的寒热温凉(含平、大热、微温、大寒、微寒)"四气"，同药物四气一样反映了复方对人体阴阳盛衰、寒热变化的作用趋向和酸咸苦甘辛(含淡、涩)"五味"的性能特点。

3．医家对气味学说的发挥　张仲景组方用药，擅长应用气味学说，如其创立的麻黄汤、桂枝汤、青龙汤、半夏泻心汤等。成无己"以气味释方"、"气味结合君臣佐使"解释经方。张元素研究药物有不少发明创见，尤其表现在对药物气味配伍方面。张介宾深入阐发药物的气味和作用特点，对临证处方用药具有重要的参考价值。李时珍非常重视药物的气味，在《本草纲目》中专设"气味"加以论述，在"集解""发明"等栏目中亦多精彩之论。

【参考文献】

1．任应秋.中医各家学说(第四版)[M].上海：上海科学技术出版社,1980.

2．陈大舜.中医学说之研究[M].长沙：岳麓书社,1995.

3．鲁兆麟,陈大舜.中医各家学说[M].北京：北京医科大学出版社,1996.

4．易法银.中医临床医学流派[M].长沙：湖南科学技术出版社,2003.

5．严世芸.中医学术发展史[M].上海：上海中医药大学出版社,2004.

6．李经纬.中医学思想史[M].长沙：湖南教育出版社,2006.

7．李成文,王琳.《中医各家学说》课程在培养学生创新意识中的作用[J].上海中医药大学学报,2008,22(4)：17—19.

8．任应秋.任应秋中医各家学说讲稿[M].北京：人民卫生出版社,2008.

9．裘沛然,丁光迪.中医各家学说(第二版)[M].北京：人民卫生出版社,2008.

10．李成文.中医各家学说[M].上海：上海科学技术出版社,2009.

11．鲁兆麟.中医各家学说专论[M].北京：人民卫生出版社,2009.

12．秦玉龙.中医各家学说[M].北京：中国中医药出版社,2012.

13．谷建军,庄竹乾.宋代经学学风对宋金元时期伤寒学术研究的影响[J].世界中西医结合杂志,2012,7(10)：834—836.

14．刘桂荣,李成文.中医学术流派概论[J].中医药学报,2013;41(6)：1—4.

1

孙思邈

孙思邈博采众长，阐发养生理论，总结养生方法；广集古方与时方，创制新方并化裁古方，著《备急千金要方》与《千金翼方》，集唐以前方剂学之大成，对后世产生了重大影响。

学习要求：
掌握养生理论和方法，方剂学成就；熟悉养生理论历史沿革；了解生平、著作及学术成就对后世的影响。

一、概说

孙思邈(581～682年，一说541～682年)，隋唐京兆华原(今陕西省铜川市)人。

孙氏幼时聪慧敦敏，勤奋好学，因幼患风冷瘤疾，深受病痛折磨，且憾于庸医学术不精，又目睹当时读书之人皆向往仕途，鄙视方技，"多教子弟诵短文，构小策，以求出身之道，医治之术，阙而弗论"。乃矢志从医，终成一代名医。但孙氏淡于名利，不事仕途。隋文帝、唐太宗、唐高宗均想召他为官，皆予婉言辞谢，隐居于太白山、终南山、峨嵋山、五台山等地并以医为业，养生有道，被奉为孙真人。

孙氏治学主张勤求古训，博采众长。认为医学是"至精至微之事"，关系到人的生死存亡，应上通天文，下穷地理，中悉人事，对儒教、道教、佛教、历史、天文、地理以及人情世事等无所不通，方为苍生大医。虚心求教，不耻下问，"白首之年，未曾释卷"，"一事长于己者，不远千里，伏膺取决"。

孙思邈的著作有《备急千金要方》《千金翼方》。

二、学术特色与临证经验

(一) 养生理论与方法

养生一词，始见于《吕氏春秋·节丧》。早在上古时期人们已经了解并掌握了一定的养生知识与方法。甲骨文及春秋战国诸子，如庄子、老子、子华子、孔子、荀子、管子、韩非子等，均论及养生内容。《黄帝内经》中《上古天真论》《四气调神大论》等篇对养生的论述则是对秦汉养生学说的高度概括，标志着中医养生学的初步形成。魏晋以后，道教崛起，服石与金丹风气流行。张湛总结养生十要；陶弘景著《养性延命录》重视导引、吐纳、按摩；孙思邈系统总结养生理论及养生方法,对后世产生了重大影响。宋金元时期,刘完素提出吹气、嘘气、呼气、吸气等吐故纳新方法调养精气;张从正主张食补养生;朱震亨著《格致余论》列"饮食箴"、"色欲箴"、"养老论"专篇,重视养精护阴。明清时期,李梴提出"保养说";尤乘论述了五脏调养理论;冷谦倡导养生十六宜;高濂《遵生八笺》介绍了调养五脏的坐功法;曹庭栋著《老老恒言》,并编制了粥谱,分为上、中、下三品,配方百余首,可谓集食养保健药粥之大成。

孙思邈极其重视养生,其云:"二仪之内,阴阳之中,唯人最贵。""人之所贵,莫贵于生。""有智之人"必当"爱惜生命","安不忘危"。从精神、饮食、运动、房室、服用药饵等方面系统地论述了养生理论及简单易行的养生方法。

1. **精神养生**　孙氏根据《素问·上古天真论》摄生之旨,重视养性,主张抑情节欲,并引用陶弘景之说,认为多思则神殆,多念则志散,多欲则志昏,多事则形劳,多语则气乏,多笑则脏伤,多愁则心摄,多乐则意溢,多喜则忘错昏乱,多怒则百脉不定,多好则专迷不理,多恶则憔悴无欢,指出此"十二多"为"丧生之本";而少思、少念、少欲、少事、少语、少笑、少愁、少喜、少怒、少好、少乐、少恶,此"十二少"是养生之要。还引用张湛之说,主张"养生十要"为"养性之都契":一曰啬神,二曰爱气,三曰养形,四曰导引,五曰言论,六曰饮食,七曰房室,八曰反俗,九曰医药,十曰禁忌。孙氏强调说,"夫养性者,欲所习以成性……性既自善,内外百病皆悉不生……此养生之大经也"(《备急千金要方·卷第二十七·养性》),并提出"淡然无为,神气自满,以此为不死之药"。

2. **饮食养生**　先秦时期,食医被列为诸医之首。孙思邈在继承《神农黄帝食禁》《老子禁食经》《食经》等前人成就的基础上,系统提出饮食养生理论和方法,重视食宜食养,强调食疗。明确指出"安身之本,必资于食","不知食宜者,不足以存生"。

(1) 详论饮食宜忌:孙氏尊奉《素问·藏气法时论》"毒药攻邪,五谷为养,五果为助,五畜为益,五菜为充,气味合而服之,以补精益气"之说,将《备急千金要方·食治》所载236种食物,分为果实类、菜蔬类、谷米类、鸟兽类,详细论述了每味食物的功效、主治和宜忌。如葡萄"久食轻身不老延年";樱桃"令人好颜色,美志";"牛乳性微寒,补血脉,益心长肌肉,令人身体康强润泽,面目光悦,志气不衰……为人子者,须供之以为常食,一日勿缺,常使恣意充足为度也,此物胜肉远矣"。并主张合理饮食,注重饮食安全,提出"勿食生菜、生米、小豆、陈臭物",忌腐食。

(2) 提倡饮食清淡:孙氏提出"学淡食","每食不用重肉,喜生百病",强调合理搭配食物,勿偏食五味。"五味不欲偏多,故酸多则伤脾,苦多则伤肺,辛多则伤肝,咸多则伤心,甘多则伤肾,此五味克五脏,五行自然之理也。"

(3) 主张少食多餐:孙氏指出"食欲数而少,不欲顿而多,则难消也","常欲令如饱中饥,饥中饱耳"。若饮食不节,暴饮暴食,不但无益于养生,反而损害身体。

(4) 强调食物治疗:食物可以致病,也可以治病。孙氏指出:"食能排邪而安脏腑,悦神爽志,以资血气。""若能用食平疴,释情遣疾者,可谓良工。""夫为医者,当须先洞晓病源,知其所犯,以食治之;食疗不愈,然后命药。"其用含碘丰富的动物甲状腺(鹿靥、羊靥)治疗甲状腺肿;用动物肝(羊肝、牛肝)治夜盲症;用赤小豆、乌豆、大豆等治脚气病。

另外,孙氏还倡导以石钟乳、石英等矿物药饲牛以取乳,更有利于养生,并进一步提出将石英喂养乳牛后的粪作为肥料,种植枸杞子、牛膝、豆菜等,"食之大益人"。其构思巧妙,颇富创造性。

3. **运动养生**　孙氏继承华佗养生思想,主张小劳,强调指出:"养性之道,常欲小劳,但莫大疲及强所不能堪耳。"具体方法包括适当运动、按摩、导引、调气、内视等,这些方法可使"身体悦泽,面色光辉,鬓毛润泽,耳目精明,令人食美,气力强健,百病皆去"。并提出养性"常当习黄帝内视法",所谓内视法,即闭目存想、意念视内的方法,具有消除紧张、健脑宁神的作用。孙氏运动养生法还体现为发常梳、目常运、齿常叩、津常咽、耳常搓、面常洗、胸常挺、腹常摩、腰常撮、肛常提、脚常揉等方面。并告诫人们不宜久视、久卧、久立、久坐、久行,否则伤血、伤气、伤骨、伤肉、伤筋。

4. **房室养生**　孙氏在《备急千金要方·卷第二十七·房中补益》提出"年至四十须识房中之术"。

(1) 欲不可绝:孙氏认为正常适度的性生活有利于身心健康,因为"男不可无女,女不可无男。无女则意动,意动则神劳,神劳则损寿"。

(2) 欲不可纵:性欲无度是养性之大戒,如果一味沉溺于房室,"恣其情欲,则命同朝露也"。孙氏警告说:"精少则病,精尽则死。""苟能节宣其宜适,抑扬其通塞者,可以增寿。"

(3) 房事禁忌:孙氏总结了气候、环境、情绪、不良生活习惯对房室生活的不良影响,指出"凡新沐远行及疲、饱食醉酒、大喜大悲、男女热病未瘥、女子月血新产者,皆不可合阴阳",并特别强调交合当避"大风、大雨、大雾、大寒、大暑、雷电霹雳、天地晦冥、日月薄蚀、虹霓地动"等时令和自然界气候突变,否则"损男百倍,令女得病",甚至影响后代,出现癫疾、愚顽、聋哑、跛盲等疾患。还反对凭借春药入房,指出"贪心未止,兼饵补药,倍力行房,不过半年,精髓枯竭"。

(4) 房中养生方药:孙氏常用的房中强性养生药有肉苁蓉、蛇床子、巴戟天、远志、地黄、枸杞子、山茱萸、山药、五味子、石钟乳、鹿茸等。常用助阳方有琥珀散、苁蓉散、秃鸡散、天雄散、石硫黄散、杜仲散、白马茎丸、梦浅失精方、虚劳尿精方以及房室过度,精浅自出不禁,腰痛不得屈伸,食不生肌,两脚苦弱方等,对后世房室养生具有重要影响。

5. **药饵养生**　药饵是由滋补健体、抗衰防老的中药制成,以治疗疾病,增强体质,延年益寿,是养生的重要措施。《千金翼方·养性服饵》收载药饵59首,如地黄汤、黄精膏、不老延年方、彭祖延年柏子仁方等。认为天门冬可"补中益气,愈百病",久服"延年益命";地黄"使人老者还少,强力,无病延年";地黄酒酥可"令人发白更黑,齿落更生,髓脑满实,还年却老"。同时,孙氏还主张四时应服不同的药饵,"凡人春服小续命汤五剂,及诸补散各一剂;夏大热则服肾沥汤三剂;秋服黄芪等丸一两剂;冬服药酒两三剂,立春日则止",若"此法终身常尔,则百病不生矣"。

此外,孙氏还重视环境养生、四时养生及体质养生。主张居住在山青水秀、气候高爽、雅素净洁的清静幽境之中。并要顺应四时,生活有序。当冬不欲极温,夏不欲穷凉,"春冻未泮,衣欲上厚下薄,养阳收阴……冬时天地气闭,血气伏藏,人不可作劳出汗,发泄阳气,有损于人也……春欲晏卧早起……凡冬月忽有大热之时,夏月忽有大凉之时,皆勿受之"。还要根据年龄、性别、体质进行调养,"小儿虽无病,早起常以膏摩囟上手足心,甚辟寒风"。"人年四十已上,常服炼乳散不绝,可以不老……人年四十已上,勿服泻药,常饵补药大佳"。孙氏强调因人施养,其谓"寻性理所宜,审冷暖之适,不可见彼得力,我便服事",应"量其性冷热虚实,自求好方常服"。

孙氏设《退居》专篇阐发"养老"。主张老年应"耳无妄听,口无妄言,心无妄念";饮食宜轻清淡,"常宜温食",推崇食乳酪、牛乳及甘润和血肉填精之品;指出沐浴不能太频,饥饿与饱食后不宜沐浴。孙氏主张"善摄生者,无犯日月之忌,无失岁时之和","非但老人须知服食,将息节度,极须知调身按摩,摇动肢节,导引行气"。

(二) 方剂学的成就

1. 集唐以前方剂之大成　孙思邈广泛收集古方、时方与单验方,并化裁与创制新方,《备急千金要方》《千金翼方》载录方剂 6 500 多首,对后世影响较大。如单验方用常山治疟;白头翁、黄连治痢;茵陈、大黄治黄疸;槟榔治寸白虫;生莱菔汁治消渴;芦根煎汤治呕哕;芦根、白茅根治胃燥、反胃、食即吐出、上气;浮萍治小便不利、水气浮肿;海藻、昆布为主治瘿;蔷薇根治积年口疮不瘥;猪蹄汤下乳;以榆白皮、茅根治热淋;以生地汁、竹沥、独活治口眼歪斜,舌不能语;用蒲黄、滑石治小便不利、茎中疼痛、小腹急痛等。用鹿角散(鹿角、牛乳、川芎、细辛、天门冬、白芷、白附子、白术、白蔹、杏仁、酥)涂面,可使皮肤光泽洁白。

2. 化裁古方　孙氏注重化裁演变前人方剂,以应变证。如以调胃承气汤加生地、大枣化裁成生地黄汤(生地、大黄、芒硝、大枣、甘草),治疗阴津亏损,虚羸少气,心下满,胃中有宿食,大便不利。将小建中汤化裁演变为内补当归建中汤、前胡建中汤、内补芎劳汤、大补中当归汤、黄芪汤及乐令黄芪汤等,治疗各种虚劳之证。将大黄牡丹皮汤、抵当汤、大黄附子细辛汤三方组合而成朴硝荡胞汤(芒硝、牡丹皮、当归、大黄、桃仁、细辛、厚朴、桔梗、赤芍、人参、茯苓、桂心、甘草、牛膝、橘皮、虻虫、水蛭、附子),治疗不孕症。

3. 创制新方　孙氏根据临床实践需要,创制许多新方,如苇茎汤、犀角地黄汤(解毒地黄汤)、独活寄生汤、温脾汤、温胆汤、神曲丸(即磁朱丸)、小续命汤等,组方配伍颇具特色,成为后世名方。

(1) 苇茎汤:主治肺痈。方用薏苡仁、冬瓜子、桃仁、苇茎。方中苇茎清肺泄热,为治肺痈要药;辅以冬瓜子祛痰排脓;薏苡仁清热利湿,桃仁活血祛瘀而为佐使。药虽四味,性味亦属平淡,但力专用宏,共奏清热化痰,逐瘀排脓之功。

【医案举例】

堂伯兄　饮火酒,坐热炕,昼夜不寐,喜出汗。误服枇杷叶、麻黄等利肺药,致伤津液,遂成肺痈,臭不可当,日吐脓二升许。用千金苇茎汤,合甘桔汤。芦根(八两)、苡仁(二两)、桃仁(两半)、冬瓜仁(两半)、桔梗(三两)、生甘草(一两),煎成两大菜碗,昼夜服过碗半,脓去十之七八,尽剂脓去八九,又服半剂,毫无臭气,调理脾胃收功。(《吴鞠通医案·卷五·肺痈》)

(2) 犀角地黄汤(解毒地黄汤):主治伤寒及温病应发汗而不汗,邪气入内,蓄血及鼻衄吐血不尽而内余瘀血,大便黑,面黄之证。方用犀角(现用水牛角代)、生地黄、芍药、牡丹皮(若喜妄如狂者加大黄、黄芩)。对后世温病学派治疗热入血分产生重要影响。

【医案举例】

段春木之室烂喉,内外科治之束手。姚雪蕉孝廉荐孟英视之,骨瘦如柴,肌热如烙,韧痰阻于咽喉,不能咯吐,须以纸帛搅而曳之,患处红肿白腐,龈舌皆糜,米饮不沾,月事非期而至,按其脉,左细数,右弦滑。曰:此阴亏之体,伏火之病,失于清降,扰及于营。先以犀角地黄汤,清营分而调妄行之血;续与白虎汤加西洋参等,肃气道而泻燎原之火;外用锡类散,扫痰腐而消恶毒;继投甘润药,蠲余热而充津液。日以向安,月余而起。(《重订广温热

论·温热本证医案》）

（3）独活寄生汤：治肾气虚弱，外感风寒湿邪，腰膝痛重，或偏枯冷痹之证。方用独活、桑寄生、杜仲、牛膝、细辛、秦艽、茯苓、肉桂、防风、川芎、生地黄、人参、甘草、当归、芍药。标本兼顾，扶正祛邪，补肝肾，壮筋骨，行气血，祛风湿，为治疗痹症之名方。

【医案举例】

朱丹溪治一妇人，患腿兼足胫弯挛痛，服发散药愈甚，尺脉弦紧，此肝肾虚弱，风湿内侵也。以独活寄生汤治之痛止，更以神应养真丹而弗挛矣。（《续名医类案·卷十九》）

（4）温胆汤：治不得眠的胆寒证。方用半夏、竹茹、枳实、橘皮、生姜、甘草。方用生姜、半夏温胆，枳实、竹茹清中，橘皮、甘草理气和中，诸药合用，使胆得疏泄，胃和烦除而神安，诸证自解。

【医案举例】

汪石山治一女，年十五，病心悸，常若有人捕之，欲避而无所，其母抱之于怀，数婢护之于外，犹恐恐然不能安寐，医者以为病心，用安神丸、镇心丸、四物汤不效。汪诊之脉皆细弱而缓，曰：此胆病也。用温胆汤服之而安。（《名医类案·卷六》）

（5）温脾汤：治久病虚羸、寒积腹痛。方用大黄、当归、干姜、附子、人参、芒硝、甘草。方中以附子温脾散寒，大黄攻逐积滞，二者共奏温下之功，芒硝、当归润肠软坚，干姜助附子温阳祛寒，人参配甘草益气补脾，诸药协力，使寒邪去，积滞行，脾阳复，诸证悉除。

4. 剂型用法多样　《备急千金要方》和《千金翼方》记载了多种治疗方法与不同剂型，如药物熏洗避秽防疫法、外科疮疡肿毒涂药外敷法、皮肤病煎药洗浴法、美容及小儿疾病粉身膏摩法、九窍疾病常用孔窍吹药法、大肠疾病善用灌肠坐导法等。尤其重视药酒疗法，治疗妇人病的药酒方就有 242 首，如治疗产后痹痛的独活酒、防风酒，治产后腹痛的桂心酒、牛膝酒等。孙氏治疗剂型丰富多彩，仅儿科剂型就有汤、丸、丹、散、膏、吮剂、乳剂、药粥、糖浆、饴脯、含漱剂、鲜汁、熨剂、涂剂、摩剂、点眼剂等。

【参考文献】

1. 孙思邈.药王全书[M].北京：华夏出版社,1995.

2. 陈明华.试论儒佛道思想对孙思邈医学伦理思想的影响[J].中国医学伦理学,2002,15(6)：61.

3. 刘宁,李文刚.孙思邈学术思想对金元医家的影响[J].北京中医,2003,22(3)：50.

4. 蒋力生.孙思邈《千金方》房中养生研究[J].江西中医学院学报,2004,16(2)：19.

5. 高文柱.药王千金方[M].北京：华夏出版社,2004.

6. 滕晓东.厚德过于千金—从《千金方·大医精诚》看儒、释、道对孙思邈医德观的影响[J].吉林中医药,2004,24(5)：1.

7. 张印生.孙思邈医学全书[M].北京：中国中医药出版社,2005.

8. 张敬文,鲁兆麟.孙思邈对命门学说发展的贡献[J].四川中医,2007,25(2)：40.

9. 宇文亚.孙思邈治疗脾胃病理论与方药探讨[J].辽宁中医杂志,2007,34(6)：738.

10. 张敬文,鲁兆麟.孙思邈对道家内丹养生学发展的贡献[J].中华中医药学刊,2007,25(6)：1205.

11. 干祖望.孙思邈评传[M].南京：南京大学出版社,2011.

2

钱 乙

钱乙阐发小儿生理病理特点,在《内经》《中藏经》《金匮要略》《备急千金要方》基础上,创立小儿五脏辨证纲领,善于化裁创制新方,喜用丸、散、膏、丹。对后世产生了积极的影响。

学习要求:

掌握小儿生理、病理特点,五脏辨证;熟悉临证用药特色;了解生平、著作及学术成就对后世的影响。

一、概说

钱乙(1035～1117年),字仲阳,北宋山东郓城(今山东省东平县)人。

钱氏祖籍浙江钱塘,至曾祖父北上定居郓城。父亲钱颢,擅长针术,但嗜好饮酒,喜欢出游。在钱乙3岁时,突然隐姓埋名,浪游海上不返。后其母亡,姑母及姑父怜悯其孤苦,将其抚养成人,并跟随姑父学医;精通儿科及内科、外科等,临证擅用丸散,喜用药引,善补肾阴,重视升降,反对呆补峻攻误下,奠定了中医儿科学基础。钱氏在元丰年间因治好长公主女儿之疾,被授翰林医学士。其门人阎季忠在《小儿药证直诀·序》赞扬说:"其治小儿,赅括古今,又多自得,著名于时。其法简易精审,如指诸掌。"《四库全书总目提要》评价说:"小儿经方,千古罕见,自乙始别为专门,而其书亦为幼科之鼻祖,后人得其绪论,往往有回生之功。"

钱氏治学主张汇通古今,不拘古法,创制新方,阐发小儿五脏辨证,对后世张元素创立脏腑辨证及其儿科学的发展产生了重要影响。故明代宋濂评论说:"钱乙深得张机之玄奥,而撷其精华,建五脏之方,各随其宜。"

钱乙著作《小儿药证直诀》由门人阎季忠整理。另有明代熊宗立加注本《类证注释钱氏小儿方诀》、薛己加注本《校注钱氏小儿直诀》、民国张山雷加注本《小儿药证直诀笺注》。

二、学术特色与临证经验

(一)阐发小儿生理病理特点

1. **生理特点** 《灵枢·逆顺肥瘦》认为:"婴儿者,其肉脆,血少气弱。"《诸病源候论·养小儿候》进一步阐发说:"小儿脏腑之气软弱,易虚易实。"钱氏深入研究小儿生长发育特点与规律,提出小儿脏腑柔弱,肌肤筋骨不壮,智力未聪,不耐寒暑。其在《小儿药证直诀·记尝所治病二十三证》说:"婴儿初生,肌骨嫩怯。""自生之后,即长骨脉、五脏六腑之神智也……计三百二十日生骨气,乃全而未壮也。"(《小儿药证直诀·变蒸》)

2. **病理特点** 由于小儿形气未充,寒暖不能自调,饮食不知节制,一旦调护失宜,则为六淫所侵,或饮食所伤;发病容易,传变迅速,发病过程中易虚易实,易寒易热。钱乙强调说:"小儿易为虚实,脾虚不受寒温,服寒则生冷,服温则生热,当识此勿误也。"

(二) 创立小儿五脏辨证纲领

《素问·至真要大论》首先将五脏病机与临床表现有机地结合在一起,提出"诸风掉眩,皆属于肝;诸寒收引,皆属于肾;诸气膹郁,皆属于肺;诸湿肿满,皆属于脾;诸痛痒疮,皆属于心"。《金匮要略》首论脏腑病脉证辨治;《中藏经》论述了五脏六腑生理功能、临床症状与脉象,虚实寒热、生死逆顺;敦煌医学卷子《辅行诀脏腑用药法要》根据肝、心、脾、肺、肾五脏病证虚实辨证用方;《备急千金要方》以五脏六腑为纲,分虚实寒热进行论治。钱乙继承《内经》《难经》《金匮要略》《中藏经》《备急千金要方》之旨,根据小儿的生理与病理特点,以五脏为基础,以证候为依据,将风、惊、困、喘、虚归纳为肝、心、脾、肺、肾五脏所主,以虚实寒热概括脏腑病理变化,用五行阐述五脏之间相兼为病以及五脏与气候时令之间的相互关系。《小儿药证直诀》专列"五脏所主"、"五脏病"等篇,阐发小儿五脏辨证纲领。

1. **五脏辨证**

(1) "心主惊。实则叫哭发热,饮水而摇(一作搐);虚则卧而悸动不安"。

(2) "肝主风。实则目直大叫,呵欠,项急,顿闷;虚则咬牙,多欠气"。

(3) "脾主困。实则困睡,身热,饮水;虚则吐泻,生风"。

(4) "肺主喘。实则闷乱喘促,有饮水者,有不饮水者;虚则哽气,长出气"。

(5) "肾主虚。无实也。惟疮疹,肾实则变黑陷"。"肾病,目无精光,畏明,体骨重"。

2. **治疗方药** 钱乙针对五脏虚实寒热,按照"盛即下之,久即补之","热则寒之"、"寒者温之"治则,提出治疗方药。还结合四时气候变化,并"视病之新久虚实,虚则补母,实则泻子"。

心气热,导赤散主之;心实热,泻心汤主之;心虚热,生犀散;心虚肝热用安神丸;肝实热,泻青丸主之;若肝肾俱虚则用地黄丸滋水涵木。

脾实热,泻黄散主之;邪热伤脾,用玉露散;若脾气虚,则用益黄散。

肺实证,泻白散或甘桔汤主之;肺有痰热,用葶苈丸;若肺气虚则用阿胶散。

肾虚证,用地黄丸补肾。

"肝病秋见,肝强胜肺,肺怯不能胜肝,当补脾肺治肝。益脾者,母令子实故也。补脾益黄散;治肝泻青圆主之"。"肺病春见,肺胜肝,当补肾肝治肺脏。肝怯者,受病也。补肝肾,地黄圆;治肺,泻白散主之"。

3. **判断预后** 钱氏运用五行生克乘侮理论,辨别五脏相兼病证的虚实,以判断其预后。如肺病又见肝证,咬牙,多呵欠者,为肝虚不能胜肺,肺金尚能制肝木,故易治;肺病又见肝证,目直视、大叫哭、项急、顿闷,为肺久病渐成虚冷不能制木,肝木反实侮金,故难治。

另外,在诊断方面,钱氏非常重视六脉、面上证、目内证之诊。根据临床实际情况,将小儿脉法分为脉乱、弦急、沉缓、促急、浮、沉细六种情况。

【医案举例】

东都药铺杜氏,有子五岁,自十一月病嗽,至三月未止。始得嗽而吐痰,乃外风寒蓄入肺经，今肺病嗽而吐痰，风在肺中故也，宜以麻黄辈发散，后用凉药压之即愈，时医以铁粉丸、半夏丸、褊银丸诸法下之，其肺即虚而嗽甚。至春三月间尚未愈，召钱氏视之。其候面青而光，嗽而喘促哽气，又时长出气，钱曰，疾困十已八九，所以然者，面青而光，肝气旺也，春三月者，肝之位也，肺衰之时也。嗽者，肺之病。肺之病，自十一月至三月，久即虚痿。又曾下之，脾肺子母也，复为肝所胜，此为逆也，故嗽而喘促，哽气，长出气也。钱急与泻青丸，泻后与阿胶散实肺。次日面青而不光，钱又补肺，而嗽如前，钱又泻肝，泻肝未已，又加肺虚，唇白如练。钱曰：此病必死，不可治也。何者？肝大旺而肺虚热，肺病不得其时而肝胜之。今三泻肝而肝病不退，三补肺而肺证犹虚，此不久生，故言死也。此证病于秋者，十救三四；春夏者，十难救一。果大喘而死。（《小儿药证直诀·记尝所治病二十三证》）

罗田知县朱云阁一女，未周岁，病惊风，召全治之。乃用泻青丸，治惊风之秘方也，何故不效而搐转甚？岂喉中有痰，药末颇粗，顽痰裹药，黏滞不行之故欤？改用煎过作汤，以薄绵纸滤去滓，一服而效。（《广嗣纪要·惊风》）

（三）制方用药特色

1. 善用丸散　钱氏治疗儿科疾病多用丸、散，具有服用方便，简便救急，寓宽于猛，便于携带等特点。《小儿药证直诀·卷下诸方》所收录的118首方剂，丸剂有65首，如凉惊丸、粉红丸、泻青丸、白饼子、五色丸、调中丸、木香丸等；散剂有38首，如泻白散、益黄散、白术散、当归散、安虫散、宣风散等；膏剂有7首，如大青膏、花火膏、牛黄膏、牛李膏、黄柏膏、涂囟法(膏)、羌活膏；丹剂有3首，包括五福化毒丹、软金丹、青金丹；汤剂只有5首，包括浴体法(汤)、甘桔汤、泻心汤、栝蒌汤、麻黄汤。

钱氏还将金石、介类、香窜、走泄等不宜入汤剂或药性峻猛之药，多入丸、散之中，既有利于发挥药效，又减轻其峻猛之性。如治疗惊涎抽搐的麝蟾丸之中所用的麝香、蟾酥、龙脑、铁粉，治疗壮热的白饼子之中所用的轻粉、巴豆等。

【医案举例】

黄承务子，二岁，病泻。众医止之，十余日，其证便青白，乳物不消，身凉，加哽气、昏睡。医谓病困笃。钱氏先以益脾散三服，补肺散三服。三日，身温而不哽气。后以白饼子微下之，下益脾散二服，利止。何以然？利本脾虚伤食，初不与大下，安喂置十日，上实下虚，脾气弱，引肺亦虚，补脾肺，病退即温，不哽气是也。有所伤食，仍下之也，何不先下后补？曰：便青为下脏冷，先下必大虚，先实脾肺，下之则不虚，而后更补之也。（《小儿药证直诀·记尝所治病二十三证》）

2. 创制新方　钱乙根据治疗小儿疾病的需要，创制了泻肺清热的泻白散、滋阴宣肺的阿胶散、温肺散邪之百部丸、健脾养胃升清止泻之白术散、泻肺下气之葶苈丸等新方剂。还对宋以前很多名方灵活增损，化裁为适合小儿应用方剂：如从张机五泻心汤(大黄黄连泻心汤、附子泻心汤、生姜泻心汤、半夏泻心汤、甘草泻心汤)中化裁出只用一味黄连的泻心汤苦寒直折心火；四君子汤加陈皮，则命名为健脾和中的异功散；将理中丸中甘草用量减半后易名为调中丸；去肾气丸桂、附之刚燥为地黄丸，补益肾阴，突出了其用药注重柔润的特色。

3. 顾护脾胃　小儿脾胃柔弱，乳食失节，或因病被妄攻误下，或滥用刚燥克伐之剂，损伤脾胃，导致诸多坏症、误症，故钱乙十分强调顾护脾胃。其云："小儿病疳，皆愚医之坏病也。""治癖之法，当渐消磨，医反以巴豆、硇砂辈下之。小儿易虚易实，下之既过，胃中津液耗损，渐令疳瘦。""小儿伤于风冷,病吐泻,医乱攻之,脾虚生风,而成慢惊"等。并告诫说"小儿易为虚实,脾虚不受寒温,服寒则生冷,服温则生热,当识此勿误也"。因此,钱氏将吐泻、伤食、腹胀、积、疳、慢惊、虫症、虚羸、黄疸、咳嗽、夜啼、肿病等从脾胃论治。所用的丸剂多以蜜或糯米粉、白米粉等益胃之品作赋形佐料,或以米饮、乳汁、人参汤等送服药,既顾护了脾胃之气,又易于小儿接受和脾胃吸收;而应用下法之后,也常用益黄散等顾护脾胃。还重视脾胃气机的升降,治脾注重升清,治胃注重降逆,如益黄散、七味白术散、异功散、藿香散等即体现了这一思想。

【医案举例】

朱监簿子,三岁,忽发热。医曰:此心热。腮赤而唇红,烦躁引饮,遂用牛黄圆三服,以一物泻心汤下之。来日不愈,反加无力、不能食,又便利黄沫。钱曰:心经虚而有留热在内,必被凉药下之,致此虚劳之病也。钱先用白术散,生胃中津,后以生犀散治。朱曰:大便黄沫如何?曰:胃气正,即泻自止,此虚热也。朱曰:医用泻心汤何如?钱曰:泻心汤者,黄连性寒,多服则利,能寒脾胃也。坐久众医至,曰:实热。钱曰:虚热,若实热,何以泻心汤下之不安,而又加面黄颊赤,五心烦躁,不食而引饮?医曰:既虚热,何大便黄沫?钱笑曰:便黄沫者,服泻心汤多故也。钱后与胡黄连圆治愈。(《小儿药证直诀·记尝所治病二十三证》)

4. **喜用药引**　使用药引既有利于丸、散的加减,便于服药,又可引导药物直达病所,更好地发挥疗效。钱氏常用薄荷汤、温酒、蝉蜕汤、天门冬汤、金银花汤、紫苏汤、龙脑水、生姜水等作为药引,如用温薄荷水化服大青膏,用金银花汤服凉惊丸,用砂糖水服安神丸,用紫苏汤服白饼子等。

另外,钱氏主张临床用药柔润平和,力戒呆补峻攻,反对妄攻误下。因为"小儿之脏腑柔弱,不可痛击,大下必亡津液而成疳","小儿易虚易实,下之既过,胃中津液耗损,渐令疳瘦",即使根据病情需要用下法,也必须"量其大小虚实而下之","不可妄攻"。应用补法强调补而不滞,滋而不腻,如七味白术散、异功散、地黄丸等。

【医案举例】

东都张氏孙,九岁,病肺热。他医以犀、珠、龙、麝、生牛黄治之,一月不愈。其证嗽喘闷乱,饮水不止,全不能食。钱氏用使君子圆、益黄散。张曰:本有热,何以又用温药,他医用凉药攻之,一月尚无效。钱曰:凉药久则寒,不能食。小儿虚不能食,当补脾,候饮食如故,即泻肺经,病必愈矣。服补脾药二日,其子欲饮食。钱以泻白散泻其肺,遂愈。张曰:何以不虚?钱曰:先实其脾,然后泻其肺,故不虚也。(《小儿药证直诀·记尝所治病二十三证》)

【参考文献】

1. 夏鼎.幼科铁镜[M].上海:上海科学技术出版社,1982.
2. 傅沛藩.论钱乙的学术思想及其对后世的影响[J].湖北中医杂志,1999,21(3):107.
3. 李志庸,张国骏.钱乙临证下法及遣方用药之研究[J].广西中医药,2005,28(5):40.
4. 钱乙.小儿药证直诀[M].北京:人民卫生出版社,2006.
5. 陈复正.幼幼集成[M].北京:人民卫生出版社,2006.
6. 刘昉.幼幼新书[M].北京:中国医药科技出版社,2011.
7. 骆如龙.幼科推拿秘书[M].中国医药科技出版社,2012.

3

陈自明

导学

　　陈自明总结南宋以前妇科经验,提出妇人以血为基本,气血不调,损伤冲任是导致妇科疾病的重要病机。临证注重气血并补,调理肝脾,善用四物汤化裁。阐发痈疽病因病机、辨证方法,治疗强调开门逐寇,内外兼治,对证用药,对后世产生了重要影响。

　　学习要求:
　　掌握妇人以血为基本的观点,应用四物汤的特色;熟悉痈疽治疗经验;了解生平、代表著作及学术成就对后世的影响。

一、 概说

　　陈自明(约1190～1272年),字良甫,又作良父,晚年自号"药隐老人",南宋临川(今江西省抚州)人。

　　陈氏出身中医世家,祖父和父亲都是当地名医。陈氏自幼学医,勤学博览,精研《内经》《难经》《伤寒论》及《神农本草经》等经典;寻师访友,遍游各地,精通内、外、妇、儿各科,临床经验丰富,对妇产科及外科尤为擅长;曾任建康府明道书院医谕。他鉴于宋代以前的妇产科专书"纲领散漫而无统、节目详略而未备",学者无从深入研究、全面了解,于是"采摭诸家之善,附以家传经验方,秤而成编……论后有药,药不惟其贵贱,惟其效"。其《妇人大全良方》对妇产科学作了一次较为全面系统的总结,集宋代以前妇产科学之大成。后世王肯堂《女科准绳》、武之望《济阴纲目》均受其影响,因而有"妇人大全而薛注、薛注而女科准绳、女科准绳而济阴纲目"之说。《四库全书提要》评价说:"自明采摭诸家,提纲挈领,于妇科证治,详悉无遗。"《外科精要》对汪机、薛己影响较大。

　　陈氏治学主张博览群书,善于总结经验。如陈氏编纂《妇人大全良方》参考方书有《太平圣惠方》《本事方》《局方》《深师方》《斗门方》《海上方》等四十多种,参考《妇人经验方》《专治妇人方》《养胎论》《产宝方》《婴童宝鉴方》等妇科与儿科著作十余种,收录方剂多达1 649个。

　　陈自明著作是《妇人大全良方》与《外科精要》。后世薛己校注本《校注妇人良方》流行较广。

二、 学术特色与临证经验

(一) 对中医妇科学的贡献

1. 妇人以血为基本　陈氏根据妇人有经、孕、胎、产及哺乳的生理特点,明确提出妇人以血为基本,只有血气充沛旺盛,经、孕、胎、产和哺乳才能保持正常。其云:"气血,人之神也,不可不谨调护。然妇人以血为基本,则血气宣行,其神自清,月水如期……血凝成孕。"另一方面,妇人经、孕、产、乳以血为本,也易于损伤阴血,导致妇人血不足而气有余,这就是《灵枢·五音五味》所说的"妇人之生,有余于气,不足于血,以其数脱血也"。针对妇女的生理病理特点,陈氏主张"女子调其血",常以四物汤为基础方加减化裁治疗多种妇科疾病,如治疗月经不调的桃仁散、月经不利的白薇圆,专治妇人诸疾的金钗煎与玉露通真圆,治疗不孕的养真圆,治疗产后四肢烦痛、时发寒热的熟地黄散,治疗妇人百病的乌鸡煎圆,治疗妇人中风的续命煮散等。而当归、生地黄、熟地黄、阿胶等补血药在调经、求嗣、安胎、产后病及杂病中被广泛应用,更有以补血药命名的方剂,如当归散、当归羊肉汤、红花当归散、地黄通经圆、地黄圆、地黄煎、熟干地黄汤、阿胶圆等。

2. 妇科疾病基本病机

(1) 气血不调:陈氏十分重视气血理论对妇产科的指导作用,并引用北宋寇宗奭"夫人之生,以气血为本;人之病,未有不先伤其气血者"之说,强调气血的重要性,认为劳伤气血,或气血虚弱,或脏腑虚弱,或感受外邪等,均可导致气血不调,引发多种妇科疾病,如月经不调,经来腹痛,疝瘕,妇人两胁胀痛等;这是陈氏提出治疗妇科疾病重在调血的基础。其谓"大率治病,先论其所主。男子调其气,女子调其血。气血,人之神也,不可不谨调护。然妇人以血为基本,气血宣行,其神自清"。

(2) 冲任损伤:陈氏认为,月经病虽然与气血失调密切相关,但亦与冲任损伤密不可分。他引《内经》"女子七岁,肾气盛,齿更发长;二七而天癸至,任脉通,太冲脉盛,月事以时下"之说,并对此进一步发挥为:"天,谓天真之气降;癸,谓壬癸,水名;故云天癸也。然冲为血海,任主胞胎,肾气全盛,二脉流通,经血渐盈,应时而下。所以谓之月事者,平和之气,常以三旬一见,以像月盈则亏也。"而"冲任之脉为经脉之海,血气之行,外循经络,内荣脏腑。若无伤损,则阴阳和平而气血调适,经下据时。"由此可知,肾气盛、天癸至是女子月经正常的基础,冲任充盈、通调是月经正常的保证,三者之间存在着相互依存、相互资助的关系,是调节月经周期的关键之所在。因此,七情内伤,六淫外侵,饮食失节,起居失宜,脾胃虚损,心肝火旺等,皆可损伤冲任,而致月经不调。如"妇人月水不调者……风冷之气客于胞内,伤于冲任之脉";"夫妇人崩中者,由脏腑伤损冲脉、任脉、血气俱虚故也"。

3. 临证经验

(1) 气血并补:陈氏重视"妇人以血为基本"、"妇人调其血",但并未忽视气的重要性。因为气之与血,都是人身根本,一荣俱荣,一衰俱衰。陈氏深谙血虚须补气,气虚须补血之理,调治妇人虚证常采用气血并补方法。如"妇人血风劳症,因气血素虚,或产后劳伤,外邪所乘,或内有宿冷,以致腹中疼痛,四肢酸倦,发热自汗,月水不调,面黄肌瘦,当调补肝脾气血为主"。妇人因气血两虚而患诸证,以气血两虚为本,故当气血并补,而从肝脾调补者,以肝为藏血之脏,脾为元气之本。如调经的紫石英圆(人参、当归)、干地黄汤(人参、当归、地黄),治疗癥瘕的鳖甲煎圆(黄芪、人参、当归),治疗骨蒸的麦煎散(白术、当归、生地黄),治疗妇人中风的独活汤(人参、当归),安胎的钩藤汤(人参、当归),治疗产后不语的七珍散(人参、地黄),治疗妇人产后血气诸疾的朱翰林白术散(人参、白术、熟地黄)等均体现了这一特色。

(2) 调治肝脾:血生于脾,而藏于肝,下注于血海,待冲、任充盈通调则化为月水。若因忧思伤脾,郁怒伤肝,脾不生血,水不涵木所致的月经不调或不通,当从肝脾论治;或补而行之,或解而行之,或行气活血,或滋肾养肝。其"妇人月水不通,或因醉饱入房,或因劳累过度,或因吐血失血,伤损肝脾,但滋其化源,其经自通"。另外,陈氏还重视断经前后月经紊乱的调治,如妇女天癸过期,月经不调,或二至四月不行,或一月再至,腰腹疼痛,证属血虚肝脾不调者应用当归散(当归、川芎、白芍药、黄芩、白术、山茱萸),补血益气,健脾养肝,兼以补肾清热。

(3) 善用四物汤:四物汤是治疗"一切血病的总方"、"肝经调血之专剂"。因此陈氏将其列为"众疾门"通用方之首,广泛应用于多种疾病,可见其重要性。"夫通用方者,盖产前、产后皆可用也。或一方而治数十证,不可入于专门,皆是名贤所处。世之常用有效之方,虽曰通用,亦不可刻舟求剑,按图索骥而胶柱者也"。

陈氏认为四物汤通过加减可以"治妇人经病,或先或后,或多或少,疼痛不一。腰足腹中痛,或崩中漏下,或半产恶露多,或停留不出;妊娠腹痛下血,胎不安,产后块不散;或亡血过多,或恶露不下,服之如神"。如经血凝滞腹痛加莪术、肉桂;产后欲推陈致新加生姜;产后败血不去或胀或疼,胸膈胀闷,或发寒热,四肢疼痛加延胡索、没药、白芷;产后伤风,头痛发热,百骨节痛,加荆芥穗、天麻、香附、石膏、藿香;虚热心烦,口舌干渴,欲饮水者加天花粉、麦门冬;血崩不止加熟地黄、蒲黄;呕逆加白术、人参;寒热往来加炮干姜、牡丹皮;因热生风加川芎、柴胡;腹胀加厚朴、枳实;身热脉数,头昏项强,加柴胡、黄芩;脏腑滑泄,加肉桂、附子;虚烦不眠,加竹叶、人参;烦躁引饮,头痛大渴,加知母、石膏;水停心下,微吐逆,加猪苓、防己。

【医案举例】

妇人腹内一块不时上攻,成作痛有声,或吞酸痞闷,月经不调,小便不利,二年余矣。面色青黄,余以为肝脾气滞,以六君加芎、归、柴胡、炒黄连、木香、吴茱萸各少许,二剂,却与归脾汤,下芦荟丸,三月余,肝脾和而诸症退,又与调中益气,加茯苓、丹皮,中气健而经自调。(《校注妇人良方·妇人痃癖诸气方论》)

一妇八月胎下坠或动,面黄体倦,饮食少思,此脾气虚弱,用补中益气汤加苏梗,三十余剂而安,产后眩晕,胸满咳嗽,用四物,加茯苓、半夏、桔梗而愈。(《校注妇人良方·产后血晕方论》)

一妇产后小腹痛甚,牙关紧急,此瘀血内停,灌以失笑散,下血而苏,又用四物加炮姜、白术、陈皮而愈。(《校注妇人良方·产后恶露腹痛方论》)

(4) 妊娠用药禁忌:陈氏在长期的临床实践中总结出妇科用药的特有规律、妊娠用药大法和禁忌。"妊娠胎动,或饮食起居,或冲任风寒,或跌扑击触,或怒伤肝火,或脾气虚弱,当各推其因而治之。若因母病而胎动,但治其母;若因胎动而母病,惟当安其胎"。"凡用药,病稍退则止,不可尽剂"。

妊娠用药宜清凉,不可轻用桂枝、半夏、桃仁等;禁用或忌用牛膝、三棱、干漆、大戟、巴豆、芒硝、牵牛子、芫花、桃仁、藜芦等剧泻、催吐、活血破血以及药性猛烈、毒性较强的药物;其编著的孕妇药忌歌易记易诵,影响至今。

孕妇药忌歌:螵斑水蛭地胆虫,乌头附子配天雄。踯躅野葛螻蛄类,乌喙侧子及虻虫。牛黄水银并巴豆,大戟蛇蜕及蜈蚣。牛膝藜芦并薏苡,金石锡粉及雌雄。牙硝芒硝牡丹桂,蜥蜴飞生及麜虫。代赭蚱蝉胡粉麝,芫花薇衔草三棱。槐子牵牛并皂角,桃仁蛴螬和茅根,樠根硇砂与干漆,亭长波流菌草中。瞿麦蔺茹蟹爪甲,猬皮赤箭赤头红。马刀石蚕衣鱼等,半夏南星通草同。干姜蒜鸡及鸡子,驴肉兔肉不须供。切须妇人产前忌,此歌宜记在心胸。明代武之望总结的孕妇药忌歌诀则更易记诵：蚖斑水蛭及虻虫，乌头附子与天雄。野葛水银并巴豆，牛膝薏苡连蜈蚣。三棱代赭芫花麝，大戟蛇蜕黄雌雄。牙硝芒硝丹皮桂，槐花牵牛皂角同。半夏南星与通草，瞿麦干姜蟹甲爪。硇砂干漆兼桃仁，地胆茅根莫用好。(《济阴纲目·孕妇药忌》)

(二) 辨治痈疽特色

陈氏博览古今外科之书，"采摭群言，自立要领，或先或后，不失次序"，以北宋《集验背疽方》《外科新书》等为基础，结合本人的临床经验，深入系统论述了痈疽的病因病机、诊断、治疗方药及护理等，著成《外科精要》。

1. 病因病机　陈氏总结痈疽病因有："一天行，二瘦弱气滞，三怒气，四肾气虚，五饮冷酒、食炙煿，服丹药。"其中情志损伤为内因，六淫外侵属外因，服丹石补药、膏粱酒面、房劳所致为内外因。

痈疽病机为脏腑不和，阴阳失调。陈氏用华佗"夫痈疽疮肿之作，皆五脏六腑蓄毒不流，非独因荣卫壅塞而发也"及马益卿"五脏不和则九窍不通，六腑不和则留结为痈，皆经络涩滞，气血不流畅，风毒乘之而致然也"之说进行阐发；并且指出痈疽形成之后，多数演变为脏腑热毒，其性质也发生转化，而"痈疽未溃，毒攻脏腑，一毫热药断不可用"。这不但明确了痈疽的病性，还为临床用药指明了方向。

2. 辨证方法　陈氏提出痈疽诊断标准及判断成脓之征，并从内外、阴阳、脏腑等几个方面进行分析鉴别。

(1) 诊断标准：陈氏根据痈疽范围大小确定属痈属疽，还用手指触诊判断其是否成脓。"二寸至五寸为痈，五寸至一尺为疽"。"痈疽脉数……以手掩之，若热者为有脓，不热者为无脓"。

(2) 辨内外：痈发于外，疽发于内，这是痈和疽的最大区别，临证当合参脉证以辨之。痈肿乃六腑不和，毒发于外，症见焮肿高大，身热烦渴，饮食如常，脉浮数洪紧；疽肿是五脏不和，毒蓄于内，初发甚微，或无疮头，身不热而内躁，体重烦痛，情绪不乐，胸膈痞闷，饮食无味，脉沉细伏紧。

(3) 辨阴阳：痈为阳，脉浮洪滑数，发于上；疽为阴，脉沉缓细涩，发于下。"若脉不数，不热而痛者，发于阴也，尤为恶证"。

(4) 辨脏腑：陈氏根据脏象理论，通过痈疽发病部位判断所属脏腑，以指导临床用药。如"发于喉舌者，心之毒；发于皮毛者，肺之毒；发于肌肉者，脾之毒；发于骨髓者，肾之毒"。概言之，"发于外者，六腑之毒；发于内者，五脏之毒"。

3. 痈疽治疗　陈氏总结治疗痈疽原则是：开门逐寇，内外兼治，对证用药。并说："凡疗斯疾，不可以礼法待之，仍要便服一二紧要经效之药，把定脏腑，外施针灸，以泄毒气。"

(1) 内外兼治：外科疾病不仅有其自身的特点，在一定的阶段，或特定的症候中，实施外治具有特殊的治疗意义，而且还需要辨证论治，综合调治。陈氏将二者结合在一起，首创内外合一治疗原则用于外科领域，既体现了辨证论治的原则，又具有明确的针对性。他说："治当寒者温之，热者清之，虚者补之，实者泻之，导之以针石，灼之以艾灸。破毒溃坚，各遵成法，以平为期。"他所运用的外治方法很多，如针刺、石砭、艾灸、汤洗、烟熏、药敷、膏贴等，再结合内服汤剂辨证施治可以收到较好的疗效。这对后世外科学的发展产生了深远影响。

(2) 对证用药：由于痈疽发病有其特有的规律，因此，治疗痈疽应当根据其不同临床表现，病情轻重，虚实寒热，"详察定名……对症用药，无失先后次序"。初期宜清热解毒，服内托散,外用灸法;溃脓宜排脓止痛,服排脓内补散,外用猪蹄汤淋洗;脓尽宜生肌长肉敷痂,外贴神异膏,内服加味十全汤。并告诫说痈疽未破,毒攻脏腑,禁用热药;痈疽已破,脏腑既亏,禁用寒凉之药。

(3)顾护脾胃:陈氏强调调理脾胃在治疗痈疽中的重要作用,明确指出"大凡疮疽,当调脾胃。盖脾为仓廪之官,胃为水谷之海,主养四旁,须进饮食,以生气血","大凡疮疽溃后,败肉渐去,新肉渐生,此乃脾胃之气充实也",分别列出调理脾胃之法,示人以规矩:"若饮食少思,用六君子汤以补脾胃;如不应,加姜、桂以温补之,使邪气自退。其不起者,由邪气盛,正气虚,不能发也,于旬日之外见之。若已发出,用托里消毒散以壮元气,助令溃腐;不应,须温补脾胃。其不起者,由真气虚,不能溃也,于二旬之外见之。若已腐溃,用托里散以补气血,生肌肉;不应,当专补脾胃;又不应,须温补脾胃。其不起者,乃脾气虚,不能收敛也,于一月之外而见之。凡此治法,窃尝用验。"

(4)重视灸法:陈氏重视用灸法治疗痈疽,详细介绍了灸法的功用、适应证、常用灸法及应用方法、注意事项等。在阐发灸法之功用时形象地说:"譬诸盗入人家,当开户逐之。不然,则入室为害矣。"并指出灸法可应用于痈疽各个阶段:"未溃则拔引郁毒,已溃则补接阳气","苟或毒气郁结,瘀血凝滞,轻者药可解散,重者药无全功,是以灼艾之功为大。"同时指出灸法对痈疽发于四肢末端最为适宜,因为"患于肢末之处,毒愈凝滞,药难导达,艾灸之功为大。如妄服疏利之剂,耗损真气,不惟无以去毒,而害反随之矣"。具体常用骑竹马和隔蒜灸法,如"凡疮初发一二日,须用大颗独蒜切片三分厚,贴疽顶,以艾隔蒜灸之,每三壮易蒜,痛者灸令不痛,不痛者灸之令痛,疮溃则贴神异膏。如此则疮不开大,肉不败坏,疮口易敛,一举三得。此法之妙,人所罕知"。

另外,应用灸法治疗痈疽时,尚需注意:"若初灸即痛者,由毒气轻浅,灸而不痛者,乃毒气深重,悉宜内服追毒排脓,外敷消毒之药。大抵痈疽不可不痛,又不可大痛,闷乱不知痛者,难治。"再者,头部痈疽不宜用灸法。

(5)注意事项:痈疽患者卧室应洁净馨香,饮食适宜,戒怒节劳,调补元气;防治便秘与泻泄,防止疮口奢裂。

【医案举例】

进士申天益,臂患痈,寒热头痛,形气虚弱,此手足阳明经风邪之证。用桔梗升麻汤二剂,外邪顿散;用托里消毒散二剂,肿痛顿退;乃用补中益气汤调理,形气渐复而愈。(《外科精要·卷中》)

一儒者,患背疽,肿焮痛甚,此热毒蕴结而炽盛。用隔蒜灸而痛止,服仙方活命饮而肿消,更与托里药而溃愈。(《外科精要·卷上》)

4. **痈疽预后** 陈氏根据五善七恶并结合发病部位,局部状况,脉象,涉及脏腑等判断痈疽的生死预后:"五善见三则善,七恶见四必危。""感于六腑则易治,感于五脏则难瘳。"痈疽浮高易治,内陷为难治;脉微涩者易治,脉洪数者难治;发背位于肝俞以上且溃透内膜者死,痈疽未溃即内陷,面青唇黑,便污者死;"溃喉者不治;阴患入腹者不治;入囊者不治";痈疽用灸法后不知痛者,预后不良。

五善七恶中的五善是实热而大小便涩,内外病相应,肌肉好恶分明,饮食如常,用药如所料。七恶是渴而发喘,眼角向鼻,大小便反滑泄;气绵绵而脉濡,与病相反;目中不了了,睛明内陷;未溃而肉黑内陷;已溃青黑,腐筋骨黑;发痰;呕逆。

【医案举例】

　　江阴举人陈鸣岐,寓京患背疽,用大补之剂而愈。翌日欲回,先期设席作谢,对谈如常。是晚得家信,大拂其意,恼怒发热作渴,食梨子少许,至夜连泻数次,早促余视,脉已脱矣,竟至不起。夫梨者,利也,利下行之物,凡脾胃虚寒,产妇金疮者,皆当忌之。(《外科精要·卷中·体察爱护论第三十五》)

【参考文献】

1. 盛维忠.薛立斋医学全书[M].北京:中国中医药出版社,1999.

2. 盛维忠.陈自明医学全书[M].北京:中国中医药出版社,2005.

3. 陈丽云.《妇人大全良方》妇科疾病诊治特色[J].上海中医药大学学报,2005,19(3):11.

4. 陈自明.妇人大全良方[M].北京:人民卫生出版社,2007.

5. 李丛.旴江医家陈自明学术特色探悉[J].江苏中医药,2007,39(8):12.

6. 顾漫.陈自明《外科精要》版本考略[J].中华医史杂志,2007,37(1):34.

7. 于绍卉,张红.《妇人大全良方》中调经门的特点[J].长春中医药大学学报,2008,24(3):125.

4

刘完素

刘完素深入研究《内经》，重视中医基础理论探讨，结合临床实践，标新立异，勇创新说，阐发火热论，提出六气皆能化火观点，补充燥证病机，首倡内风，发明辛凉与甘寒解表及表里双解大法，表里分治火热病，创制防风通圣散、地黄饮子、芍药汤等名方，开创了金元时期中医学发展的新局面。

学习要求：

掌握六气皆能化火理论及治疗火热病、中风、喑痱证的特色；熟悉其创新精神与创新思想，治疗火热病方法的历史沿革；了解生平、代表著作及学术成就对后世的影响。

一、概说

刘完素(约 1120～1200 年)，字守真，自号通玄处士；金代河间府(今河北省河间市)人，故后世称其刘河间；金章宗完颜璟曾多次请他做官均不就，故赐号"高尚先生"。

刘完素重视中医理论对临床的指导作用，深入研究《内经》，强调理论与临床实践相结合，其谓"夫医道者，以济世为良，以愈病为善。盖济世者，凭乎术；愈疾者，仗乎法。故法之与术，悉出《内经》之玄机"。(《素问病机气宜保命集·序》)并受理学、道教及宋学学风的影响，独辟蹊径，着重探讨中医病机理论，并根据当时北方外感热病猖獗以及气候(运气)变化特点，在《素问·热论》及张机《伤寒论》的基础上，创造性地提出六气皆能化火、五志化火及阳气怫郁的学术观点，并首次阐发燥证病机，总结火热病与杂病的治疗经验，收集并创制许多新方，成为主火论的开山；还应用《内经》亢害承制理论阐发病理本质与标象的内在联系。受其标新立异，勇创新说的影响，后世张元素、张从正、李杲、王好古、罗天益、陈言、朱震亨、王履等金元著名医家纷纷提出新的学术主张与见解，改变了从唐代至北宋期间重方药收集、轻理论研究，而导致中医徘徊不前的局面，使中医学跃上了新台阶，促进了中医基础理论与临床医学的迅猛发展，开创了金元时期新学肇兴、百家争鸣的新局面，为明清中医学的发展、成熟奠定了坚实的基础。

刘完素弟子有穆大黄、马宗素、荆山浮屠，罗知悌师从荆山浮屠，又将河间之学及张从正、李杲之说传于元代朱震亨。朱氏将理学思想引入中医学领域，提出阳有余阴不足论与相火论，主张滋阴降火治疗火热证，从其学者有赵道震、赵良仁、戴垚、戴思恭、王履、刘叔渊、刘纯等，其最有成就者,当推戴思恭与王履;戴思恭发明气属阳动作火,血属阴难成易亏说,畅论郁证和痰证辨治要诀,并传学于汪机;王履进一步阐发亢害承制论,区分火热病与伤寒病为治不同;而私淑朱氏之学者有王纶、徐彦纯等。另外,金代葛雍、镏洪、张从正均私淑河间之学,麻九畴、常德又私淑张从正之说,这就是后世总结的河间学派师承之大概。

刘完素治学主张深入研究《内经》,勇创新说。

刘完素的代表著作是《素问玄机原病式》《黄帝素问宣明论方》(或《医方精要宣明论方》),另有《素问病机气宜保命集》《伤寒标本心法类萃》《三消论》(载于《儒门事亲》)。后人将《素问玄机原病式》《黄帝素问宣明论方》《伤寒标本心法类萃》与葛雍《伤寒直格》、马宗素《伤寒医鉴》、镏洪《伤寒心要》合编为《河间六书》。

二、学术特色与临证经验

(一) 火热论

宋金时期《局方》盛行,医者按图索骥,滥用成方,用药多偏温燥;治疗外感病大多墨守《伤寒论》成规,不辨寒热,动辄投以麻黄汤或桂枝汤;北方气候干燥,饮食醇酿,易化热生燥;加之战乱频繁,社会动荡,生活不定,情志不畅,疫病流行,因而热病较多,众医束手无策,亦非《局方》、经方所能奏效。刘完素受当时革新思想的影响,深入探讨火热病的病因病机,阐发六气皆能化火、五志化火与阳气怫郁,为治疗火热病提供理论指导。

1. 六气皆能化火　刘完素在阐发火热与风、湿、燥、寒的关系时,认为风、湿、燥、寒在病理变化过程中,皆能化热生火;而火热也往往是产生风、湿、燥的原因之一。这就是后世概括的"六气皆能化火"理论,刘氏以此说明火热为病的广泛性。

(1) 风与火热:刘完素认为风属于木,木能生火,风又可以助火,而热甚(极)则可导致抽搐等生风表现,因此,风与火热可以互相转化,即风能生火助火,热极生风。"故火本不燔,遇风烈乃焰";(《素问病机气宜保命集·卷上·病机论第七》)"风木生热,以热为本,风为标,言风者,即风热病也"。(《黄帝素问宣明论方·论风热湿燥寒》)因此,刘氏解释因热导致头目眩晕的病机是"由风木旺,必是金衰不能制木,而木复生火,风火皆属阳,多为兼化,阳主乎动,两动相搏,则为之旋转"。(《素问玄机原病式·五运主病》)风能化热,热极生风,不仅发展了中医病机理论,而且更重要的是为提出辛凉或甘寒解表大法治疗风热表证提供理论基础或依据。

(2) 湿与火热:刘完素认为湿邪郁滞,可以化生火热,即"积湿成热"。《黄帝素问宣明论方·论风热湿燥寒》云:"湿本土气,火热能生土湿,故夏热则万物湿润,秋凉则湿复燥干也。湿病本不自生,因于火热怫郁,水液不能宣行,即停滞而生水湿也。凡病湿者,多自热生,而热气尚多,以为兼证,当云湿热,亦犹风热义同。虽病水寒,不得宣行,亦能为湿,虽有此异,亦以鲜矣。"反之,若火热怫郁,影响水液宣通,则可停而为湿。湿与热不但可以互生,并且二者可相兼为病,临床可见水肿、腹胀、小便不利等,治疗用辛苦寒药除湿热怫郁痞膈,通利大小便。

(3) 燥与火热:燥邪容易耗伤津液化热生火,热盛伤津又可以化燥,因而燥热常相兼为病。同时吐泻亡液、风邪偏胜,或寒凉收敛,气血不通,闭塞腠理也可导致燥病,症见皮肤无汗干燥或燥裂,肢体麻木不仁,大便干涩等。由此,刘完素提出"诸涩枯涸,干劲皲揭,皆属于燥",治疗主张"宜开通道路,养阴退阳,凉药调之……慎毋服乌附之药",(《素问病机气宜保命集·卷上·病机论第七》)补充并发展了《内经》"燥者润之","燥淫于内,治以苦温,佐以甘辛,以苦下之……燥化于天,热反胜之,治以辛寒,佐以苦甘"的治疗方法,对后世喻昌、李梴、石寿棠等治疗燥证影响较大。

（4）寒与火热：刘完素认为冒犯寒邪，或内伤生冷，玄府闭塞，阳气被郁，气液难以畅达而化热，出现火热之证。热极可以生寒，表现为火极似水的真热假寒之象，并非火热化生寒邪。

六气皆能化火理论，重点阐发三个问题：风能化热为辛凉或甘寒解表治疗大法提供了理论依据；热极生风开创了论治中风由外风转向内风的先河；论述燥证病机，补充了《内经》病机十九条的不足。

2. 五志化火　怒、喜、悲、思、恐为五脏之志，刘完素认为若喜怒无常，思虑太过，悲恐至极，势必精神烦劳，既可损伤肝、心、脾、肺、肾本脏，影响脏腑功能，又能躁扰阳气致气血郁滞，化生火热，此即五志化火。五志化火生热关键又在于心，而火热亢盛反过来又可以影响神明，出现神志异常，如心火热甚，扰动心神，波及肺、肝、肾，可出现惊惑、悲笑、谵妄歌唱、骂詈、癫狂、中风等证。《素问玄机原病式·六气为病》谓"五脏之志者，怒喜悲思恐也。悲，一作忧。若志过度则劳，劳则伤本脏。凡五志所伤皆热也……情之所伤，则皆属火热"。后世张从正赞扬说"今代刘河间治五志，独得言外之意，谓五志所发，皆从心造，故凡见喜、怒、悲、惊、思之证，皆以平心火为主"。（《儒门事亲·九气感疾更相为治衍》）即治疗五志化火当以泻心火为主。朱震亨提出"五志之动，各有火起"。刘宗厚进一步总结说："大怒则火起于肝，醉饱则火起于胃，房劳则火起于肾，悲哀动中则火起于肺；心为君主，自焚，则死矣。"然张景岳则持不同意见，认为五志之伤主要伤气败阳，"但伤气者十之九，动火者十之一"。（《景岳全书·火证》）

正是由于六气皆能化火，五志过极也可以化热，因而刘完素将病机十九条中属于火（瞀冒、口噤、瘛疭、鼓栗、胕肿、疼酸、惊骇、冲逆、躁、狂等）的10种病证扩大为34种，属于热（胀满、呕吐、吐酸、泄泻、下迫、转戾、水液混浊等）的7种病证扩大为23种。热与火病证共计57种，再加上可以从火热推论的风、湿、寒、燥25种病证，充分说明了火热为病的广泛性。

3. 阳气怫郁　刘完素认为阳气怫郁是火热病发生发展过程中的一个中间环节，六淫及五志太过均可导致阳气怫郁，由阳气郁结，气机阻滞，而化火热；如寒邪可以导致阳气怫郁而生热，因"寒主闭藏，而阳气不能散越，则怫热内作"；又如湿郁生热，乃水湿怫郁不得发散，营卫受阻，"积湿成热"。而火热怫郁生湿，热郁气行壅滞不得滑泽通利生燥，热郁阳气不行生假寒，热极也可怫郁生风等，都是阳气怫郁的结果。因此，阳气怫郁，玄府闭塞，阳气不能开通宣行，可导致多种火热病，随其病位而有不同，如其所言："若病热极甚则郁结而气血不能宣通，神无所用而不遂其机，随其郁结之微甚，有不用之大小焉。是故目郁则不能视色，耳郁则不能听声，鼻郁则不能闻香臭，舌郁则不能知味，至如筋痿骨痹诸所出不能为用，皆热甚郁结之所致也。"（《素问玄机原病式·热类》）举凡喘呕吐酸，吐下霍乱，暴注下迫，肿胀便秘，转筋，战栗动摇，中风瘫痪，暴病暴死，鼻衄鼻窒，血泄淋证，暴喑狂越，齿腐，毛发堕落，皮肤不仁，疮疹痈疽等，亦无非阳气怫郁之为病。

（二）治疗火热病方法

火热病是临床常见病，《内经》主张热则寒之，温则清之，治热以寒等原则；张机采用先表后里的治疗原则，热在太阳（表证）用麻黄汤或桂枝汤发表解散；热在阳明，经证用白虎汤清热，腑证用承气汤攻下，湿热用茵陈蒿汤；热在少阳用小柴胡汤和解；《备急千金要方》用解毒地黄汤清热凉血；《外台秘要》用黄连解毒汤清解热毒；《局方》用凉膈散泻上中焦热邪。刘完素在先贤基础上，阐发火热理论，将火热病分为表证和里证，创制防风通圣散、三一承气汤，或与天水散、黄连解毒汤、凉膈散合用，清解表里热邪。受刘完素的影响，李杲在《金匮要略》小建中汤治疗

"手足烦热"基础上创立益气升阳的补中益气汤、补脾胃泻阴火升阳汤等治疗气虚发热;朱震亨用大补阴丸降火滋阴治疗阴虚发热;明代王肯堂用清骨散治疗阴虚发热;吴有性发明达原饮与三消饮开达募原,表里分消防治瘟疫发热;余霖创制清瘟败毒饮,重用石膏清热解毒凉血防治瘟疫火热表里俱盛;吴瑭在继承叶桂卫气营血辨治温病基础上,总结出上焦、中焦、下焦辨治规律,创桑菊饮与银翘散、清营汤、清宫汤、三仁汤、复脉汤与定风珠等,补充、发展并完善了张机、刘完素、叶桂的不足,尤其是桑菊饮与银翘散治疗风热表证或卫分证简便实用,复脉汤与定风珠则为治疗阴虚生风提供了有效的方剂;王士雄用李杲清暑益气汤之名旧瓶装新酒治疗暑热症取得了巨大成功;王清任用血府逐瘀汤治疗瘀血发热。至此,中医辨治热病理论与方药臻于完善。

1. **表里为纲辨治火热病**　刘完素在火热理论指导下,根据火热病的发病特点及其阳气怫郁病机,将火热病分为表证与里证,突破了《伤寒论》温药发表、先表后里的成规,主张用宣、清、通三法和辛苦寒药开发郁结,宣通气液,发明并总结出辛凉或甘寒解表、表里双解、攻下里热、清热解毒、养阴退阳等治疗实热证的大法,对后世产生了深远的影响。虽然其对虚热证少有论述,但却为后世李杲、朱震亨、王肯堂深入研究虚热证病因病机提供了思路与方法。

(1) 表证:多为"怫热郁结"所致,临床常用石膏、滑石、甘草、葱白、豆豉等辛凉或甘寒解表,宣散郁结,体现了应用宣法治疗阳气怫郁的思路。反之,若用辛热之药,虽能开发郁结,使气液宣通,气和而已,"然病微者可愈,甚者郁结不开,其病转加而死矣"。表证兼有里热,创立防风通圣散或双解散解表清里;或选用天水一凉膈半,或天水凉膈各半,散风壅开结滞,宣通气血,以解除郁热。夏暑季节应因时制宜,若必须使用麻黄、桂枝等辛温解表,可加入黄芩、石膏、知母、柴胡、地黄、芍药、栀子、茵陈等。

(2) 里证:症见腹满实痛、烦躁谵妄、大便不行、目睛不了了、脉多沉实等,当用大承气汤或三一承气汤攻下里热。若热毒极深,波及血分,阳厥阴伤,症见遍身清冷疼痛、咽干或痛、腹满实痛、闷乱喘息、脉沉细等,须用大承气汤或三一承气汤合黄连解毒汤,并根据情况可反复应用4～5次,其热毒方可退去。若下后热势尚盛,或下后湿热犹甚而下利不止,可用黄连解毒汤清解余热,或配伍养血益阴药。若下后余热不盛,可用小剂黄连解毒汤或凉膈散散其余热。若热极失下,残阴欲绝,以黄连解毒汤合凉膈散,或白虎汤合凉膈散,养阴退阳。充分体现了应用清法与通法治疗阳气怫郁之病的思路。

(3) 热邪半在表半在里:柴胡汤和解。

2. **防风通圣散及用药特色**　防风通圣散(防风、川芎、当归、芍药、大黄、芒硝、连翘、薄荷、麻黄各半两,石膏、桔梗、黄芩各一两,白术、栀子、荆芥各二钱半,滑石三两,甘草二两,生姜三片)集辛散、苦寒、甘温于一炉,针对风邪郁遏,气血不能宣通,化热生火而设,宣散风邪、疏通气血与下结导滞并举,通过玄府、二便使邪有出路,则气机通畅。因本方具有宣肺解表、疏散风邪、清热凉血、通腑解毒、攻下里热、活血化瘀、通络散结、益气养阴、清热利湿通淋、清解暑热、利咽化痰、宣通郁结等功效,故广泛应用于憎寒壮热,头目昏眩,目赤眼痛,口苦口干,咽喉不利,胸膈痞闷,大便秘结,小便赤涩,疮疡肿毒,肠风痔漏,惊狂谵语,舌苔腻或黄,脉数等症,故获"有病无病,防风通圣"之美誉。明代虞抟在防风通圣散基础上去白术、生姜加柴胡、黄连、黄柏、生地黄、羌活、皂刺等,化裁为加减通圣散用于治疗疬风;孙一奎则用本方去大黄、芒硝,石膏、滑石减半,加辛夷花治疗鼻渊;目前临床上常用于高血压、头痛、胆囊炎、糖尿病、血脂异常与肥胖、婴儿湿疹、皮肤病等。

本方用药配伍特色,一是辛温药与苦寒药相配伍,治疗外感风邪化热或兼有里热证。它不但迈出了用辛凉解表法治疗风热表证的第一步,而且突破了《伤寒论》用温药发表、先表后里的成规,改变了北宋以前大凡外感病不加辨证即用麻黄汤与桂枝汤的按图索骥不良风气,并使《素问·至真要大论》"风淫于内,治以辛凉,佐以苦甘,以甘缓之,以辛散之"之意不解自明,为辛凉解表大法的完善以及吴瑭创制桑菊饮与银翘散等辛凉解表方剂奠定了基础。故刘完素为自己辩解说:"余自制双解、通圣辛凉之剂,不遵仲景法桂枝、麻黄发表之药,非余自炫,理在其中矣。故此一时,彼一时,奈五运六气有所更,世态居民有所变,天以常火,人以常动,动则属阳,静则属阴,内外皆扰,故不可峻用辛温大热之剂。"二是风药与清热药合用治疗火热病,体现了《素问·六元正纪大论》"火郁发之"之意,后世张从正用防风通圣散原方加葱根、豆豉治疗头项偏肿连一目症,汗而发之即愈,以及李杲治疗大头瘟的普济消毒饮,也是大量苦寒药之中配伍少量的风药就是明证。三是防风通圣散中宣、清、通三法和辛苦寒药并举的配伍规律,充分体现了刘完素重视阳气怫郁,开发郁结,宣通气液,促进气血流通的用药特点。

【医案举例】

一酒病人,头痛、身热、恶寒,状类伤寒。两手脉俱洪大,三两日不圊。以防风通圣散约一两,用水一中碗,生姜二十余片,葱须根二十茎,豆豉一大撮,同煎三五沸,去滓,稍热分作二服。先服一服多半。须臾,以钗股探引咽中,吐出宿酒,酒之香味尚然,约一两杓,头上汗出如洗。次服少半,立愈。《内经》曰:火郁发之。发为汗之,令其疏散也。(《儒门事亲·凡在表者皆可汗式十五》)

南乡陈君俞,将赴秋试,头项偏肿连一目,状若半壶,其脉洪大。戴人出视。《内经》曰:面肿者风。此风乘阳明经也,阳明气血俱多,风肿宜汗。乃与通圣散入生姜、葱根、豆豉,同煎一大盏。服之微汗。次日以草茎鼻中,大出血,立消。(《儒门事亲·卷六》)

3. 三一承气汤及用药特色　刘完素创制三一承气汤(大黄、芒硝、枳实、厚朴各半两,甘草一两,生姜三片)泻热通便,以通治三承气汤主症,而不至于误用三承气汤。用于热邪与积滞互结所致的谵妄下利,咽干烦渴,腹满按之硬痛,小便赤涩,大便秘结,或热甚喘闷,惊悸癫狂,目赤,目痛,口舌生疮,喉痹,痈疡,发斑,小儿热极生风,死胎不下,脉沉实等。将张机承气汤主治范围由20多症发展到30多症。故《医方类聚》引《修月鲁般经》评价说,"盖大黄苦寒,而通九窍二便,除五脏六腑积热;芒硝咸寒,破痰散热,润肠胃;枳实苦寒,为佐使,散滞气,消痞满,除腹胀;厚朴辛温,和脾胃,宽中通气;四味虽下剂,有泄有补,加甘草、生姜和中健脾,保护胃气。然以甘草之甘,能缓其急结,湿能润燥,而又善以和合诸药而成功,是三承气而合成一也。善能随证消息,但用此方,则不须用大、小承气并调胃等方也。"

【医案举例】

朱丹溪治吴江王氏子,年三十岁,忽阴挺长肿而痛,脉数而沉实,用朴硝荆芥汤浸洗,又用三一承气汤大下之,愈。(《续名医类案·卷十九》)

(三) 防治中风经验

中风病名始于汉代张机。汉、唐及至宋代多从外风立论,《金匮要略》按病情分为中经、中络、中脏、中腑;多用侯氏黑散及小续命汤治疗。金代刘完素突破内虚邪中病机,首次提出热极也可导致中风,这是中风病因学的一个重大突破和转折,并创制三化汤、大秦艽汤、地黄饮子等分别治疗痰热中脏、气血痹阻、肾虚痰泛之中风。之后张从正从肝木亢盛,化火生风论治中风,以风为本,痰为标,灵活采用汗、吐、下三法;李杲提出气虚也可导致中风,对王清任不无影响;《丹溪心法》提出中风由血虚痰热所致;明代缪希雍提出"内虚暗风"说,认为中风是由真阴亏损,痰热生风所导致;张介宾提出"非风"论;李中梓认为中风还应鉴别闭证和脱证;清代至民国,叶天士提出肝阳化风,王清任畅论气虚血瘀中风,张锡纯汇通中西理论创制镇肝熄风汤治疗中风,对当今中西医结合治疗卒中影响较大;而熊笏《中风论》、张山雷《中风斠诠》、张伯龙《类中秘旨》等中风专著的问世使中风论治日臻完善。

1. 辨治中风经验　刘完素在《素问病机气宜保命集·卷中》专立"中风论",认为"风本生于热,以热为本,以风为标,凡言风者,热也……是以热则风动";并根据病情的轻重,将中风分为中脏、中腑、中血分而论之。近年来大量证候学研究表明,在中风病急性期,尤其是一周之内,火热证占有相当的比例,也支持刘氏之论。另外还提出将息失宜,情志刺激,心火暴甚,肾水虚衰,水不制火,阴虚阳实,可导致偏枯,足不履用,音声不出等。刘氏之论对后世缪希雍、张介宾、叶桂、王清任、张伯龙、张锡纯、张山雷防治中风产生了不小的影响。

(1) 加减小续命汤:用于暴中风邪所致卒中风欲死,身体缓急,口目不正,舌强不能言,奄奄忽忽,神情闷乱,并"有表证,脉浮而恶风恶寒,拘急不仁,或中身之后,或中身之前,或中身之侧"的中腑证,以孙思邈小续命汤(麻黄、桂枝、防风、杏仁、川芎、白芍、人参、甘草、黄芩、防己、附子、生姜、大枣)随症加减,疏风清热,并告诫春夏加石膏、知母、黄芩,秋冬加桂、附、芍药。

(2) 三化汤:用于"唇吻不收,舌不转而失音,鼻不闻香臭,耳聋而眼瞀,大小便秘结"的中脏证。三化汤(厚朴、大黄、枳实、羌活)通腑泻热,降浊升清,开通腑法治中风之先河。当代治疗中风常用的通腑化痰汤、星蒌承气汤和大黄瓜蒌汤无不受此影响。

(3) 大秦艽汤:用于血弱不能养筋所致的手足不能运动,舌强不能言语的中风。用大秦艽汤(秦艽、甘草、川芎、当归、白芍药、细辛、羌活、防风、黄芩、石膏、白芷、白术、生地黄、熟地黄、茯苓、独活)祛风清热,益气养血,疏通气血之郁滞。清代汪昂在《医方集解》中称之为"六经中风轻者之通剂也"。

(4) 地黄饮子:刘完素认为平素将息失宜,导致肾水虚衰,不能制火,加之在情绪急剧波动的诱因下,五志过极而化火,从而心火暴甚,化火生风,风火相煽,气血上逆而出现偏枯,足不履用,言语不利等中风症状;这揭示了《素问》"血之与气并走于上,则为大厥,气复返则生,不复返则死"的未言之秘。因此,刘氏指出:"所以中风瘫痪者,非谓肝木之风实甚,而卒中之也,亦非外中于风尔。由乎将息失宜,而心火暴甚,肾水虚衰不能制之,则阴虚阳实而热气怫郁,心神昏冒,筋骨不用,而卒倒无所知也。多因喜怒思悲恐之五志,有所过极,而卒中者,由五志过极,皆为热甚故也。若微则但僵仆,气血流通,筋脉不挛,缓者发过如故。或热气太盛郁结壅滞,气血不能宣通,阴气暴绝,则阳气后竭而死,俗谓中不过尔。或即不死而偏枯者,由经络左右双行,而热甚郁结,气血不得宣通,郁极乃发,若一侧得通,则痞者痹,而瘫痪也。其人已有怫热郁滞,而气血偏行,微甚不等,故《经》言:汗出偏沮,令人偏枯。然汗偏不出者,由怫热郁结,气血壅滞故也。人卒中则气血不通,而偏枯也。"(《素问玄机原病式·六气为病·火类》)故用地黄饮子(熟地黄、巴戟天、山茱萸、石斛、肉苁蓉、炮附子、五味子、肉桂、茯苓、麦门冬、菖蒲、远志、生姜、大枣、薄荷)滋肾阴,补肾阳,开窍化痰,水火相济。其妙用薄荷利咽喉"治中风失音",对后世之正舌散,转舌膏治中风舌强不语用薄荷不无启迪。近现代用地黄饮子治疗中风、呆病已成为普遍。

另外还有换骨丹(麻黄、防风、仙术、白芷、槐角、川芎、人参、何首乌、桑白皮、苦参、威灵仙、蔓荆子、木香、龙脑、朱砂、麝香、五味子、温酒)治疗瘫痪中风,口眼歪斜,半身不遂;防风天麻散(防风、天麻、川芎、白芷、草乌头、白附子、荆芥穗、当归、甘草、滑石)用于中风偏枯,暴喑不语;祛风丸(川乌头、草乌头、天南星、半夏、甘草、川芎、藿香、零陵香、地龙、白僵蚕、全蝎、生姜)用于中风偏枯,语言謇涩,手足战掉。

2. 用药禁忌　刘完素在治疗中风时提出"中风之人,不宜用龙、麝、犀、珠,譬之提铃巡于街,使盗者伏而不出,益使风邪入于骨髓,如油入面,莫能出也,此之类焉"。"凡觉中风,必先审六经之候,慎勿用大热药乌、附之类,故阳剂刚胜,积火燎原,为消、狂、疮、肿之属,则天癸竭而荣卫涸,是以中风有此诫"。(《素问病机气宜保命集·中风论第十》)

3. 中风预后及预防方法

(1) 中风预后:刘完素从中风轻重和筋脉抽搐的缓急来推测预后。"若微者但僵仆,气血流通,筋脉不挛;缓者发过如故;或热气太甚,郁结壅滞,气血不能宣通,阴阳气暴绝则阳气后竭而死"。"诸筋挛虽势恶而易愈也,诸筋缓者难以平复"。中腑者其治多易,中脏者其治多难。

(2) 中风预防:中风发有先兆,宜应先期预防,所谓见微知著,"止于萌芽"。因此,刘完素重视中风先兆,强调未病先防,已病防变。指出"中风者,俱有先兆之证。凡人如觉大拇指及次指麻木不仁,或手足不用,或肌肉蠕动者,三年内必有大风之至"。主张先服八风散(藿香、白芷、前胡、黄芪、甘草、人参、羌活、防风)、愈风汤(羌活、甘草、防风、蔓荆子、川芎、细辛、枳壳、人参、麻黄、甘菊、薄荷、枸杞子、当归、知母、地骨皮、黄芪、独活、杜仲、白芷、秦艽、柴胡、半夏、前胡、厚朴、熟地黄、防己、茯苓、黄芩、生地黄、石膏、芍药、苍术、肉桂,用于初觉风动欲倒仆)、天麻丸(天麻、牛膝、杜仲、草薢、玄参、羌活、当归、生地黄、附子)各一料,以预防中风的发生,这是其对中风病的又一贡献。实验研究发现,愈风汤、天麻丸均能对抗肾上腺素的缩血管效应,减轻脑缺血及其再灌注引起的脑组织损伤,对抗大鼠血栓形成;愈风汤通过提高红细胞超氧化物歧化酶活性,抑制脑缺血再灌注大鼠模型体内脂质过氧化反应,说明这三方具有预防中风的物质基础。

【医案举例】

蓟州牧杨芊,丙寅春,五旬余,卒中肢废,口不能言,大小便难,中腑而兼中脏也。初进通幽汤不应,加大黄、麻仁,二剂始通,舌稍转动。又用加减大秦艽汤,数剂始能言,但舌根尚硬。后用地黄饮子及参、芪、术等兼服,舌柔胃强,左手足尚不能举动。此由心境不堪,兼之参饵调服也。今庚午秋,闻其在楚已痊愈。(《续名医类案·卷二》)

太塘程晓山,程松谷从弟也。客湖州,年四十,悬壶之日,湖中亲友举贺,征妓行酒,宴乐月余。一日忽言曰:近觉两手小指及无名指掉硬不舒,亦不为用。口角一边常牵扯引动,幸为诊之。六脉皆滑大而数,浮而不敛。其体肥,其面色苍紫。予曰:据脉滑大为痰、数为热、浮为风。盖湿生痰、痰生热、热生风也。君善饮,故多湿。近又荒于色,故真阴竭而脉浮,此手指不舒,口角牵扯,中风之症已兆也。所喜面色苍紫,其神藏,虽病犹可治。切宜戒酒色,以自保爱。为立一方,以二陈汤加滑石为君,芩连为臣,健脾消痰,撇湿热从小便出;加胆星、天麻以定其风,用竹沥、姜汁三拌三晒,仍以竹沥打糊为丸,取竹沥引诸药入经络化痰。外又以天麻丸滋补其筋骨,标本两治。服二料,几半年,不惟病痊,且至十年无恙。迨行年五十,湖之贺者如旧,召妓宴乐者亦如旧,甘酒嗜音荒淫,而忘其旧之致病也。手指、口角牵引、掉硬尤甚,月余中风,左体瘫痪矣(瘫痪俗所谓半身不遂也)。归而逆予诊之,脉皆洪大不敛,汗多不收,呼吸气促。予曰:此下虚上竭之候。盖肾虚不能纳气归原,故汗出如油喘而不休,虽和缓无能为矣,阅二十日而卒。(《孙氏医案·新都治验》)

【参考文献】

1. 天津科学技术出版社.金元四大家医学全书[M].天津:天津科学技术出版社,1994.

2. 叶川,建一.金元四大医学家医学名著集成[M].北京:中国中医药出版社,1995.

3. 丁光迪.金元医学评析[M].北京:人民卫生出版社,1996.

4. 丁元庆.论刘完素对中风病的贡献[J].中医文献杂志,1998,(3):5.

5. 李成文.地黄饮子治疗便溏[J].浙江中医杂志,2003,(2):81.

6. 宋俊生,熊曼琪.刘完素对外感热病证治的贡献[J].广州中医药大学学报,2004,21(6):479.

7. 李成文,张志杰,武士峰.刘完素对药饮的运用经验[J].中医杂志,2005,46(3):235.

8. 秦玉龙.刘完素对杂病学的贡献[J].天津中医药,2005,22(6):483.

9. 宋乃光.刘完素医学全书[M].北京:中国中医药出版社,2006.

10. 杨丽娜,朱邦贤.刘完素外感疾病学术思想研究概况[J].上海中医药杂志,2007,41(8):77.

11. 王剑锋,武士峰,李成文等.刘完素临证用方特色探讨[J].河南中医学院学报,2008,23(1):76—78.

12. 李成文,司富春.宋金元时期中医基础理论创新研究[J].中华中医药杂志,2010,25(7):985—989.

5

张元素

张元素重视理论探讨,结合临床实践,敢于疑古,创立新说,阐发脏腑辨证理论,药物升降浮沉说,创立归经学说与引经报使,中药分类法,重视气味配伍。创制当归拈痛汤、九味羌活汤等名方,成为金元时期中医学术争鸣的开创者之一。

学习要求:

掌握脏腑辨证论治体系、药物升降浮沉、中药归经学说与引经报使;熟悉中药分类及气味配伍法,用药经验;了解生平、代表著作及学术成就对后世的影响。

一、 概说

张元素(约 12~13 世纪),字洁古,金代易州(今河北省易县)人。

张氏与刘完素同时代而略晚。8 岁应"童子举",27 岁试"经义"进士,因犯"庙讳"而落榜,遂弃仕从医。深入研究《内经》,探隐索微。重视五脏六腑病证研究,阐发遣药制方理论,并因治愈刘完素的伤寒病而声名大噪。故《元史》编修王祎在《青岩丛录》论述金代中医学术发展成就时,将张元素与刘完素、张从正、李杲并列,并指出"金氏之有中原也,张洁古、刘守真、张子和、李明之四人著作,医道于是乎中兴",由此可见其在当时的地位及学术影响。

张氏之学传于李杲、王好古及其儿子张璧,李杲复传于罗天益。明代薛己、张介宾、李中梓诸家私淑李杲;赵献可又私淑薛己并传学于高鼓峰、董废翁、吕晚邨诸人;张璐对薛己和张介宾二家之学均有所承受;李中梓之学一传沈朗仲,再传马元仪,三传尤在泾。这就是后世所说的易水学派发展概况。李杲提出"内伤脾胃,百病由生"之论,发明升阳泻火和甘温除热治疗大法;王好古于三阴证独有发挥;罗天益详细论述饮食与劳倦病因,突出甘补辛升,重视三焦分治,创制顺气和中汤治疗气虚头痛。薛己私淑张元素、李杲,又遥承王冰、钱乙之说,重肾中水火,临床多脾肾并重;赵献可对肾命水火说,独具匠心,提出"两肾各一寸五分之间"为命门,广泛应用六味丸、八味丸,以肾命概括脾胃,又与薛己略异。张介宾服膺张元素、李杲,倡"阳非有余,阴常不足"论,制左归丸、右归丸、左归饮、右归饮诸方,而为阴阳两补之巨匠;李中梓重视先后二天,酷似李杲与张介宾。由于上述明清诸家治疗脾肾虚损多偏于温补,故时人又称之为温补学派。

张氏治学敢于疑古,重视学术创新,认为:"运气不齐,古今异轨,古方新病不相能也。"(《金史·张元素》)因而创立脏腑辨证理论与中药归经学说等,对后世产生了重大影响。

张元素代表著作是《医学启源》《脏腑标本寒热虚实用药式》,另有《珍珠囊》与《洁古家珍》(见于元代杜思敬所辑《济生拔粹》)。

二、 学术特色与临证经验

(一) 脏腑辨证理论

张氏脏腑辨证理论渊源于《内经》《金匮要略》《中藏经》《备急千金要方》《小儿药证直诀》,结合临证实践经验,深入探讨五脏与六腑、经脉、五运六气的相互关系,借助五行学说构建以五脏为中心的脏腑辨证体系,以此阐发脏腑生理特点、病证、病机、治则、方药,并确立"脏腑标本寒热虚实用药式",指导临床实践。

1. **"天人相应"论藏象**　张氏运用"天人合一"、"天人相应"理论论述藏象,以传统思维方式将五脏的功能、性质、特征、正常脉象等都概括地反映出来。如肺为太虚,属金,金火合德,燥金主清,上焦象天,下络大肠;再如,"肝与胆为表里,足厥阴少阳也,其经王于春,乃万物之始生也。其气软而弱……其脉弦长而平"。

2. **依据脉象辨病证**　张氏将五脏病脉分为太过与不及,又有急、缓、大、小、滑、涩之别,因而通过病脉以辨析五脏病证。如肝"脉实而弦,此为太过,病在外,令人忘忽眩运;虚而微,则为不及,病在内,令人胸胁胀满"。而"脉急甚,主恶言;微急,气在胸胁下(为积聚)。缓甚,则呕逆;微缓,水痹。大甚,内痛吐血;微大,筋痹。小甚,多饮;微小,(血)痹。滑甚,疝;微滑,遗尿。涩甚,流饮;微涩,挛"。

3. **虚实寒热辨病性**　张氏脉症并举辨别虚实寒热,以确立治疗大法,并为临证用药提供依据,这是脏腑辨证的核心。故张氏说:"夫人有五脏六腑,虚实寒热,生死逆顺,皆见形证脉气,若非诊切,无由识也。虚则补之,实则泻之,寒则温之,热则凉之,不虚不实,以经取之,此乃良医之大法也。"如症见胸中痛,不能转侧,两臂不举,多太息,舌燥,脉迟涩,病为"肝中寒";症见眼赤,视物不明,目痛,喘满多嗔,腹胀不嗜食,梦中惊悸,脉实,病属"肝中热";症见胁下坚痛,目盲臂痛,发寒热如疟状,不欲食,月经不来,气急,脉沉弱,病属"肝虚冷"。

此外,张氏还重视脏腑的"是动""所生病",其引述文字与《灵枢·经脉》基本相同。

4. **确立治则定方药**　张氏根据《内经》五脏苦欲补泻的理论,总结五脏补泻方法;还结合脏腑本病、标病,以及寒热虚实辨证用药。如"肝苦急,急食甘以缓之,甘草。肝欲散,急食辛以散之,川芎。补以细辛之辛,泻以白芍药之酸。肝虚,以陈皮、生姜之类补之。《经》曰:虚则补其母,水能生木,水乃肝之母也,若以补肾,熟地黄、黄柏是也,如无他证,惟不足,钱氏地黄丸补之。实则芍药泻之,如无他证,钱氏泻青丸主之。实则泻其子,心乃肝之子,以甘草泻之"。

5. **综合分析判吉凶**　人与天地相应,五脏之气运行各有规律,五脏之气又互有影响,因此,可根据诸脏气的运行规律和五脏间的相互影响,分析病变规律和判断预后。如"肝病旦慧、晚甚、夜静。肝病头痛目眩,胁满囊缩,小便不通,十日死。又身热恶寒,四肢不举,其脉当弦而急,反短涩者,乃金克木也,死不治"。

(二) 阐发中药理论

张氏对中药和制方的研究,多以《内经》理论为指归,发明创见颇多。

1. **升降浮沉**　中药气味升降理论,早在《内经》就有论述,即气味分阴阳,气味有厚薄;气为阳,味为阴;阳气主上升,阴味主下降;"味厚者为阴,薄为阴之阳;气厚者为阳,薄为阳之阴"。(《素问·阴阳应象大论》)因此,气薄者未必尽升,味薄者未必尽降。

张氏在此基础上,明确提出中药有气同味异,味同气异,各有厚薄,功效各不相同。并深入探讨各种中药在人体作用趋向的机制,认为中药可随所治病症不同,会产生不同的作用趋向。故在《医学启源·用药备旨》说"凡同气之物,必有诸味;同味之物,必有诸气。互相气味,各有厚薄,性用不等"。"升降者,天地之气交也。茯苓,淡,为天之阳,阳也,阳当上行,何谓利水而泄下?《经》云:气之薄者,阳中之阴,所以茯苓利水而泄下,亦不离乎阳之体,故入手太阳也。麻黄,苦,为地之阴,阴也,阴当下行,何谓发汗而升上?《经》曰:味之薄者,阴中之阳,所以麻黄发汗而升上,亦不离乎阴之体,故入手太阴也。附子,气之厚者,乃阳中之阳,故《经》云发热;大黄,味之厚者,乃阴中之阴,故《经》云泄下。竹,淡,为阳中之阴,所以利小便也;茶,苦,为阴中之阳,所以清头目也。"黄芪、当归、干姜、附子、黄连、甘草等均"可升可降",枳壳"浮而升,微降","上行头目,下行血海"。(《汤液本草》)

2. 气味补泻　人体脏腑各有自己的属性、特点,对中药气味的反应各不相同,因而不同中药对五脏六腑的治疗作用也会有差异。张氏据《素问·脏气法时论》"肝苦急,急食甘以缓之;心苦缓,急食酸以收之;脾苦湿,急食苦以燥之;肺苦气上逆,急食苦以泄之;肾苦燥,急食辛以润之"的论述,结合自己的经验,用甘草缓肝急,五味子收心缓,白术燥脾湿,黄芩泄肺气,黄柏、知母润肾燥,填补了空白。又依据"肝欲散,急食辛以散之,用辛补之,酸泻之;心欲软,急食咸以软之,用咸补之,甘泻之"的观点,提出用川芎散肝,细辛补肝,白芍泻肝;芒硝软心,泽泻补心,黄芪、甘草、人参泻心;甘草缓脾,人参补脾,黄连泻脾;白芍敛肝,五味子补肺,桑白皮泻肺;知母坚肾,黄柏补肾,泽泻泻肾等。

3. 归经学说　《内经》曾概论中药五味、五色与脏腑的密切关系,如《素问·宣明五气论》"酸入肝,辛入肺,苦入心,咸入肾,甘入脾"。《素问·至真要大论》曰:"夫五味入胃,各归所喜攻,酸先入肝,苦先入心,甘先入脾,辛先入肺,咸先入肾。久而增气,物化之常也,气增而久,夭之由也。"《素问·五脏生成论》曰:"色味当五脏:白当肺、辛,赤当心、苦,青当肝、酸,黄当脾、甘,黑当肾、咸。"张氏依据经旨,并参考唐宋医家对中药的认识,发明了中药归经理论。

所谓归经,即中药作用的定位,是某种中药对某些脏腑经络的病变起着主要或特殊治疗作用。张氏以脏象学说、经络学说为理论基础,根据临床疗效,并结合中药形、色、气、味等特性,以判断中药归属何经,指导临床用药;否则归经不明,用药难获满意效果。如心主神志的功能异常,可导致失眠、多梦、神志不宁、癫狂、痴呆、健忘、昏迷等,分别选用酸枣仁(养心安神)、远志(宁心安神)、朱砂(镇惊安神)等可减轻或消除上述症状,故将诸药归心经;又如足太阳膀胱经受风寒后,可引发头项痛、身痛、肢体关节酸楚等症,投用羌活就能消除或减轻这些症状,即云羌活归膀胱经;再如紫苏子、白前能治疗咳喘,而归肺经;茯神、柏子仁因能治疗心悸、失眠,而归心经等。不过,张氏还同时指出同一类中药,因归经不同而作用部位不尽相同,功效也有差异,用药时应详加分辨。如泻火药中"黄连泻心火,黄芩泻肺火,白芍药泻肝火,知母泻肾火,木通泻小肠火,黄芩泻大肠火,石膏泻胃火。柴胡泻三焦火,须用黄芩佐之;柴胡泻肝火,须用黄连佐之,胆经亦然。黄柏泻膀胱火"。(《医学启源·用药备旨》)并告诫或强调说,临证用药不能惟归经论,"不惟只能如此,更有治病,合为君臣,处详其宜而用之,不可执而言也"。(《医学启源·用药备旨》)

另外,张氏还提出引经报使说,即某些中药能引导其他中药的药力到达病变部位或某一经脉,起"向导"的作用,使全方发挥更好的疗效,通俗地称为引经药。一种是引向经脉,如太阳经病,用羌活、防风为引;一种是引向疾病所在,如咽喉病须用桔梗载药上浮。张氏总结了十二经的引经药为：太阳、小肠与膀胱经病，在上为羌活，在下则为黄柏；阳明胃与大肠经病，在上为升麻、白芷，在下则为石膏；少阳胆与三焦经病，在上为柴胡，在下则为青皮；太阴脾与肺经病，为白芍药；少阴心与肾经病，为知母；厥阴肝与心包络病，在上为青皮，在下则为柴胡。治疗六经头痛须各加引经药，如云："头痛须用川芎，如不愈，各加引经药，太阳蔓荆，阳明白芷，少阳柴胡，太阴苍术，少阴细辛，厥阴吴茱萸。"（《医学启源·用药备旨》）

4. 中药分类　《医学启源·用药备旨》以"天人合一"、"天人相应"理论为基础，根据中药气味厚薄之性、阴阳升降补泻特点，融合生长化收藏之理，并将五运六气应用其中，将100多种中药分为五类，创立了新的中药分类方法。

（1）风升生类：防风、羌活、升麻、柴胡、葛根、威灵仙、细辛、独活、香白芷、鼠粘子、桔梗、藁本、川芎、蔓荆子、秦艽、天麻、麻黄、荆芥、薄荷、前胡等，其味酸、苦、咸、平，皆味之薄者，为阴中之阳，味薄则通。

（2）热浮长类：黑附子、干姜、干生姜、川乌头、良姜、肉桂、桂枝、花椒、吴茱萸、茴香等，气味辛、甘、温、热，属气之厚者，为阳中之阳，气厚则发热。

（3）湿化成类：黄芪、人参、甘草、当归、熟地黄、白术、苍术、橘皮、青皮、藿香、槟榔等，戊土其本气平，其兼气温凉寒热，在人胃应之；己土其本味淡，其兼味辛甘咸苦，在人以脾应之。

（4）燥降收类：茯苓、泽泻、猪苓、滑石、瞿麦、车前子、木通、灯草、通草、桑白皮、天门冬、麦门冬等，气之薄者，阳中之阴，气薄则发泄，辛、甘、淡、平、寒、凉是也。

（5）寒沉藏类：大黄、黄柏、黄芩、黄连、石膏、草龙胆、生地黄、知母、汉防己、茵陈蒿、朴硝、牡蛎、玄参、苦参、地榆、栀子等，味之厚者，阴中之阴，味厚则泄，酸、苦、咸、寒是也。

5. 制方大法　张氏制方重视气味配伍，并结合病机，提出风制法、暑制法、湿制法、燥制法、寒制法五种制方原则或大法，首次阐发以五味之间的相生相制关系立方治病。如"风制法：肝、木、酸，春生之道也，失常则病矣。风淫于内，治以辛凉，佐以苦辛，以甘缓之，以辛散之"。他解释说："酸、苦、甘、辛、咸，即肝木、心火、脾土、肺金、肾水之本也。""若用其味，必明其味之可否；若用其气，必明其气之所宜。识其病之标本脏腑，寒热虚实，微甚缓急，而用其药之气味，随其证而制其方也。"（《医学启源·用药备旨》）

然而，四时变化、五行化生，均有一定的规律，否则，就会导致疾病。当此之时，就应设法以制其变。如风淫于内，是肝木失常，火因而炽，当治以辛凉，俾辛金克其木，凉水沃其火，如此等等。如当归拈痛汤治肢节烦痛，肩背沉重，胸膈不利，遍身痛，下注于胫，肿痛不可忍的湿热病。张氏阐释道，《经》云湿淫于内，治以苦温；故以羌活苦辛，透关利节而胜湿；防风甘辛，温散经络中留湿，故以为君。水性润下，升麻、葛根苦辛平，味之薄者，为阴中之阳，引而上行，以苦发之也；白术苦甘温，和中除湿；苍术体轻浮，气力雄壮，能去皮肤腠理之湿，故以为臣。血壅而不流则痛，当归身辛温以散之，使气血各有所归。人参、甘草甘温，补脾养正气，使苦药不能伤胃。仲景云湿热相合，肢节烦痛。药用苦参、黄芩、知母、茵陈，取苦以泄之之义。凡酒制药，以为因用。治湿不利小便，非其治也。故用猪苓甘温平，泽泻咸平，淡以渗之，又能导其留饮，以为佐。诸药气味相合，上下分消，其湿气得以宣通矣。

【医案举例】

东垣治一朝贵，年近四十，身体充肥，脚气始发，头面浑身支筋微肿，皆赤色，足胫赤肿，痛不可忍，手近皮肤，其痛转甚，起而复卧，日夕苦楚。春间李为治之，其人以北土高寒，故多饮酒，积久伤脾，不能运化，饮食下流之所致。投以当归拈痛汤一两三钱，其病减

半,再服肿悉除,只有右手指末微赤肿,以三棱针刺指爪甲端,多出黑血,赤肿全去。(《名医类案·汗》)

江应宿治休宁程君膏长子,十八岁,遍身疼痛,脚膝肿大,体热面赤。此风湿相搏也,与当归拈痛汤二三服,热退而愈。(《名医类案·遍身痛》)

龚子材治张太仆,每天阴,即遍身痛如锥刺,已经数年。左脉微数,右脉洪数,乃血虚有湿热也。以当归拈痛汤加生地、白芍、黄柏,去人参,数剂而瘳。(《续名医类案·痛痹》)

(三)临证用药经验

张氏治病用药,既遵循前人思路,更长于灵活变通,常"自为家法",对后世学术创新产生了深刻影响。

1. **深识药性** 张氏详析中药特性,以脏腑辨证理论、归经学说和引经报使为依据,进一步结合五脏苦欲之说,指导临证用药,更好地发挥药效。

如柴胡乃"风升生"之类,其味微苦,性平微寒,气味俱轻,属阳,主升,少阳经药,能引胃气上升,以发散表热;苦为阴中之阳,去寒热往来,胆痹必用柴胡梢;其为少阳、厥阴引经药,善除本经头痛,妇人产前产后必用之药。在肝病中,柴胡为和解之药。

2. **随证用药** 张氏发展张机"方证"、"药证"思想,在《医学启源·主治心法》中详细列举了随证治病用药经验、用药凡例等。

如头痛须用川芎;若不愈各加引经药,太阳加蔓荆子,阳明加白芷,少阳加柴胡,太阴加苍术,少阴加细辛,厥阴加吴茱萸。巅顶痛,用藁本。肢节痛,用羌活,风湿亦用之。腹痛用芍药,恶寒而痛加桂,恶热而痛加黄柏。治疗水泻以茯苓、白术为君,芍药、甘草佐之。治疗下焦有湿,龙胆草、汉防己为君,黄柏、甘草为佐。

张氏还在辨证的基础上,根据季节变化添加药物,如春天加防风、升麻;夏天加黄芩、知母、白芍药;秋天加泽泻、茯苓;冬天加肉桂、桂枝。

3. **依病性用药** 张氏受《中藏经》"五脏六腑虚实寒热生死逆顺"的影响,以脏腑辨证为指导,确立脏腑标本寒热虚实用药规范,如肝脏病的用药式是:

(1)有余泻之:肝实为有余,用泻法,又分为五种。泻子用甘草;行气用香附、川芎、瞿麦、牵牛、青橘皮;行血用红花、鳖甲、桃仁、莪术、三棱、穿山甲、大黄、水蛭、虻虫、苏木、牡丹皮;镇惊用雄黄、金箔、铁落、珍珠、代赭石、龙骨、石决明等;搜风用羌活、荆芥、薄荷、蔓荆子、白花蛇、独活、皂荚、乌头、防风、白附子、僵蚕、蝉蜕。

(2)不足补之:肝虚为不足,用补法,分为三法。补母用枸杞子、杜仲、狗脊、熟地黄、苦参、萆薢、阿胶、菟丝子;补血用当归、牛膝、续断、白芍、血竭、没药、川芎;补气用天麻、柏子仁、苍术、菊花、细辛、密蒙花、决明、谷精草、生姜。

(3)本热寒之:泻木用芍药、乌梅、泽泻;泻火用黄连、龙胆草、黄芩、苦茶、猪胆;攻里用大黄。

(4)标热发之:和解用柴胡、半夏;解肌用桂枝、麻黄。

4. **创制新方** 由于时代和社会的变迁,疾病谱改变,发病规律也发生了变化,其治疗必然发生变化,故张氏提出"古方新病不相能也"。面对新的临床需要,在遵循制方原则的同时,结合临床实际,灵活变通,创制不少新方,如九味羌活汤等,迄今仍广泛用于临床。

九味羌活汤是专为风寒在经或风湿疼痛而设,用以代替麻、桂之方;因麻、桂辛温太过,不宜四季使用。方中羌活入足太阳,为拨乱反正之主药;苍术入足太阴,辟恶而去湿;白芷入足阳明,治头痛在额;川芎入足厥阴,治头痛在脑;细辛入足少阴,治本经头痛;黄芩入手太阴,以泄气中之热;生地入手太阴,以泄血中之热;防风为风药卒徒,随所引而无不至,治一身尽痛为使;甘草甘平,用以协和诸药。其配伍特点一是升散药和清热药结合运用;二是体现了"分经论治"的思想。正如《顾松园医镜》所说:"以升散诸药而臣以寒凉,则升者不峻;以寒凉之药而君以升散,则寒者不滞。"应用本方应"视其经络前后左右之不同,从其多少大小轻重之不一,增损用之。"明代江瓘更是赞扬说:"余每治伤风外感而无内伤者,但用九味羌活汤、参苏饮,无不立愈。"(《名医类案·伤风》)

【医案举例】

虞恒德治一人因劝斗殴,眉棱骨被打破,得打伤风。头面发大肿,发热。虞适见之,以九味羌活汤取汗。外用杏仁捣烂,入白面少许,新汲水调敷疮上,肿消热退而愈。后累试累验。(《名医类案·撷扑损伤》)

【参考文献】

1. 李成文.金元五大家说[J].北京中医药大学学报,2003,26(4):21.

2. 张焱.谈张元素对药物的研究贡献[J].长春中医学院学报,2003,19(1):8.

3. 程昭寰,王永炎.张元素气味配伍理论述要[J].浙江中医杂志,2003,38(10):415.

4. 郑洪新.张元素医学全书[M].北京:中国中医药出版社,2006.

5. 杨雪梅,李德杏,王玉兴.金元时期脏腑辨证学说发展特点研究[J].天津中医药大学学报,2006,25(2):62.

6. 李成文.葛根入肺经膀胱经探讨[J].北京中医药大学学报,2008,31(5):228.

7. 谷建军,庄竹乾.中医脏腑辨证的形成与发展源流[J].世界中西医结合杂志,2011,6(5):372—373.

6

张从正

张从正远承《内经》及仲景学说,近宗刘完素之学,提出"病由邪生,攻邪已病"观点,阐发攻邪学说,善用汗、吐、下三法治疗疾病。总结以情胜情法调治情志疾病。

学习要求:
掌握汗吐下攻邪三法的概念和适用范围;熟悉精神疗法的应用;了解生平、著作及学术成就对后世的影响。

一、 概说

张从正(约 1156~1228 年),字子和,号戴人,金代睢州考城人。因居宛丘(今河南省淮阳县)较久,故自称宛丘;因春秋战国时睢州属于戴国,因此又自号戴人。

张氏长期在豫东南行医,中年从军江淮,担任军医,临证主张以祛邪为主,多采用汗、吐、下三法;并发展情志疾病治疗方法。针对医界滥用辛燥温补之弊,提出"病由邪生,攻邪已病"的学术观点。因其学术成就,花甲之年被金政府请到太医院担任太医,不久便辞职返乡。张颐斋序《儒门事亲》曰:宛丘张从正,"兴定中召补太医,居无何求而去,盖非好也。于是退而从麻征君知几、常公仲明辈日游瀹上,相与讲明奥义,辨析至理,一法一论,其大义皆子和发之,至于博之以文则征君所不辞焉。议者咸谓:非宛丘之术,不足以称征君之文,非征君之文,不足以弘宛丘之术,所以世称二绝。"《金史·本传》对他评价甚高,"精于医,贯穿《素》《难》之学,其法宗刘守真,用药多寒凉,然起疾救死多取效"。

张氏治学主张以《内经》《难经》《伤寒论》为宗,兼采百家之长。

张从正的著作是《儒门事亲》,并经麻知几、常仲明两人润色、撰辑而成。

二、 学术特色与临证经验

(一) 攻邪理论

1. **三邪致病说** 张氏认为疾病是由于邪气侵犯人体所导致的,因为"夫病之一物,非人身素有之也。或自外而入,或由内而生,皆邪气也"。邪气包括天地人三邪,天邪是天之六气,风、寒、暑、湿、燥、火;地邪是指地之六气,雾、露、雨、雹、冰、泥;人邪是指酸、苦、甘、辛、咸、淡六味。分别侵犯人体上、中、下三部,"故天邪发病,多在乎上;地邪发病,多在乎下;人邪发病,多在乎中"。

张氏还十分重视七情所伤和治疗失当所造成的药邪,并指出"先去其药邪,然后及病邪……"

2. **汗吐下攻邪三法**　张氏早期行医于民间,中年曾为军医,长期的临床实践,积累了丰富的经验。在其攻邪已病思想指导下,对《内经》《伤寒论》等前贤的有关汗、吐、下法理论与方法进行了深入系统的研究,扩大了三法的应用范围与适应证,发展了中医攻邪学说。正如张氏之言:"今予论汗、吐、下三法,先论攻其邪,邪去而元气自复也。况予所论之法,识练日久,至精至熟,有得无失,所以敢为来者言也。""且予之三法,能兼众法,用药之时,有按有蹻,有揃有导,有减有增,有续有止。"(《儒门事亲·论汗吐下三法赅治病诠》)"世人欲论治大病,舍汗、吐、下三法,其余何足言哉?"(《儒门事亲·五积六聚治同郁断》)张氏应用汗、吐、下三法或三法兼用,或三法先后使用,攻逐邪气,就是为了改善气血壅滞的病理状态,促进血气流通,达到恢复健康的目的,充分体现了张氏的气血"贵流不贵滞"观点。

(1)汗法:即具有疏散外邪作用的治疗方法。包括服用辛散解表药、灸、蒸、渫、洗、熨、烙、针刺、砭石、导引、按摩等多种方法。其理论依据是《素问·阴阳应象大论》"其有邪者,渍形以为汗。其在皮者,汗而发之"。

1)适应范围:邪气侵犯肌表,尚未深入,结搏于皮肤之间,藏于经络之外的疼痛走注,麻痹不仁,四肢肿痒拘挛;以及目暴赤肿痛、羞明隐涩、头风疼痛、少年发早白落或白屑,腰脊牵强、阴囊燥痒、喉痹急症、飧泄等病证。

2)治疗方药:感受风寒邪在表者,可用麻黄汤或桂枝汤热药发表;表里俱病用大小柴胡汤、柴胡饮子;风热侵袭宜通圣散、双解汤、当归饮子等辛凉解表。张氏认为荆芥、白芷、陈皮等四十味药均有解表功效,并按性味分为辛温、辛热、辛甘、辛凉四大类,以便临床选用。对于目暴赤肿痛、头痛、年少发白早落、阴囊燥痒、喉痹急症等,则采用针刺放血疗法。

另外,张氏还主张汗法可与吐法、下法先后连用或合用,也可根据病情需要酌情于吐下之后继续用汗法。

3)注意事项:使用汗法时,应注意观察汗出程度,"凡发汗欲周身漐漐然,不欲如水淋漓,欲令手足俱周遍,汗出一二时为佳"。发汗之剂应"中病则止,不必尽剂"。还需要因时因地,因人因脉,辨证施治。如"南陲之地多热,宜辛凉之剂解之;朔方之地多寒,宜辛温之剂解之。午未之月多暑,宜辛凉解之;子丑之月多冻,宜辛温解之。少壮气实之人,宜辛凉解之;老者气衰之人,宜辛温解之。病人因冒寒食冷而得者,宜辛温解之;因役劳冒暑而得者,宜辛凉解之。病人禀性怒急者,可辛凉解之;病人禀性和缓者,可辛温解之。病人两手脉浮大者,可辛凉解之;两手脉迟缓者,可辛温解之"。

【医案举例】

丹霞僧病头痛,常居暗室,不敢见明。其头热痛,以布环其头上,置冰于其中,日易数次,热不能已。诸医莫识其证,求见戴人。戴人曰:此三阳蓄热故也。乃置炭火于暖室中,出汗涌吐,二法并行,七日方愈。僧顾从者曰:此神仙手也。(《儒门事亲·头热痛》)

常仲明,常于炎暑时风快处,披露肌肤以求爽,为风所贼,三日鼻窒,虽坐于暖处少通,终不大解。戴人使服通圣散,入生姜、葱根、豆豉,同煎三两服。大出汗,鼻立通矣。(《儒门事亲·因风鼻塞》)

(2)吐法:具有催吐等上行作用的治疗方法,促使停留于咽喉、胸膈、胃脘等部位的痰涎、宿食、毒物等的排出。包括服用催吐药、引涎、漉涎、嚏气、追泪等多种方法。即"凡上行者,皆吐法也"。其理论依据是《素问·阴阳应象大论》"其高者因而越之"。

1) 适应范围:风痰、宿食、酒积等在胸膈以上的大满大实之症;伤寒和杂病中的某些头痛;痰饮病胁肋刺痛;痰厥失语,牙关紧闭,神志不清;眩晕恶心诸症。

2) 治疗方药:张氏认为病邪"凡在上者,皆宜吐之"。故用瓜蒂散治伤寒头痛,用葱根白豆豉汤治杂病头痛,瓜蒂配茶末治痰食积滞,用三圣散治疗发狂,而膈实中满、痰厥失音、牙关紧闭则用稀涎散。并从临床中总结出栀子、黄连、苦参、大黄、黄芩、郁金、常山、藜芦、地黄汁、木香、远志等三十六味药均有催吐功效,还指出常山、胆矾、瓜蒂有小毒,藜芦、芫花、轻粉、乌附尖有大毒。

3) 注意事项:先予小剂量,不效则逐渐加量,并用钗股、鸡羽探引,不吐可饮以齑汁,边探边饮。身体壮实者,可一吐而安;体弱者可小量多次轻吐;吐不尽者,可隔数日再吐。中病即止,不必尽剂,过则伤人。

若吐后口渴,可进食凉水、瓜果等凉物,不必服药;若吐至头昏目眩,饮冰水或凉水可止;若吐不止,因于藜芦者可用葱白解之;因于石药者可用甘草贯众汤解之;因于瓜蒂或其他草木药者用麝香煎汤解之。

吐后应避免饱食,禁房室劳伤与七情刺激等。性情刚暴,好怒喜淫,病势重危,老弱气衰,自吐不止,亡阳血虚,出血等病证,则禁用吐法。

【医案举例】

张叟年七十一,暑月田中,因饥困伤暑,食饮不进,时时呕吐,口中常流痰水,腹胁作痛。医者概用平胃散、理中丸、导气丸,不效;又加针灸,皆云胃冷,乃问戴人。戴人曰:痰属胃,胃热不收,故流痰水。以公年高,不敢上涌,乃使箸探之,不药而吐之痰涎一升;次用黄连清心散、导饮丸、玉露散以调之。饮食加进,惟大便秘,以生姜、大枣煎调胃承气汤一两夺之,遂愈。(《儒门事亲·中暑》)

徐文江夫人病蛊胀,张涟水治之,百药不效。张曰:计穷矣。记昔年西山有老妪患此,意其必死。后过复见之,云:遇一方上人得愈。徐如言访妪,果在也。问其方,以陈葫芦一枚,去顶入酒,以竹箸松其子,仍用顶封固,重汤煮数沸,去子饮酒尽,一吐几绝,吐后腹渐宽,调理渐愈。(《先醒斋医学广笔记·饮》)

(3) 下法:具有下行作用的治疗方法。包括催生、下乳、磨积、逐水、破经、泄气等多种方法。即"凡下行者,皆下法也"。其理论依据是《素问·阴阳应象大论》"因其重而减之","其下者,引而竭之,中满者,泻之于内"。下法可以促进气血流通,畅调营卫,推陈致新,使邪气不易留恋,正气得到恢复。

1) 适应范围:邪滞宿食蕴结在胃肠,杂病腹满拒按,黄疸,食劳及"寒湿痼冷,热客于下焦"所致月经不调、小便不利、腰胯沉痛、落马坠井、杖疮等临床各科多种疾病。

2) 论治方药:张氏用下法,根据热壅、寒结、水聚、痰滞、血瘀不同病机分别投以寒下、凉下、温下、热下、峻下、缓下之剂,其中尤以寒凉之剂为多。并根据病人体质、症状轻重,适当用药,以丸、散为多;"急则用汤,缓则用丸,或以汤送丸,量之微甚,中病即止,不必尽剂,过而生愆"。寒下选承气汤类(包含大承气汤加姜、枣的调中汤)、陷胸汤、大柴胡汤,凉下选八正散、洗心散、黄连解毒散,温下选无忧散、十枣汤,热下选煮黄丸、缠金丸,峻下选舟车丸、浚川散等。

另外,张氏使用下法,常与吐法前后连用。如治一黄疸病人"面黄如金,遍身浮肿乏力",先以茶调散涌出涎水一盂,后以舟车丸、通经散泻下四五次,六七日后,又以舟车丸等再泻下四五次,待面色变红,复以茶调散吐出痰二升,病方治愈。

3) 应用方法:攻逐畅肠,临睡时服药;消积化癥,润肠通便,宜食后服用;活血通结,食前服用;行经通络,宜温淡酒调服;运脾化滞,以生姜汁送下;急症急攻,则不拘时日服。

4) 注意事项:洞泄寒中,伤寒脉浮,表里俱虚,四肢厥冷,小儿慢惊,十二经败症等均不宜用下法。

张氏还指出牵牛子、大戟、芫花、皂角、羊蹄根、苦瓠子等有小毒;巴豆、甘遂等有大毒,其中尤以巴豆毒性最甚,应谨慎使用。

【医案举例】

一妇人年四十余,病额角上耳上痛,俗呼为偏头痛。如此五七年,每痛大便燥结如弹丸,两目赤色,眩运昏涩,不能远视。世之所谓头风药、饼子风药、白龙丸、芎犀丸之类,连进数服。其痛虽稍愈,则大便稍秘,两目转昏涩。其头上针灸数千百矣。连年着灸,其两目且将失明,由病而无子。一日问戴人,戴人诊其两手脉,急数而有力,风热之甚也。余识此四五十年矣,遍察病目者,不问男子妇人,患偏正头痛,必大便涩滞结硬,此无他。头痛或额角,是三焦相火之经及阳明燥金胜也。燥金胜,乘肝则肝气郁,肝气郁则气血壅,气血壅则上下不通,故燥结于里,寻至失明。治以大承气汤,令河水煎三两,加芒硝一两,煎残顿令温,合作三五服,连服尽。荡涤肠中垢滞结燥,积热下泄如汤,二十余行。次服七宣丸、神功丸以润之,菠菱葵菜猪羊血为羹以滑之。后五七日、十日,但遇天道晴明,用大承气汤,夜尽一剂,是痛随利减也。三剂之外,目豁首轻,燥泽结释,得三子而终。(《儒门事亲·偏头痛》)

(二)情志相胜疗法

张氏在《素问·五运行大论》"怒伤肝,悲胜怒;喜伤心,恐胜喜;思伤脾,怒胜思;忧伤肺,喜胜忧;恐伤肾,思胜恐"理论启示下,认识到情志的异常变化,既可引起本脏的情志病变,又可导致相应脏器的情志病变,并根据五行相胜之理,采用以情胜情法进行治疗。"故悲可以治怒,以怆恻苦楚之言感之;喜可以治悲,以谑浪亵狎之言娱之;恐可以治喜,以迫遽死亡之言怖之;怒可以治思,以污辱欺罔之言触之;思可以治恐,以虑彼志此之言夺之。凡此五者,必诡诈谲怪,无所不至,然后可以动人耳目,易人视听"。(《儒门事亲·九气感疾更相为治衍二十六》)如治息城司侯因悲伤过度而致心痛,渐致心下结块,大如覆杯,且大痛不止,屡经用药不效,张氏诊断为"因忧结块",根据喜胜悲,喜则百脉舒和的原则,假借巫者的惯技,杂以狂言以谑,引得病人大笑不止,一二日而心下结散,达到不药而瘥之效。

另外,张从正还阐发《素问·至真要大论》"惊者平之"治法,并提出"惟习可以治惊,《经》曰惊者平之,平谓平常也,夫惊以其忽然而遇之也,使习见习闻则不惊矣"。

【医案举例】

卫德新之妻,旅中宿于楼上,夜值盗劫人烧舍,惊坠床下,自后每闻有响,则惊倒不知人。家人辈蹑足而行,莫敢冒触有声,岁余不瘥。诸医作心病治之,人参、珍珠及定志丸,皆无效。戴人见而断之曰:惊者为阳,从外入也;恐者为阴,从内出。惊者,为自不知故也,恐者,自知故也,足少阳胆经属肝木,胆者,敢也,惊怕则胆伤矣。乃命二侍女执其两手,按高椅之上,当面前,下置一小几。戴人曰:"娘子当视此。"一木猛击之,其妇大惊。戴人曰:

"我以木击几,何以惊乎?"伺少定击之,惊也缓,又斯须,连击三五次,又以杖击门,又暗遣人击背后之窗,徐徐惊定而笑,曰:"是何治法?"戴人曰:"《内经》云:'惊者平之。'平者常也,平常见之必无惊。"是夜使人击其门窗,自夕达曙。夫惊者,神上越也,从下击几,使之下视,所以收神也。一二日,虽闻雷亦不惊。(《儒门事亲·惊》)

一富家妇人,伤思虑过甚,二年不寐,无药可疗。其夫求戴人治之。戴人曰:两手脉俱缓,此脾受之也。脾主思故也。乃与其夫,以怒而激之。多取其财,饮酒数日,不处一法而去。其人大怒汗出,是夜困眠,如此者,八九日不瘥,自是而食进,脉得其平。(《儒门事亲·不寐》)

(三) 临证用药特点

1. **擅长外治发汗** 张氏临证应用汗法,尤其是应用九曲玲珑灶、水疗法、澡浴、熨室、导引按摩、砭刺出血等外治法发汗,并与内服方药同用,方法简便,易为患者接受,尤其是不愿服药之人与不能服药之病更是首选,因而对后世颇有启发。

【医案举例】

郾之营兵秋家小儿,病风水。诸医用银粉、粉霜之药,小溲反涩,饮食不进,头肿如腹,四肢皆满,状若水晶。家人以为勉强,求治于戴人。戴人曰:此证不与壮年同。壮年病水者,或因留饮及房室。此小儿才七岁,乃风水证也,宜出汗。乃置熨室,以屏帐遍遮之,不令见火。若内火见外火,必昏愦也。使大服胃风汤而浴之;浴讫,以布单重覆之,凡三五重,其汗如水,肿乃减五分;隔一二日,乃根据前法治之,汗出,肿减七分,乃二汗而全减。尚未能食,以槟榔丸调之,儿已喜笑如常日矣。(《儒门事亲·小儿风水》)

2. **应用大黄特色** 大黄具有泻热通腑,凉血解毒,逐瘀通经,止血之功,张氏临证喜用大黄,与大黄有关的方剂有74个(包括没有方名的5个),用于治疗多种疾病,既有单味,也有复方,可做君臣佐使,而且可以长期应用,不少病例辨证选药,持续服用数日,如王论夫服大黄四十余日病方瘥。

(1) 重视配伍:以大黄为君的方剂有泻心汤、大黄丸、承气汤、大陷胸汤、三黄丸等,以大黄为臣的方剂有备急丸、抵当汤、麻仁丸、八正散等,以大黄为佐使的方剂有琥珀丸、神佑丸、木香槟榔丸、人参白术散等;治牙痛的大黄末纸捻等。

(2) 灵活加减:根据不同的病证,大黄常与清热解毒药配伍(三黄丸、泻心汤、黄连散、凉膈散等),与风药配伍(防风通圣散、双解散、黄连清心汤、芎黄汤、柴胡饮子等),与泻下药配伍(承气汤、调中汤、大陷胸汤、脾约丸),与活血化瘀药配伍[三和汤、抵当汤(丸)、大黄芍药汤等],与利水消肿药配伍(八正散、泄水丸、导水丸、大黄牵牛丸等),与益气健脾药配伍(木香槟榔丸、进食丸、木香化癖散、人参白术散),配僵蚕、芒硝治喉痹等。

(3) 应用方法:张氏应用大黄常用丸、散等剂型,并重视服用方法,还配合其他疗法,有利于充分发挥疗效,如治疗腰脚湿的牛黄白术丸,每服三十丸,食前生姜汤下,要利,加至百丸。如治疗狂证先将其置熨室中涌而汗出3次,又以调胃承气汤半斤,用水五升,煎半沸,分作三服,大下二十行乃康,以通圣散调其后。

【医案举例】

柏亭王论夫,本因丧子忧抑,不思饮食。医者不察,以为胃冷,血燥之剂尽用之。病变呕逆而瘦,求治于戴人。一视涌泄而愈。愈后忘其禁忌,病复作,大小便俱秘,脐腹撮痛,呕吐不食一日,大小便不通十有三日,复问戴人。戴人曰:令先食葵羹、菠菱菜、猪羊血,以润燥开结;次与导饮丸二百余粒,大下结粪;又令恣意饮冰水数升,继搜风丸、桂苓白术散以调之;食后服导饮丸三十余粒。不数日,前后皆通,药止呕定食进。此人临别,又留润肠丸,以防复结;又留涤肠散,大闭则用之。凡服大黄、牵牛,四十余日方瘳。(《儒门事亲·呕逆不食》)

淮安大商杨秀伦,年七十四,外感停食。医者以年高素封,非补不纳。遂致闻饭气则呕,见人饭食辄叱曰:此等臭物,亏汝等如何吃下? 不食不寝者匝月,惟以参汤续命而已。慕名来聘,余诊之曰:此病可治,但我所立方必不服,不服则必死。若徇君等意以立方亦死,不如竟不立也。群问:当用何药? 余曰:非生大黄不可。众果大骇,有一人曰:姑俟先生定方再商。其意盖谓千里而至,不可不周全情面,俟药成而私弃之可也。余觉其意,煎成,亲至病人所,强服,旁人皆惶恐无措,止服其半,是夜即气平得寝,并不泻。明日全服一剂,下宿垢少许,身益和。第三日侵晨,余卧书室中未起,闻外哗传云:老太爷在堂中扫地。余披衣起询,告者曰:老太爷久卧思起,欲亲来谢先生。出堂中,因果壳盈积,乃自用帚掠开,以便步履。旋入余卧所,久谈。早膳至,病者观食,自向碗内撮数粒嚼之,且曰:何以不臭? 从此饮食渐进,精神如旧,群以为奇。余曰:伤食恶食,人所共知,去宿食则食自进,老少同法。今之医者,以老人停食不可消,止宜补中气,以待其自消,此等乱道,世反奉为金针,误人不知其几也。余之得有声淮扬者,以此。(《洄溪医案·外感停食》)

3. **反对滥用补法** 对于虚证与养生,张氏主张先用饮食调补,以五谷养之,五果助之,五畜益之,五菜充之。反对邪未去而言补,尤其是详细分析了滥用补法的危害。"夫养生当论食补,治病当论药攻,然听者皆逆耳,以予言为怪,盖议者尝知补之为利,而不知补之为害也。论补者盖有六法:平补、峻补、温补、寒补、筋力之补、房室之补。以人参、黄芪之类为平补;以附子、硫黄之类为峻补;以豆蔻、官桂之类为温补;以天门冬、五加皮之类为寒补;以巴戟、肉苁蓉之类为筋力之补;以石燕、海马、起石、丹砂之类为房室之补。此六者,近代之所谓补者也,若施之治病,非徒功效疏阔,至其害不可胜言者"。(《儒门事亲·推原补法利害非轻说》)并批评说:"惟庸工误人最深,如鲧湮洪水,不知五行之道。夫补者人所喜,攻者人所恶。医者与其逆病人之心而不见用,不若顺病人之心而获利也。"

张氏应用补法,并非以应用温补药物为首选,而是多以攻药居其先,寓补于通之中,并强调说"盖邪未去而不可言补,补之则适足资寇"。如"存阴"于"急下",就是寓补于泻的方法。"取其气之偏胜者,其不胜者自平矣。医之道,损有余乃所以补其不足也。余尝曰吐中自有汗,下中自有补,岂不信然? 余用补法,必观病人之可补者,然后补之"。如赵显之,病虚羸,泄泻褐色,每闻大黄气味即泄。张氏诊两手脉沉而软,乃洞泄寒中证也,灸水分穴一百余壮,次服桂苓甘露散、胃风汤、白术丸等药,不数月而愈。(《儒门事亲·推原补法利害非轻说》)

【医案举例】

息城酒监赵进道,病腰痛,岁余不愈。诊其两手脉,沉实有力,以通经散下五七行;次以杜仲去粗皮,细切,炒断丝,为细末,每服三钱,猪腰子一枚,薄批五七片,先以椒盐淹,去腥水,掺药在内,裹以荷叶,外以湿纸数重封,以文武火烧熟,临卧细嚼,以温酒送下;每旦以无比山药丸一服,数日而愈。(《儒门事亲·推原补法利害非轻说》)

汝南节度副使完颜君宝,病脏毒,下衃血,发渴,寒热往来,延及六载,日渐瘦弱无力,面黄如染。余诊其两手脉沉而身凉，《内经》之旨，寒以为荣气在，故生可治。先以七宣丸下五七行，次以黄连解毒汤加当归、赤芍药，与地榆散同煎服之，一月而愈。（《儒门事亲·推原补法利害非轻说》）

【参考文献】

1. 天津科学技术出版社.金元四大家医学全书[M].天津：天津科学技术出版社，1994.
2. 叶川，建一.金元四大医学家医学名著集成[M].北京：中国中医药出版社，1995.
3. 丁光迪.金元医学评析[M].北京：人民卫生出版社，1996.
4. 任何.张从正运用大黄的医学源流和经验[J].安徽中医临床杂志，1998，10(3)：184.
5. 李成文，杨红亚.张从正非药物疗法探讨[J].中国医药学报，2004，19(11)：649—651.
6. 徐江雁.张子和医学全书[M].北京：中国中医药出版社，2006.
7. 钱超尘，温长路.张子和研究集成[M].北京：中医古籍出版社，2006.

7

李 杲

李杲系统总结阐发脾胃生理功能,脾胃内伤病的病因病机,临床特征及其与外感病的鉴别,提出"内伤脾胃,百病由生"观点,发明补中升阳、甘温除热治疗原则,创制补中益气汤、升阳益胃汤、升阳散火汤、当归补血汤、当归六黄汤等著名方剂,成为"补土派"的创始人。

学习要求:

掌握脾胃生理功能、脾胃内伤病病因病机、甘温除热与补中益气汤;熟悉脾胃学说历史沿革,临证经验与用药特色;了解生平、代表著作与学术成就对后世的影响。

一、概说

李杲(1180～1251年),字明之,晚年自号东垣老人,金代真定(今河北正定县)人。

李杲家境富有,幼业儒术,因母病被庸医所误而死,乃发愤学医,付资千金拜易州(今河北易水县)名医张元素为师,不数年,尽得其传。但"君初不以医为名,人亦不知君之深于医也"。泰和二年(1202年)李杲"进纳得官,监济源税……君辟兵汴梁,遂以医游公卿间,其明效大验,具载别书。壬辰北渡,寓东平;至甲辰还乡里"。(《东垣试效方·东垣老人传》)李杲受《黄帝内经》与张元素学术思想的影响,结合当时战争频繁,饥困劳役,惊恐忧伤,容易损伤脾胃,加之滥用苦寒重损胃气的现状,深入系统探讨脾胃内伤病的病因病机、治疗方药,提出"内伤脾胃,百病由生"学术见解,创立脾胃学说,并成为补土学派的鼻祖,对后世产生了重大影响,故有"外感宗仲景,内伤法东垣"之说。李杲不仅擅长治疗脾胃内伤疾病,而且还善于治疗其他各科疾病。《元史·李杲传》评价说:"李杲……人不敢以医名之。士大夫或病其资性高謇,少所降屈,非危急之疾,不敢谒也。其学于伤寒、痈疽、眼目病为尤长。"

李杲传学于罗天益,罗氏阐发脾胃内伤学说,重视甘补辛升;以补中益气汤为基础,加入川芎、蔓荆子、细辛、白芍药创制的顺气和中汤,成为治疗气虚头痛的著名方剂。罗氏还将李杲平生临证经验记录整理编成《兰室秘藏》而流传后世。同师于张元素的王好古因师亡复拜李杲为师,著《阴证略例》,重视脏腑内伤、阳气虚损,阐发阴证病因病机和辨证治疗。

李杲的代表著作是《脾胃论》《内外伤辨惑论》《兰室秘藏》;另有《东垣试效方》《医学发明》《活法机要》《药类法象》《用药心法》《脉诀指掌》等。

二、 学术特色与临证经验

(一) 脾胃学说

脾胃学说导源于《内经》,其关于脾胃主水谷精微运化,主肌肉,为血气化生之源等论述,奠定了脾胃学说理论基础。《伤寒杂病论》"实则阳明,虚则太阴","保胃气,存津液","四季脾旺不受邪"等奠定了脾胃学说临床证治基础。钱乙提出小儿脾胃柔弱忌用攻下,用益黄散、七味白术散、异功散等顾护脾胃思想,对李杲不无启示。张元素阐发脏腑辨证,详论中药归经,使辨治脾胃病有了重要依据。李杲继承前贤理论,着重探讨脾胃生理功能,脾胃内伤病的病因病机,辨病思路,总结用药经验,脾胃学说自成体系。王好古师承张、李之说,从脏腑内伤、阳气虚损研究阴证。罗天益详论脾胃并将饮食所伤分作食伤和饮伤,劳倦所伤分为虚中有寒和虚中有热。明代薛已进一步阐发内伤寒中证,提出"人之胃气受伤,虚证蜂起"。万全提出"脾胃虚弱,百病蜂起"。王纶阐发脾阴之说,缪希雍善用资生丸等养脾阴,杨仁斋提出"胃气弱则百病生,脾阴足而万邪息"。叶桂根据温病易伤胃阴的特点,并结合临床实践,提出滋养胃阴大法。唐宗海从脾阴虚论治唾血。李杲的脾胃学说得以丰富和完善。

1. 脾胃生理功能

(1) 脾胃是元气之本:李杲认为元气源于先天精气,依靠后天胃气的滋养;而谷气、荣气、清气、卫气、生发诸阳上升之气又出自元气,虽然各自发挥不同的生理功能,但"皆饮食入胃,谷气上行,胃气之异名"。《脾胃论·脾胃虚则九窍不通论》更是明确指出:"分而言之则异,其实一也。""元气之充足,皆由脾胃之气无所伤,而后能滋养元气。"反之,"则脾胃之气既伤,而元气亦不能充,而诸病之所由生也。"(《脾胃论·脾胃虚实传变论》)这就是后世所概括的"内伤脾胃,百病由生"说。由此可以得出结论,脾胃是元气之本,元气是健康之本,脾胃伤则元气衰,元气衰则百病由生,说明脾胃与元气有着极其密切的关系,这是李杲脾胃学说中的基本论点。

(2) 脾胃为升降枢纽:升降浮沉是自然界一切事物不断运动变化的主要形式。一年四季,以春为首,春夏地气升浮而生长,万物由萌芽而繁茂;时至秋冬,则天气沉降而杀藏,万物凋落而收藏;惟长夏土气居于中央,"升已而降,降已而升,如环无端",为四时变化升降的枢纽。李杲认为人与自然相应,脾胃属于土,为人身升降之枢纽。故在《脾胃论·天地阴阳生杀之理在升降浮沉之间论》阐发说:"盖胃为水谷之海,饮食入胃,而精气先输脾归肺,上行春夏之令,以滋养周身,乃清气为天者也;升已而下输膀胱,行秋冬之令,为传化糟粕,转味而出,乃浊阴为地者也"。"地气者,人之脾胃也。脾主五脏之气;肾主五脏之精,皆上奉于天。"再加上顺应四时之气,起居有时,饮食有节,则能保持脾胃正常的升清降浊功能,元气充沛,身体健康。否则,脾胃受损,影响升降,便会出现两种变化:"或下泄而久不能升,是有秋冬而无春夏,乃生长之用,陷于殒杀之气,而百病皆起;或久升而不降,亦病焉。"

但李杲更重视升发,认为只有脾气升发,水谷之气上升,元气才能充沛,生机才能活跃,阴火方可潜降。反之,谷气不升,脾气下陷,元气就会亏乏,生机受损,脏腑经络都会受病,阴火亦即随之上冲为害。因而,其在临证喜用升麻、柴胡等,以助脾土升发之性。

2. 脾胃内伤病因

(1) 饮食不节:饥饱无常,饮食失节,极易伤胃损脾,故《脾胃论·脾胃胜衰论》论述说:"夫饮食不节则胃病,胃病则气短、精神少而生大热,有时而显火上行,独燎其面……胃既病,则脾无所禀受……故亦从而病焉。"

（2）劳役过度：宋金元时期，战争频繁，或从军打仗，或疲于奔命，繁重而无休止的劳役，易损伤脾胃。"形体劳役则脾病，病脾则怠惰嗜卧，四肢不收，大便泄泻。脾既病，则其胃不能独行津液，故亦从而病焉"。（《脾胃论·脾胃胜衰论》）

（3）情志内伤：战争导致颠沛流离，精神恐惧紧张，忧伤喜怒，影响脾胃，损耗元气，也是导致脾胃内伤病的原因。

李氏特别强调，脾胃内伤病的形成常常是三种因素综合作用的结果，而精神因素在发病中具先导作用。即"皆先由喜怒悲忧恐，为五贼所伤，而后胃气不行，劳役饮食不节继之，则元气乃伤"。

另外，外感时邪，滥用苦寒，亦能伤及脾胃。《脾胃论·脾胃损在调饮食适寒温》说："胃肠为市，无物不受，无物不入，若风、寒、暑、湿、燥一气偏胜，亦能伤脾损胃。"

3. 脾胃内伤病机

（1）气火失调：李杲认为元气与阴火互相制约的关系失调是导致脾胃内伤的主要病机。元气充沛，阴火戢敛，从而发挥其正常的生理作用，即"少火生气"；元气不足，阴火反而亢盛鸱张，耗伤元气，这时阴火则成为"元气之贼"，可引起多种病变。脾胃内伤的早中期容易出现"气高而喘，身热而烦，脉洪大而头痛，或渴不止"的内伤热中证。"以五脏论之，心火亢盛，乘其脾土，曰热中"。（《脾胃论·胃虚脏腑经络皆无所受气而俱病论》）但随着元气的日益衰惫，或治疗失当，热中证可逐渐发展转化为寒中证。

李杲所论的"阴火"，其概念十分宽泛，包括亢盛的心火、下焦包络之火、相火、肾间阴火、七情之火、脾胃津亏燥热等多种。如《脾胃论·饮食劳倦所伤始为热中论》云："脾胃气衰，元气不足而心火独盛，心火者，阴火也，起于下焦，其系系于心。心不主令，相火代之。相火，下焦包络之火，元气之贼也。火与元气不两立，一胜则一负。脾胃气虚，则下流于肾，阴火得以乘其土位。""或因劳役动作，肾间阴火沸腾。"实际上李氏所谓阴火之阴，意为火由内伤而来，内属于阴，外属于阳，故称之为阴火。阴火是内伤因素（饮食不节、劳役过度、情志刺激等）导致的以脾胃气虚为基础产生的一系列火热病症的概称。因此，李氏创立补中益气汤"甘温除大热"；升阳散火汤则用于饮冷湿困，火郁脾土之表热如火燎之证；朱砂安神丸用于阴血不足之心火偏亢；当归补血汤用于血虚气弱之发热。这是甘温除大热的主要机制所在。

（2）升降失常：脾胃居中焦，是精气升降运动的枢纽，升则上输于心肺，降则下归于肝肾。脾胃健运，脾升胃降，清升浊降，气机调和，五脏六腑功能正常。若脾胃气虚，升降失司，则不能运化水谷，湿浊下流，阴火沸腾而炽盛，影响五脏六腑及四肢九窍，发生种种病证。"脾胃气虚则下流于肾，阴火得以乘其土位"。李杲在论述内障眼病时指出："元气不行，胃气下流，胸中三焦之火及心火乘于肺，上入脑灼髓，火主散溢，瞳子开大。"（《兰室秘藏·内障眼论》）《脾胃论·脾胃虚则九窍不通论》曰："脾胃既为阴火所乘，谷气闭塞而下流，即清气不升，九窍为之不利，"并可波及肺肾，因此，专立"肺之脾胃虚论"和"肾之脾胃虚论"加以阐发。

4. 脾胃内伤病临床特征　由于阴火概念宽泛，因而产生阴火的病机复杂，加之脏腑之间生克制化的影响，故临床表现错综复杂，或为全身性症状，或为局部症状，或为形似外感热病表现，但均可概括为脾胃气虚和火热亢盛两大症候群，并与外感病有着明显的不同。因而李杲撰写《内外伤辨惑论》从辨阴证阳证、辨脉、辨寒热、辨手心手背、辨口鼻、辨气少气盛、辨头痛、辨筋骨四肢、辨渴与不渴、辨劳役受病表虚不作表实治之等方面与之进行鉴别。

（1）脾胃气虚证候：主要有肢体沉重，四肢不收，怠惰嗜卧，气短声低，头痛目眩，精神少，纳差乏味等。

（2）火热亢盛证候：主要有身热，烦躁，恶热，手心热，气高而喘，口渴，肌热不欲更衣，脉洪大，皮肤不任风寒，蒸蒸燥热，得凉则止等。

（二）临证经验与用药特色

李杲依据升降浮沉之理，针对脾胃内伤之脾胃气虚、清阳下陷、阴火上冲三个环节，在《内经》"脾欲缓，急食甘以缓之，用苦泻之，甘补之"，"土郁发之"理论指导下，提出补益脾胃，升发元气，潜降阴火等治疗方法。创制 59 首方剂，包括升阳补气，升阳散火，升阳除湿，升阳益胃等汤，共用中药 103 种，其中应用频率最高的是人参、陈皮、升麻、当归、白术、黄芪、柴胡、甘草以及苍术、黄柏、羌活、茯苓、半夏、泽泻等，反映了益气升阳兼泻阴火的思想。他以参、芪、术、草等甘温药以补中健脾，用升、柴、葛等风药升阳举陷，佐甘寒以泻阴火，以解决火与元气不两立的矛盾。

1. **甘温除热**　对于身热而烦，气高而喘，口渴，头痛，脉洪大的内伤热中证，李杲在《脾胃论·饮食劳倦所伤始为热中论》提出："惟当以辛甘温之剂，补其中而升其阳，甘寒以泻其火则愈矣。《经》曰：劳者温之，损者温之。又云：温能除大热，大忌苦寒之药损其脾胃。"创制补中益气汤，补中益气，升阳举陷，甘温除热；由于内伤热中证是气虚为本，阴火上冲所致的热象为标，还须少加黄柏苦寒坚阴，或加生地黄补水降火，烦扰不止再加黄连泻心火以治标。对于长夏四肢困倦，精神短少，懒于动作，胸满气促，肢节沉疼，或气高而喘，身热而烦，心下膨痞，小便黄而数，大便溏而频，或痢出黄如糜，或如泔色，或渴，不思饮食，自汗体重，或汗少，脉洪缓的湿热困脾，用清暑益气汤（人参、黄芪、苍术、白术、麦门冬、五味子、黄柏、青皮、当归、神曲、升麻、葛根、泽泻、陈皮、甘草）益气清热，化湿生津。

李杲在《脾胃论·饮食劳倦所伤始为热中论》《内外伤辨惑论·四时用药加减法》中详细介绍了补中益气汤随症加减变化规律。如精神短少加人参、五味子；头痛加蔓荆子，痛甚加川芎，顶痛脑痛加藁本、细辛；头痛有痰，沉重懒倦者加半夏、生姜；头上有热别以清空膏（川芎、柴胡、黄连、防风、羌活、炙甘草、黄芩）；嗌痛颔肿，脉洪大，面赤者加黄芩、甘草、桔梗；口干咽干加葛根；春月咳嗽加佛耳草、款冬花，夏月咳嗽加五味子、麦门冬，秋月与冬月咳嗽加麻黄；久病痰嗽去人参以防痰嗽增益耳；胸中胃上有寒食不下，或胸中气壅滞加青皮、木香、陈皮，冬月加干姜、砂仁；春初犹寒少加益智仁、草豆蔻，夏月少加栀子、黄芩、黄连，秋月加麦门冬、草豆蔻、白豆蔻、砂仁；心下痞，夯闷者加芍药、黄连；痞腹胀加枳实、木香、砂仁、厚朴，天寒少加干姜或肉桂；心下痞，觉中寒加附子、黄连；不能食而心下痞加生姜、陈皮，能食而心下痞加黄连、枳实；脉缓有痰而痞加半夏、黄连，脉弦，四肢满，便难而心下痞加黄连、柴胡、甘草；腹中痛加白芍药、甘草，如恶寒觉冷痛加肉桂；脐下痛加熟地黄，如痛不已乃大寒，更加肉桂；恶热喜寒而腹痛加白芍药、黄芩，天凉时恶热而痛加白芍药、甘草、黄芩、肉桂；天寒时腹痛加益智仁或半夏、生姜，白芍药；夏月腹中痛，不恶寒，不恶热者加黄芩、甘草、芍药；胁下痛或胁下缩急，加柴胡、甘草。

【医案举例】

王亦林患劳倦，发热，神昏倦怠，已半月，皆作外感治，不愈。诊得两脉浮虚，右脉倍甚，此饮食失节，劳役过度，脾虚则胃气亦虚，气不上行于阳，反下陷于阴而发热也。夫内伤脾胃之症，与外感风寒者不同，东垣言之详矣。外感风寒，乃伤其形，为有余之症；内伤脾胃，乃伤其气，为不足之症。有余当泻，汗之、吐之、下之、克之是也；不足当补，温之、和之、调之、补之是也。《经》云:劳者温之,损者温之。又上气不足者,推之扬之。脾不足者,以甘补之。当以辛甘温之剂,补其中而升其阳,则愈矣。乃用补中益气汤,服后得微汗,然非发汗也,乃阴阳气和而汗自出也。一剂热退,再剂神清,不数剂而康复倍常矣。(《续名医类案·内伤》)

2. 升阳散火　对于"胃虚过食冷物,抑遏阳气于脾土"的肌热,四肢发热,骨髓中热,热如火燎,扪之烙手,发困等,李杲根据《内经》虚则补之,火郁发之理论,用升阳散火汤(人参、甘草、防风、柴胡、升麻、葛根、羌活、独活、白芍)益气升阳,发散郁火。方中升麻、柴胡、葛根、羌活、独活、防风等风药升发阳气,疏散燥热,发越脾土之郁遏;人参、甘草甘温益气;白芍合人参补益脾肺,甘酸化阴敛阴,散中有收,以升散发越阴火。若五心烦热用火郁汤(升麻、柴胡、葛根、防风、甘草、白芍、葱白)发散郁火。

【医案举例】

虞恒德治一妇人,年四十余,夜间发热,早晨退,五心烦热,无休止时。虞诊六脉皆数,伏而且牢,浮取全不应,与东垣升阳散火汤四服,热减大半,胸中觉清快胜前,再与二贴,热悉退。后以四物加知母、黄柏,少佐以炒干姜,服二十余贴愈。(《名医类案·火热》)

江应宿治王晓,鼻塞,气不通利,浊涕稠黏,屡药不效,已经三年。宿诊视,两寸浮数,曰:郁火病也。患者曰:昔医皆作脑寒主治,子何悬绝若是耶?《经》曰:诸气𧹞郁,皆属于肺。河间云:肺热甚则出涕,故热结郁滞,壅而气不通也。投以升阳散火汤十数剂,病如失。(《古今医案按·鼻》)

3. 升阳除湿　用于中气不足,脾湿下陷,"阴盛乘阳"之脾胃虚弱,不思饮食,肠鸣腹痛,泄泻无度,四肢困弱,小便黄等症。李杲创制升阳除湿汤,方中重用苍术配甘草、大枣、生姜、陈皮、神曲燥湿健脾,补中益气;猪苓、泽泻、益智仁、半夏配羌活、苍术渗湿健脾;升麻、柴胡、防风、羌活升阳举陷。另外也用五苓散、葛花解酲汤等升阳除湿。

4. 清泻实火　对于风热毒邪客于心肺,上攻头目,憎寒体重,头面肿大,目不能开,上喘,咽喉不利,舌干口燥,并具有传染性的大头瘟,创制普济消毒饮(黄芩、黄连、连翘、板蓝根、马勃、玄参、柴胡、升麻、桔梗、牛蒡子、薄荷、僵蚕、陈皮、甘草)清热解毒,疏风散邪。对于阳明经热盛,或因服补胃热药而致牙痛不可忍,喜寒恶热,牵引头脑满热,头痛,创制清胃散(黄连、生地、丹皮、当归、升麻)清胃凉血。对于湿热下注,肠澼下血,用凉血地黄汤(黄柏、知母、青皮、槐角、熟地黄、当归)清热燥湿,养血活血。若肝胆火盛,下焦湿热用龙胆泻肝汤(柴胡、泽泻、车前子、木通、生地黄、当归、龙胆草,较《局方》少栀子、黄芩、甘草)泻肝胆实火,清下焦湿热。对于阴火炽盛,脾胃气虚者,用补脾胃泻阴火升阳汤(黄芩、黄连、石膏、柴胡、升麻、羌活、人参、苍术、黄芪、甘草)清泻阴火,兼以益气。还有治疗目病的黄芩黄连汤(黄芩、黄连、草龙胆、生地黄),治疗疮疡的黄连消毒饮(黄连、黄芩、黄柏、生地黄、知母、羌活、独活、防风、藁本、当归、桔梗、黄芪、人参、甘草、连翘、苏木、防己、泽泻、橘皮)等。

【医案举例】

泰和二年四月,民多疫病,初觉憎寒壮热体重,次传头面肿甚,目不能开,上喘,咽喉不利,舌干口燥,俗云大头伤寒,染之多不救。张县丞患此,医以承气汤加板蓝根下之,稍缓,翌日其病如故,下之又缓,终莫能愈,渐至危笃。请东垣视之,乃曰:身半以上,天之气也,邪热客于心肺之间,上攻头面而为肿,以承气泻胃,是诛伐无过,殊不知适其病所为故。遂用芩、连各五钱,苦寒泻心肺之火;玄参二钱,连翘、板蓝根、马勃、鼠粘子各一钱,苦辛平清火散肿消毒;僵蚕七分,清痰利膈;甘草二钱以缓之,桔梗三分以载之,则诸药浮而不沉;升麻七分,升气于右,柴胡五分,升气于左。清阳升于高巅,则浊邪不能复居其位。《经》曰:"邪之所凑,其气必虚。"用人参二钱以补虚,再佐陈皮二钱以利其壅滞之气,名普济消毒饮子。若大便秘者,加大黄。共为细末,半用汤调,时时服之;半用蜜丸噙化。且施其方,全活甚众。(《古今医案按·大头瘟》)

5. 用药特色 李杲十分重视药物升降浮沉的配合,讲究君臣佐使,用药能因时、因地、因人、因脏腑经络所伤之不同,随证加减,灵活权变。慎用寒凉渗淡、辛热发汗之药,注意饮食,适寒温,远欲省言,安养心神,以助脾胃功能的恢复。

(1)注重配伍:李杲制方重视君臣佐使,根据疾病的病因病机与临床表现,寒温并用、攻补兼施、散敛结合,灵活配伍,少则二味,多则可至二十多味,创制许多名方。如当归补血汤只有2味药,补中益气汤有8味,普济清毒饮有14味,生津甘露饮子有24味,其组方法度谨严,主次分明。如脾胃不足,以白术为君,人参、黄芪为臣,甘草、芍药、桑白皮为佐,黄连为使;心火亢盛,则以黄连为君,黄柏、生地为臣,芍药、石膏、知母、黄芩、甘草为佐;肝木妄行,则以柴胡为君,防风、芍药、肉桂为臣,羌活、独活、藁本、川芎、蔓荆子、白芷、猪苓、泽泻、黄柏、知母、石膏为使;肺金受邪,则以人参为君,黄芪、橘皮为臣,白术、白芍、桂枝、桑白皮、木香、槟榔、五味子为佐,泽泻为使。但临证也可根据临床实际,随时制宜,随证用药。

(2)轻药愈病:李杲临证用药主张用量宜小,以轻取胜。如补中益气汤总量最多不过二钱八分;升阳益胃汤和补脾胃泻阴火升阳汤,每服也仅三钱。

(3)喜用风药:李氏常用升麻、柴胡、葛根、独活、羌活、防风、藁本、蔓荆子、白芷等辛散疏风之品。如配伍补气药益气升举脾阳;配伍苦寒药清解疏散热邪,即"火郁发之"之意。

(4)用药宜忌:李杲在《脾胃论·脾胃将理法》中强调临证用药忌大咸及大辛味,蒜、韭、五辣、醋、肉桂、干姜之类,否则损伤元气。"如春时有疾,于所用药内加清凉风药;夏月有疾,加大寒之药;秋月有疾,加温气药;冬月有疾,加大热之药,是不绝生化之源也"。注意饮食(宜温食、减食、美食),适寒温,禁劳役,远欲,省言,安养心神;慎用寒凉渗淡,辛热发汗之药,以助脾胃功能的恢复。

另外,李杲对于"肺之脾胃虚"阳气不伸所致的怠惰嗜卧,四肢不收,体重节痛,口干舌干,饮食无味,不欲食,食不消,大便不调,小便频数;兼见肺病,洒淅恶寒,惨惨不乐,面色恶而不和者,用升阳益胃汤(黄芪、半夏、人参、炙甘草、独活、防风、白芍药、羌活、橘皮、茯苓、柴胡、泽泻、白术、黄连)升阳益气。对于"肾之脾胃虚"的中焦气弱,脾胃受寒,饮食不美,呕吐泄泻,脐腹冷痛,心腹疼痛,腹中雷鸣,大便无度,肢体沉困,自汗,手足厥逆等,可用沉香温胃丸(附子、巴戟天、干姜、茴香、肉桂、沉香、甘草、当归、吴茱萸、人参、白术、白芍药、白茯苓、高良姜、木香、丁香)温补脾肾。因肌困劳役所致的妇人饥热,躁热,目赤面红,烦渴引饮,昼夜不息,其脉洪大而虚,重按全无之阴血亏损者,李氏则在《兰室秘藏·杂病门》中创制当归补血汤,重用黄芪一两健脾益气为君,酒制当归二钱为臣兼以补血。用当归六黄汤(当归、生地、熟地、黄芩、黄连、黄柏、黄芪)滋阴泻火,固表止汗,治疗盗汗。

【医案举例】

某患头痛累月,苦不可忍,用清风散火之剂,诊其脉浮虚不鼓,语言懒怯,肢体恶寒,此劳倦伤其中,其恶寒乃气虚,不能上荣而外固也,况脉象浮虚,体倦语怯,尤为中气弱之验,

与补中益气汤,一剂和,二剂已。(《续名医类案·头痛》)

一人脚膝常麻,饮食多即泄泻,此脾虚湿热下流,陈三农用补中益气汤加防己、黄柏而愈。(《名医类案·泄泻》)

【参考文献】

1. 吴其飞,吴以岭.脾胃学[M].北京:科学技术文献出版社,1989.

2. 陆拯.脾胃明理论[M].北京:中医古籍出版社,1991.

3. 危北海.中医脾胃学说应用研究[M].北京:北京出版社,1994.

4. 天津科学技术出版社.金元四大家医学全书[M].天津:天津科学技术出版社,1994.

5. 叶川,建一.金元四大医学家医学名著集成[M].北京:中国中医药出版社,1995.

6. 丁光迪.金元医学评析[M].北京:人民卫生出版社,1996.

7. 张晓阳.论李杲的风药理论与临床应用[J].中国中医基础医学杂志,1999,(5):151.

8. 杨凤庭.脾胃总论.见:陆拯.近代中医珍本集·内科分册(第二版)[M].杭州:浙江科学技术出版社,2003.

9. 张星平,肖莹.李杲"阴火说"探微[J].上海中医药杂志,2003,37(1):46.

10. 董青,李成文.李杲寒凉思想初探[J].河南中医,2004,24(1):6.

11. 程昭寰,王永炎.略论东垣甘温除热法与气味配伍的应用[J].新中医,2004,36(1):7.

12. 张年顺.李东垣医学全书[M].北京:中国中医药出版社,2006.

13. 徐立军.浅析李东垣脾胃思想的形成及贡献[J].中医教育,2006,25(3):69.

14. 高新彦.补中益气汤现代研究与应用[M].北京:人民军医出版社,2007.

15. 贾润霞,李成文.李杲活血化瘀10法[J].江苏中医药,2008,40(3):77—78.

8

朱震亨

朱震亨学宗刘完素,兼采李杲与张从正之说,援引理学阐发医理,提出阳有余阴不足论和相火论;阐发阴虚火旺病因病机,提出滋阴降火治疗大法,创制大补阴丸;总结痰病、郁证等杂病论治特点和经验,对中医基础理论与临床医学的发展产生了重大影响。

学习要求:

掌握相火论、阳有余阴不足论及论治火证、痰证和郁证经验;熟悉其学术渊源,痰病历史沿革;了解生平、代表著作及学术成就对后世的影响。

一、概说

朱震亨(1281~1358年),字彦修,元代婺州义乌(今浙江义乌市)人。因世居丹溪,故学者尊之为丹溪翁。

朱氏幼习举子业,善文章词赋。早年因母亲病脾,涉猎《素问》等医书,粗通医术。36岁时,师从朱熹四传弟子许谦专修理学。4年后,在许谦的勉励下,放弃举子业而致力于医学,从学于刘完素的再传弟子罗知悌,自此医术日精。针对当时《局方》习以成俗、医者墨守成规时弊,他指出:"操古方以治今病,其势不能以尽合。苟将起度量,立规矩,称权衡,必也《素》《难》诸经乎!"(戴良《丹溪翁传》)推崇刘完素、李杲及张从正三家之学,援引理学阐发医理,倡导相火论和阳有余阴不足论,阐发阴虚火旺的病因病机和治法方药,探讨杂病论治特点和规律,对后世产生了重要影响,故明代王纶评价说"杂病用丹溪"。(《明医杂著·医论》)

朱震亨的弟子有赵道震、赵良仁、戴垚、戴思恭、王履、刘叔渊、虞诚斋等。其中戴思恭与王履成就最大。戴思恭悉心整理朱氏临床经验,充实完善痰证和郁证等杂病的论治心法;王履提出伤寒、温暑为治不同论以及真中、类中之说。私淑朱氏者甚众,如王纶对滋阴学说进行了重要总结与阐发,首次明确提出:"丹溪先生发明补阴之说。"(《明医杂著·补阴丸论》)虞抟则对阳有余阴不足论和杂病论治都有独到的见解和发挥。这就是后世所说的丹溪学派。

朱氏治学主张博采众长,融会诸家,注重学术创新;还重视中医教育,培养了大批人才,为中医学的发展做出了突出贡献。

朱震亨的代表著作是《格致余论》《局方发挥》;另有《本草衍义补遗》《金匮钩玄》《脉因证治》《丹溪心法》《丹溪手镜》《丹溪治法心要》等系朱震亨的门人或私淑者根据其医学理论和临

床经验整理而成。

二、 学术特色与临证经验

（一）阳常有余阴常不足论

阳有余阴不足的思想自古有之，如《素问·太阴阳明论》云："阳者，天气也，主外；阴者，地气也，主内。故阳道实，阴道虚。"但未受到后世医家的重视。宋元时期，理学家却对其高度关注，并有重要的发展，如程颢强调："天地阴阳之运，升降盈虚，未尝暂息，阳常盈，阴常亏。"（《濂洛关闽书·卷八》）朱震亨受此影响，明确提出"阳有余阴不足论"，旨在说明人体阴精难于充足，相火易于妄动，为治疗阴虚火旺提供理论依据。

1. 天地日月相应，阳有余阴不足 朱氏认为，天大运于地之外，日实运于月之外，均属阳；地小含于天之内，月缺禀日光始明，皆属阴。从天地、日月而言，自然是阳有余阴不足。人与自然相应，"人受天地之气以生，天之阳气为气，地之阴气为血，故气常有余，血常不足"，（《格致余论·阳有余阴不足论》）亦即阳有余阴不足。

2. 人之生长壮老，阴气难成易亏 生理情况下，男子十六岁精通，女子十四岁经行，虽然可以结婚生子，但古人非常重视阴气的旺盛，故而常在近三十、二十嫁娶。并引用《礼记》及《内经》有关论述，四十岁以后阴气日衰，五十岁以后需要养阴，以说明在人体生长壮老的生命过程中，阴气不但难成，而且容易虚亏。可见，阴气难成而易亏，阳有余阴不足是基本的生理状态。《格致余论·阳有余阴不足论》总结说："故人之生也，男子十六岁而精通，女子十四岁而经行，是有形之后，犹有待于乳哺、水谷以养，阴气始成，而可与阳气为配，以能成人，而为人之父母。古人必近三十、二十而后嫁娶，可见阴气之难于成，而古人之善于摄养也。《礼记》注曰：惟五十然后养阴者有以加。《内经》曰：年至四十，阴气自半而起居衰矣。又曰：男子六十四岁而精绝，女子四十九岁而经断。夫以阴气之成，止供得三十年之视听言动，已先亏矣。"

3. 人之情欲无涯，相火妄动伤阴 朱氏秉承理学的观点，认为人之情欲无涯，容易引起人体相火妄动，耗损人体阴精。他说："主闭藏者肾也，司疏泄者肝也，二脏皆有相火，而其系上属于心。心，君火也，为物所感则易动，心动则相火亦动，动则精自走，相火翕然而起，虽不交会，亦暗流而疏泄矣。"（《格致余论·阳有余阴不足论》）由于"人之情欲无涯，此难成易亏之阴气，若之何而可以供给也"，所以阳有余阴不足。

4. 收心节欲茹淡，养阴抑阳摄生 朱氏根据人体阳有余阴不足的实际状况，提出将养阴抑阳原则贯穿于人生从少壮到衰老的摄生全过程之中。养阴是针对阴不足，扶养阴气阴精；抑阳是抑制情欲相火，针对阳有余。所谓阳有余，实指人体相火易于妄动而言，非阳气有余，这是阴气易亏的重要原因之一。抑阳就是通过节制情欲，防止相火妄动伤阴，以达到保护阴气的目的。因此，阴不足固然要培补阴气，但抑阳保阴同样必不可少。故朱氏特著《饮食箴》《色欲箴》，示人节饮食、戒色欲，勿使相火妄动，保持"阴平阳秘"。

（1）收心养心：人心不足，欲望无限，温馨声色等极易引发相火妄动，耗伤阴精。只要做到"收心养心"，"人心听命乎道心，而又能主之以静"，（《格致余论·相火论》）即可防止心动引发相火妄动，相火就不会为害人体。

（2）护阴摄养：顺应人体阴气生长盛衰，保护和调养阴气。一是幼年之时不宜过于饱暖，以摄护阴精；二是青年晚婚，以待阴精充沛；婚后宜节制房事，远彼帷幄，以护阴精；三是年老养阴，顺应人体年老阴气渐少、精血俱耗之生理状况，推崇《礼记》"惟五十然后养阴者有以加"之观点,反对服食乌附金石丹剂。其《养老论》云:"人生至六十、七十以后,精血俱耗,平居无事,已有热症。何者?头昏目眵、肌痒溺数、鼻涕牙落、涎多寐少、足弱耳聩、健忘眩运、肠燥面垢、发脱眼花、久坐兀睡、未风先寒、食则易饥、笑则有泪。但有老境,无不有此。"详尽地分析了由于阴气不足、精血俱耗而致衰老的原因,这对防止早衰、却病延年具有重要的意义,同时,对于研究生命科学和老年医学亦有重要的启示。

(3) 顺时避虚:朱震亨认为,脏腑盛衰应之四时盈虚,人须顺时而养,方可体强年寿。他指出:一年之虚、一月之虚、一日之虚和病患之虚等四虚之时,须特别注意摄养。如夏月火土之旺,必独宿而淡味;冬月火气之伏,以养其本然之真,而为来春发生升动之本;"苟值一月之虚,亦宜暂远帷幕,各自珍重,保全天和,期无负敬身之教"。(《格致余论·阳有余阴不足论》)若犯此四者之虚,则多见病患早衰。

(4) 节食茹淡:朱震亨将饮食分为"天赋"与"人为"两大类,强调两者功用大不相同。他说:"味有出于天赋者,有成于人为者。天之所赋者,若谷菽菜果,自然冲和之味,有食人补阴之功,此《内经》所谓味也;人之所为者,皆烹饪调和偏厚之味,有致疾伐命之毒,此吾子所疑之味也。"(《格致余论·茹淡论》)他推崇天赋之味,主张节食茹淡,反对人为之品,避免辛热甘腻及饕餮厚味,认为以此可以达到养阴抑阳的目的。他指出:"安于冲和之味者,心之收,火之降也;以偏厚之味为安者,欲之纵,火之胜也,何疑之有?"(《格致余论·茹淡论》)

(二) 相火论

相火之名,最早见于《内经》的运气学说。王冰注《素问》提出少阳相火说。宋金时期,研究相火之风日盛,钱乙、刘完素、张元素、李杲、张从正等著名医家从不同角度阐发相火,将其研究重点从运气学说转移到脏腑学说。这时,相火的涵义也随之发生了明显的变化,不再是运气的概念,而与脏腑功能及其变化密切关联。至元代,朱震亨在周敦颐《太极图说》的基础上,参合诸家之说,专论相火,与"阳有余阴不足"相得益彰。

1. **相火名位** 《素问·天元纪大论》曰:"君火以明,相火以位。"王冰解释说:"君火之政,守位而奉天之命,以宣行火令尔。以名奉天,故曰君火以名;守位禀命,故云相火以位。"朱震亨阐发说:"太极动而生阳,静而生阴。阳动而变,阴静而合。而生水、火、木、金、土。各一其性,惟火有二:曰君火,人火也;曰相火,天火也。火内阴而外阳,主乎动者也,故凡动皆属火。以名而言,形气相生,配于五行,故谓之君;以位而言,生于虚无,守位禀命,因其动而可见,故谓之相。"(《格致余论·相火论》)可见,朱震亨之相火,名位与《素问》基本一样,都强调君相之火相对而存,为主从关系,相火从属于君火。

2. **相火生理**

(1) 相火位置:寄于肝肾,即"肝肾之阴,悉具相火"。(《格致余论·相火论》)

(2) 相火特性:相火"内阴而外阳",以肝肾精血为物质基础,以阳动为功用。《格致余论·相火论》曰:"天之火虽出于木,而皆本乎地。故雷非伏、龙非蛰、海非附于地,则不能鸣、不能飞、不能波也。鸣也、飞也、波也,动而为火者也。"

(3) 相火作用:朱震亨认为在正常情况下,生生不息的相火是人身之动气,是推动和维持人体生命活动的动力。他说:"天主生物,故恒于动。人有此生,亦恒于动。其所以恒于动,皆相火之为也。""天非此火不能生物,人非此火不能有生。"(《格致余论·相火论》)因此,相火对于生命具有重要意义,没有相火,人体就没有生机。当然,只有动而有节的相火,才能具有如此重要的作用。正如他所说:"彼五火之动皆中节,相火惟有裨补造化,以为生生不息之运用耳。"

（《格致余论·相火论》）

（4）相火与脏腑的关系：相火虽然寄存于肝肾之中，但与胆、膀胱、心包络、三焦等脏腑亦有密切的联系。朱震亨指出："肝属木而肾属水也。胆者，肝之腑；膀胱者，肾之腑；心胞络者，肾之配；三焦以焦言，而下焦司肝肾之分，皆阴而下者也。"（《格致余论·相火论》）可见，相火正常作用的发挥，有赖于脏腑功能的正常。

3. **相火妄动**　相火只有动而中节，才能有助于生命活动，成为生生不息的动气；相火如果妄动，就成为病理之火，反而有害于人体，造成一系列的病变。

（1）妄动原因：主要有情志过极、色欲无度、饮食厚味等。因为"醉饱则火起于胃，房劳则火起于肾，大怒则火起于肝"，（《格致余论·疝气论》）脏腑之火煽动则相火妄动，"相火易起，五性厥阳之火相煽，则妄动矣"。（《格致余论·相火论》）其中，情欲无度是为关键。"夫以温柔之盛于体，声音之盛于耳，颜色之盛于目，馨香之盛于鼻，谁是铁汉，心不为之动也"。（《格致余论·阳有余阴不足论》）人之欲望本无涯，面对世间种种诱惑难免心动，心动则相火动。

（2）妄动危害：煎熬真阴，耗伤元气。"火起于妄，变化莫测，无时不有，煎熬真阴，阴虚则病，阴绝则死。君火之气，《经》以暑与湿言之；相火之气，《经》以火言之，盖表其暴悍酷烈，有甚于君火者也。故曰相火元气之贼"。其次是造成众多病证。朱震亨说："岐伯历举病机一十九条，而属火者五，此非相火之为病之出于脏腑者乎？"他还认为，刘完素"五运主病"之属肝、肺、脾、心者，"是皆火之为病，出于脏腑者然也"。（《格致余论·相火论》）

（三）火证论治

朱震亨将火证分实火、火郁和虚火，采用泻火、发越和补益进行治疗，开拓中医热病论治新局面，尤其是滋阴降火大法更是对后世产生了重大影响。

1. **实火可泻**　朱震亨认为，火盛于内，劫夺阴气，必以苦寒治之，即实火可泻。如人壮气实、火盛癫狂者，治以黄连解毒汤或硝、黄、冰水之类；肝经火旺者，用左金丸。此为正治之法，以苦寒直折火势，《丹溪心法·火》补充阐发说："凡火盛者，不可骤用凉药，必兼温散。"若"人虚火盛狂者，以生姜汤与之。若投冰水正治，立死。"此为反治之法，顺其病势而治也。

2. **火郁当发**　对于火邪怫郁之证，朱震亨主张用李杲泻阴火升阳汤、升阳散火汤之类治之。《丹溪心法·火》认为泻阴火升阳汤能"发脾胃火邪，又心、胆、肝、肺、膀胱药也；泻阴火，升发阳气，荣养气血者也"，可治肌热烦热，面赤食少，喘咳痰盛等证；升阳散火汤用于血虚或胃虚过食冷物，抑遏阳气于脾土所致的四肢发热、肌热等证。

3. **虚火可补**　虚火属于"中气不足，味用甘寒"；"阳虚发热，用补中益气汤"；而"气从脚下起，入腹如火者，乃虚之极也"。（《丹溪心法·火》）用附子末调敷涌泉穴，再以四物汤加降火药服之。其中，对阴虚火动（旺）阐发最为深刻详尽。

（1）阴虚火动病机：阴精下流、相火妄动可致阴虚火动之证。朱震亨说："阴虚则发热。夫阳在外，为阴之卫；阴在内，为阳之守。精神外驰，嗜欲无节，阴气耗散，阳无所附，遂致浮散于肌表之间而恶热也。"（《格致余论·恶寒非寒·病恶热非热病论》）

（2）阴虚火动治则：滋阴降火，补阴必兼泻火。阴虚与火动密切相关，阴虚可致火动，火动必然伤阴；阴气越虚，制阳越弱，火动越甚，阴气更伤；补阴可以制火，泻火可以保阴。因此，只有滋阴与泻火并用，才能解决阴虚火动之难治。

（3）阴虚火动治疗：阴虚有阴精虚和阴血虚之分，宜分别治之。阴精虚相火旺，创制大补阴丸治之；阴血虚相火旺，以四物汤加知柏治之。方药之中，熟地、龟板滋阴补肾以制火，四物之品滋补阴血以制火,而黄柏、知母清泻虚火以存阴。诸药合用,共奏滋阴降火之功,阴虚火动之证自除。

【医案举例】

朱丹溪治一人,夜间发热,早晨退,五心烦热无休,六脉沉数,此郁火也。用升阳散火汤,热退。以四物加知、柏,佐以干姜,调理而安。(《续名医类案·卷五》)

汪石山治一妇,年逾三十无子,诊视其脉近和,惟尺部觉洪滑耳。曰:子宫有热,血海不固也。其夫曰:然,每行人道,经水即来。乃喻以丹溪大补丸加山茱萸、白龙骨止涩之药以治其内。再以乳发灰、白矾灰、黄连、五倍子为末,以治其隐处,果愈且孕。(《名医类案·卷十一》)

(四) 痰证论治

《金匮要略》首列专篇讨论痰饮,提出"病痰饮者,当以温药和之"的治疗原则。《诸病源候论》首次提出痰饮分论和痰厥头痛;孙思邈创制温胆汤,采用皂荚等药治疗顽痰重症。严用和主张治痰"不若顺气为先,分导次之";《局方》载有二陈汤等多首治痰方;《圣济总录》提出三焦气塞可致痰饮;张从正首创"痰迷心窍"之说;杨仁斋认为"稠浊为痰,清稀为饮",从痰论治小儿惊风;朱震亨及其门人与私淑者深入探讨痰病的病因病机和治法方药,从痰论治杂病;王珪创制滚痰丸影响深远;孙一奎立梅核气之名,治以消痰降气或清润燥痰,兼以调肝;张介宾提出元气虚衰生痰、治痰治本和见痰不治痰等学术见解;《红炉点雪》专论痰火、痰病之证;《万氏妇人科》从痰论治妇科疾病;李时珍提出"痰生百病食生灾",善治顽痰重症;叶桂认为阴虚火旺灼肺也是致痰饮的原因之一,强调"见痰休治痰";叶桂、吴瑭、薛雪、王士雄等将上下分消、清热涤痰、开窍辟秽等法应用于温病治疗;《金匮翼》归纳治痰七法为攻、消、和、补、温、清、润;刘一仁提出生痰"十因"说,至此,痰病学说日臻完善。

1. **病因病机** 病因主要有情志忧郁、饮食厚味、外感无汗、滥投补剂,或脾虚水谷不运,或肾虚水液不行,或阴虚火动伤津等,均可导致气机逆乱,津液停滞而为痰。病机多与脾虚、湿滞、气郁、火炎有关。

2. **临床证候** 由于"痰之为物,随气升降,无处不到",(《丹溪心法·痰》)或贮于脏腑,或客于经络,或停于四肢,因而导致多种病症,且变化多端;如"为喘为咳,为呕为利,为眩为晕,心嘈杂,怔忡惊悸,为寒热痛肿,为痞膈,为壅塞,或胸胁间辘辘有声,或背心一片常为冰冷,或四肢麻痹不仁"。"风痰多见奇证,湿痰多见倦怠软弱。气实痰热结在上者,吐难得出。痰清者属寒……热痰挟风,外证为多"。此外,结核、肿块、神志病变(癫狂健忘)等也可由痰作祟,故《丹溪心法·痰》不仅详列痰饮表现,并指出"百病多有兼痰者"。

3. **治疗原则**

(1) 实脾燥湿:《丹溪心法·痰》谓:"治痰法,实脾土,燥脾湿,是治其本","大凡治痰用利药过多,致脾气虚,则痰易生而多。"脾虚不运,水湿不化,聚而成痰,故言脾为生痰之源;脾气健运,气机调达,水湿运化,痰饮自消,故曰治脾为治痰之本。渗利之品虽可祛湿化痰,但过用亦可伤脾生痰,不如实脾燥湿,以绝生痰之源。

(2) 治痰先治气:《丹溪心法》十分赞同严用和治痰先治气的观点,指出"善治痰者,不治痰而治气,气顺则一身之津液亦随气而顺矣。又严氏云:人之气道贵乎顺,顺则津液流通,绝无痰饮之患。古方治痰饮用汗、吐、下、温之法,愚见不若以顺气为先,分导次之"。

（3）痰瘀同治：朱氏重视痰瘀之间的相互关系，强调"……痰挟瘀血，遂成窠囊"，（《局方发挥》）对于痰瘀所致的病证，主张化痰活血，痰瘀同治。《丹溪心法·中风》还提出："中风大率主血虚有痰，治痰为先，次养血行血。"

另外，《丹溪心法·痰》还提醒说，痰在膈上，或在经络之中，或胶固稠浊宜用吐法；痰在肠胃间可用下法；食积痰用攻法；痰因火盛逆上治火为先；内伤挟痰必用人参、黄芪、白术等。

4. **治疗方药**　以二陈汤为基本方，《丹溪心法·痰》评论说："二陈汤，一身之痰都管治。"临证应用时可根据病证性质和部位不同，灵活配伍：如湿痰用苍术、白术；热痰用青黛、黄连、黄芩；食积痰用神曲、麦芽、山楂；风痰用南星；老痰用海浮石、半夏、瓜蒌、香附、五倍子；中气不足加人参、白术。由于痰随气走，痰饮无处不到，所以还需要针对不同的病位选用适当的引药，"痰在胁下，非白芥子不能达；痰在皮里膜外，非姜汁、竹沥不可导达；痰在四肢，非竹沥不开；痰结核在咽喉中，燥不能出入，用化痰药和咸药软坚之味，瓜蒌仁、杏仁、海石、桔梗、连翘，少佐朴硝，以姜汁、蜜和丸，嚼服之"，（《丹溪心法·痰》）以提高临床疗效。

5. **痰证预后**　痰成块，或吐咯不出，兼气郁者难治；气湿痰热者难治。

【**医案举例**】

宪幕之子傅兄，年十七八，时暑月，因大劳而渴，恣饮梅浆，又连得大惊三四次，妄言妄见，病似邪鬼。诊其脉，两手皆虚弦而带沉数。予曰：数为有热，虚弦是大惊，又梅酸之浆郁于中脘，补虚清热，导去痰滞，病乃可安。遂与人参、白术、陈皮、茯苓、芩、连等浓煎汤，入竹沥、姜汁。与旬日，未效，众皆尤药之不审。余脉之，知其虚之未完与痰之未导也。仍与前方入荆沥，又旬日而安。（《格致余论·虚病痰病有似邪祟论》）

丹溪治一壮年，恶寒。多服附子，病甚，脉弦而似缓。以红茶入姜汁、香油些少，吐痰一升，减棉衣大半。又与防风通圣散去麻黄、硝、黄，加地黄，百贴而安。知其燥热已多，血伤亦深，须淡食以养胃，内观以养神，则水可升，火可降。必多服补血凉血药乃可，否则内外不静，肾水不生，附毒必发。彼以为迂，果疽发背死。（《古今医案按·卷四》）

（五）郁证论治

1. **病因病机**　多由外感六淫、内伤情志、饮食失节和久病失调等，导致人体气血怫郁，传化失常，郁久又可化热生火。病位在中焦。《丹溪心法·六郁》指出："气血冲和，万病不生。一有怫郁，诸病生焉。故人身诸病多生于郁……凡郁皆在中焦。戴思恭进一步阐发说："郁者，结聚而不得发越也。当升者不得升，当降者不得降，当变化者不得变化也。此为传化失常，六郁之病见矣。"（《丹溪心法·六郁》）"曰病得之稍久则成郁，久郁则蒸热，热久必生火"。（《丹溪心法·心脾痛》）

2. **临床证候**　《丹溪心法·六郁》将郁证分为气郁、湿郁、痰郁、热郁、血郁和食郁六种，六者既可单独为病，又可相因致病，但总以气郁为关键，多由气郁而影响及其他。"气郁者，胸胁痛，脉沉涩；湿郁者，周身走痛，或关节痛，遇阴寒则发，脉沉细；痰郁者，动则喘，寸口脉沉滑；热郁者，瞀闷，小便赤，脉沉数；血郁者，四肢无力，能食便红，脉沉；食郁者，嗳酸，腹饱不能食，人迎脉平和，气口脉紧盛者是也"。

3. **治疗方药**　郁证病在中焦，以气郁为关键，因而治疗郁证重在调气，以苍术、川芎为主，并用越鞠丸解诸郁。《丹溪心法·六郁》云："苍术、抚芎总解诸郁，随证加入诸药。凡郁皆在中焦，以苍术、抚芎开提其气以升之。假如食在气上，提其气则食自降矣。余皆仿此。"气郁用香附、苍术、川芎;湿郁用白芷、苍术、川芎、茯苓;痰郁用海石、香附、南星、瓜蒌;热郁用栀子、青黛、香附、苍术、川芎;血郁用桃仁、红花、青黛、川芎、香附;食郁用苍术、香附、山楂、神曲,春加川芎,夏加苦参,秋冬加吴茱萸。

【医案举例】

一妇人饮食后,或腹胀,或吞酸,服枳术丸,吞酸益甚,饮食日少,胸膈痞满,腿内酸痛,畏见风寒。又服养胃汤一剂,腿内作痛,又二剂,腿浮肿,月经不行。此郁结所伤,脾虚湿热下注,侵晨用四君、芎、归、二陈,午后以前汤送越鞠丸,饮食渐进,诸症渐愈。又用归脾、八珍二汤,兼服两月余而经行。(《名医类案·卷十一》)

一小儿身瘙痒起赤晕,后脓水不止,先用归脾饮二剂,又用胡麻散而愈。后因惊,挟食发热起赤晕,用越鞠丸一钱,枳、术、蓬术末各五分,葱汤调服二次。又用消风散一服,赤晕顿消,又用越鞠丸而痊。(《续名医类案·卷三十》)

【参考文献】

1. 天津科学技术出版社.金元四大家医学全书[M].天津:天津科学技术出版社,1994.

2. 叶川,建一.金元四大医学家医学名著集成[M].北京:中国中医药出版社,1995.

3. 丁光迪.金元医学评析[M].北京:人民卫生出版社,1996.

4. 朱震亨.丹溪医集(第二版)[M].北京:人民卫生出版社,2001.

5. 姜玉婷."阳有余阴不足"论与"阳非有余真阴不足"论之异同[J].山东中医杂志,2003,22(1):13.

6. 毛德西.朱丹溪"阳有余阴不足论"的形成及其启示[J].河南中医学院学报,2004,19(1):9.

7. 刘时觉,薛轶燕.丹溪逸书[M].上海:上海中医药大学出版社,2005.

8. 赵鸿君.朱丹溪医学思想的理学内涵探析[J].中国中医基础医学杂志,2005,11(12):935.

9. 陈国代.朱震亨格物致知的思想来源[J].中医药学刊,2006,24(4):724.

10. 田思胜.朱丹溪医学全书[M].北京:中国中医药出版社,2006.

9

薛 己

薛己幼承家学，博览群书，吸取诸家之长，善于总结临床经验，著书立说，精通各科。重视脾肾，提出胃气受伤，虚证蜂起之说；临证擅用补中益气汤、六味地黄丸、金匮肾气丸等补益脾胃，温补肾命，对后世产生了重大影响。

学习要求：

掌握人以胃气为本理论，温补脾肾治疗方法；熟悉用药特色，应用补中益气汤经验；了解生平、代表著作及学术成就对后世的影响。

一、 概说

薛己(约 1487～1559 年)，字新甫，号立斋，明代吴郡(今江苏苏州)人。

薛氏出身中医世家，其父薛铠擅长儿科，著《保婴撮要》，太医院医士。薛己幼承家技，勤奋好学，精研医术，过目成诵，通晓各科，尤擅疡科。22 岁时补为太医院医士，28 岁擢升为御医，33 岁升南京太医院判，嘉靖年间(1522～1565 年)升任院使，不久辞官还乡，治病救人，著书立说。临证重视脾胃和肾命，擅用温养补虚，成为温补学派的先驱；《四库全书总目提要·医家类二》谓："然己治病务求本原，用八味丸、六味丸直补真阳真阴，以滋化源，实自己发之。其治病多用古方，而出入加减，具有至理，多在一两味间见神明变化之妙。"应用疏通、发散、和解、补托、峻补、温补等内治法治疗疮疡，给后世启发颇多。《正体类要》创立伤科内治大法，被誉为薛己学派，或整体派，或正体派，或平补治伤派，对后世汪机、陈文治、胡廷光、钱秀昌等产生了重要影响。

薛氏治学主张博览群书，吸取诸家之长，借鉴前人经验，如其著述多达 12 种，评注或校注医书 8 种，涉及内、外、妇、儿、针灸、口齿、骨伤、本草等诸多内容，正如《疠疡机要·序》所云："以岐黄世业，旁通诸家，微词颐旨，靡不究竟。"注意总结经验，详细记录各科临证医案，甚至是死亡病案；医案内容包括病因病机、治则治法、辨证用药及预防预后，既有古方及成方的运用，又针对临床实际情况进行灵活变化。

薛己代表著作是《内科摘要》《明医杂著》注。还有《外科发挥》《外科枢要》《外科心法》《外科经验方》《疠疡机要》《口齿类要》《女科撮要》《保婴粹要》《正体类要》《过秦新录》《本草约言》。另外，评注或校注的医书有父薛铠《保婴撮要》、钱乙《小儿药证直诀》、王纶《明医杂著》、陈文中《小儿痘疹方论》、陈自明《妇人大全良方》、倪维德《原机启微》。后人将其汇编成《薛氏医案》。

二、 学术特色与临证经验

脾为后天之本,肾为先天之本,薛己受李杲、王冰、钱乙影响,重视脾胃与肾命,临证注意调理脾胃,滋补肾命,擅长应用温补,为明清温补学派形成奠定了基础,对后世产生了重大的影响。

(一) 人以胃气为本

1. **胃为五脏本源** 脾胃为气血生化之源,濡养五脏六腑,四肢百骸,对人体至关重要,故薛氏说:"《内经》千言万语,旨在人有胃气则生,又曰四时皆以胃气为本。""胃为五脏本源,人身之根蒂。"人之一身,以脾胃为主。脾胃气实,则肺得其所养,肺气既盛,水自生焉;水升则火降,水火既济,而成天地交泰之令矣。脾胃一虚,四脏俱无生气。人体诸脏所以能发挥其正常生理功能,皆是因为接受了脾胃所生化之水谷精气,他指出:"人以脾胃为本,纳五谷精液,其精者入营,浊者入卫,阴阳得此是谓橐龠,故阳则发于四肢,阴则行于五脏;土旺四时,善载乎万物,人得土以养百骸,身失土以枯四肢。"(薛注《明医杂著·医论》)因而临证非常重视脾胃,故曰"补肾不若补脾,正此谓也"。

2. **脾胃与气血的关系** 薛己认为脾胃为人身之本,气血之生化又以中焦脾胃为源,生血必以调补脾胃阳气为先。"血生于脾,故云脾统血,凡脾病当用苦甘之剂,以助阳气而生阴血";"血虚者,多因脾气衰弱,不能生血,皆当调补脾胃之气"。

3. **胃气受伤,诸证蜂起** 薛氏在《内经》"邪之所凑,其气必虚"理论指导下,阐发脾胃盛衰在发病学上的重要作用。这是因为人体脾胃健运,气血充沛,则正气旺盛,邪气较难侵犯,若胃气受伤,脾胃虚弱,则虚证蜂起。故薛氏在论述病证时常强调脾胃之衰,并指出某些外感疾病也是由于脾胃虚弱,元气不足引起。"内因之症,属脾胃虚弱""设或六淫外侵而见诸症,亦因其气内虚而外邪乘袭","若人体脾胃充实,营血健壮,经隧流行而邪自无所容"。"人之胃气受伤,则虚证蜂起"。

(二) 温补脾肾

金元以后,不善于医者,执刘完素、朱震亨之一偏,滥用寒凉,损伤脾胃,克伐真阳,形成了苦寒时弊。而明代社会安定,服用温补药物养生延年之风盛行。薛己在此背景下,私淑李杲之学,遥承王冰、钱乙之说,注重脾肾而长于温补,不但纠正了时弊,而且对后世产生了重要影响,成为温补学派的先驱;孙一奎阐发动气命门说,以壮元汤与补中益气汤保护三焦元气;赵献可又私淑薛己之学,对肾水命门火多有发挥,临证喜用六味地黄丸与金匮肾气丸;张介宾受张元素、李杲及薛己之学启迪,倡"阳非有余,阴常不足"论,强调阴阳两补;李中梓提出肾脾为先后天根本论和阴阳水火论。清初医家张璐尊崇薛己、张介宾之说,所用方药多本《薛氏医案》和《景岳全书》,而以己意参定之;清代高鼓峰、吕留良、董废翁等人则宗赵氏之学。这就是后世所谓的温补学派,不但发展了易水学派的脏腑病机学说,而且又深入探讨肾命学说,对于生命本源研究、养生理论完善、温补脾肾大法的广泛应用具有重要意义。

薛氏临证强调调理脾肾,注重人体阳气,用药多偏温而力避寒凉,以免损伤脾肾,常选用补中益气汤等温补脾胃,金匮肾气丸(八味丸)及六味地黄丸(六味丸)以补养肾命。

1. **温补脾胃** 薛己认为脾胃为健康之本,不论内伤外感引起的疾病,多与脾胃虚损有关。对于阳气不足,或虚火燥热,主张以温补之法升发脾胃阳气,使阳生阴长。"若阳气虚弱而不能生阴血者,宜用六君子汤;阳气虚寒而不能生阴血者,亦用前汤加炮姜;若胃土燥热而不能生阴血者,宜用四物汤;若脾胃虚寒而不能生阴血者,宜用八味丸。其余当更推五脏互相生克而调补之"。并告诫说,慎用黄柏、知母等苦寒之剂,以防克伐阳气;少用麦门冬、芍药、栀子、生地等甘寒之品,恐其滋碍脾胃;不宜滥用淡渗之剂,以虑阳气外泄。

2. **温补肾命**　薛氏既重视脾胃,又重视肾命。因为肾阴肾阳为脏腑阴阳之根本,"无阳则阴无以生,无阴则阳无以化"。(《保婴撮要·小便不通》)在王冰"壮水之主,以制阳光;益火之源,以消阴翳"的启发下,根据脾胃与肾、命门的关系,强调治疗虚损病除补脾胃外,还当求之于肾命,故以六味丸补肾阴、八味丸温肾阳以治其本,并配合补气、补血、健脾、燥湿、凉血等以治其标。后世赵献可受其启发,则以六味丸、八味丸治百病。

3. **脾肾同治**　薛氏认为,虚损病症常见肺脾肾俱虚,脾肾俱虚或阴阳俱虚,单脏治疗难以奏效,故而强调培补元气,滋其化源,采用脾肾同治法。

因脾虚日久,而致肾虚;或因肾阳虚衰,火不生土,而致脾胃虚损,终致脾肾两虚。治疗时前者应当补脾而兼顾其肾;后者宜补肾而兼顾脾胃。若脾肾虚寒,宜用四神丸;若脾肾虚脱,用六君子汤加姜、桂,如果不效,急补命门之火,以生脾土,常用八味丸治之。薛氏的病案中,在治疗气虚兼阴虚时,更是补脾与补肾药交叉使用,早服补中益气汤、十全大补汤之类,晚服六味丸、八味丸或四神丸之类,如他论述劳瘵的治疗:"大抵此证属足三阴亏损,虚热无火之症,故昼发夜止,夜发昼止,不时而作,当用六味地黄丸为主,以补中益气汤调补脾胃。若脾胃先损者,当以补中益气汤为主,以六味地黄丸温存肝肾,多有得生者。"(薛注《明医杂著·劳瘵》)体现了薛氏先后天并重的思想。

(三) 用药方法与特色

1. **朝夕互补法**　薛氏认为治疗虚损必须根据人体一天之中阳气消长进退,自然界昼夜晨昏变化规律,以及不同病变朝暮阴阳偏虚不同状况,采用不同的方剂配合与朝夕用药方法,调补脾肾,达到阴阳平衡的目的。具体方法是:"阳虚者,朝用六君子汤,夕用加减肾气丸;阴虚者,朝用四物汤加参、术,夕用加减肾气丸;真阴虚者,朝用八味地黄丸,夕用补中益气汤。"气阴两虚者,朝用补中益气汤和十全大补汤以培补脾胃元气,夕用六味丸或八味丸以调补肾命水火。气血俱虚者,朝用补中益气汤,夕用六君子汤加当归以图气血双补。

2. **急证骤补法**　治疗危急虚证,必须立即选取作用强、见效快的方药进行急救。急补的常用方有八味丸、独参汤及参附汤。八味丸用于肾元不固之危证;或因无根虚火上炎而见发热夜重,热从脚起,口干舌燥,小便频数,淋漓作痛,用八味丸引火归原,以固根本;或因火衰寒盛而见胸腹虚痞,小便不利,脘腹膨胀,手足逆冷,急用八味丸以回阳救逆;或因火不生土而五更泄泻,急用八味丸以补肾纳气。独参汤用于气血津液脱失之危重证,如疮疡病久,气虚不摄,汗出不止,急用之以补气止汗;如失血过多,不论其脉证如何,均可急用独参汤以补气固脱。参附汤用于阳虚气脱之危重症,如疮疡病过用寒凉之剂,或犯房事,或因吐泻,损伤阳气,出现发热头痛,恶寒憎寒,扬手掷足,汗出如水,腰背反张,郑声不绝等虚阳外越之假热证,须急以参附汤温阳救脱;畏寒头痛,耳聋目蒙,玉茎短缩,冷汗时出,或厥冷身痛,或咬舌啮齿,舌根强硬等阳气虚脱之真寒证,急以参附汤回阳救逆。

3. **偏虚纯补法**　对于较为单纯的阴虚、阳虚、气虚、血虚,或补阴,或补阳,或补气,或补血。如发热昼夜俱重之重阳无阴证,用四物汤或六味丸纯补其阴;如见疮疡微肿,色黯不痛,脉大无力之纯阴无阳证,用回阳汤纯补阳气;如发热面赤而脉大虚弱之阴血不足证,用当归补血汤纯补其血;如疮疡脓多而清,或瘀肉不腐,溃而不敛,脉大无力气血两虚证,用八珍汤双补气血。

【医案举例】

一儒者每春夏口干发热,劳则头痛,服清凉化痰药,泻喘烦躁;用香薷饮,神思昏愦,脉大而虚。此因闭藏之际,不远帏幕为患,名曰注夏。用补中益气去柴胡、升麻,加五味、麦门、炮姜一剂,脉益甚。仍用前药加肉桂五分,服之即苏,更用六味丸而痊。(《内科摘要·卷下》)

洞庭马志卿母,疟后形体骨立,发热恶寒,自汗盗汗,胸膈痞满,日饮米饮盏许,服参、术药益胀,卧床半年矣。余以为阳气虚寒,用大剂补中益气加附子一钱,二剂诸症渐退,饮食渐进,又二剂痊愈。(《明医杂著·卷之二》)

一妇人久咳嗽,面色萎黄,或时皏白,肢体倦怠,饮食少思,稍多则泻。此脾土虚而不能生肺金,朝用补中益气汤,夕用六君子汤为主,间佐以八珍汤,三月余渐愈。(《校注妇人良方·卷六》)

司马李梧山茎中作痛,小便如淋,口干唾痰。此思色精降而内败,用补中益气、六味地黄而愈。(《内科摘要·卷下》)

(四) 应用补中益气汤经验

薛己十分推崇李杲的"补土"思想,临证擅用补中益气汤,根据病证变化,灵活变通,或汤或丸,或朝服,或晚进,或与六味丸、八味丸交替服用,或用于疑难病,积累了丰富的经验。

1. **补益元气,重视升举**　薛氏认为,举凡脾胃虚弱、元气不足所致之证,皆可以补中益气汤升补阳气、滋益脾肺之气。"若病气形气俱不足而不能愈,宜补中益气汤滋养诸脏自愈"。(《明医杂著注·卷之二·拟治岭南诸病》)如阳气下陷于阴中而发热者,日晡倦怠者,面白喘嗽、倦怠者,疮疡不溃或溃后脓清不敛,或溃后发热者,胃虚津液不足而渴者等,均可用之。

2. **升补阳气,据情而用**　薛氏治病据病情需要确定升补阳气的顺序,并便于选择方药。如先用六君子汤,治疗小儿每停食辄服峻利之药,后肚腹膨胀,呕吐泄泻,取效即用补中益气汤善后;先用四君、升麻、柴胡,治疗小儿伤食发热,作渴,饮食渐进后,再用补中益气汤收功等。小儿行迟,先用地黄丸加鹿茸、五味子、牛膝为主,佐以补中益气汤;脾虚肝盛,兼元气下陷,不时嗜卧露睛,作渴少食,大便频黄者,用补中益气汤,佐以地黄丸。

3. **合方灵巧,脾肾并重**　薛氏临床善于辨证用药,常以补中益气汤为基础,两方或数方合用,尤其强调升补阳气和滋益肾阴并举,以获取最佳疗效。如用六君子、补中益气二汤治疗脾虚不能摄涎者;以补中益气汤兼逍遥散治乳痈发热,怠惰嗜卧,至夜热甚者;用加减八味丸、补中益气汤、六味地黄丸,治疗瘰疬面赤作渴,属肝肾虚热者;用补中益气汤、八味、四神二丸,治疗唾痰口干,头晕久泻,忽然失音等;用六味地黄丸、补中益气汤,治疗饮食劳倦,月经不行,晡热内热,自汗盗汗之证;用补中益气汤、六味地黄丸,治疗肺痈,鼻流清涕,咳吐脓血,胸膈作胀,属脾土不能生肺金,肺金不能生肾水之证等。

4. **朝夕用药,治各有宜**　朝用补中益气汤,夕用五味异功散加木香,治因惊久泻,面色青黄者;夕用六君子汤,治疗朝寒暮热,或时发寒热,则倦怠殊甚等症;夕用六君子加木香,治疗伤食,腹胀作痛者;夕用六君、柴胡、升麻,治疗脾虚下陷腹满作呕,饮食少思者;夕用加味归脾汤,治疗肝脾虚羸,面青善怒,体瘦作渴,天癸未至,不时寒热之证;夕用四神丸,治疗脾胃损伤大便洞泻,小便频数者;夕用金匮肾气丸,治疗疟后肚腹膨胀,小便不利等。

朝用地黄丸加五味子,夕用补中益气汤,治疗小儿言迟泄泻,声音不亮,喉音如哑,饮食少思之证；朝用加减金匮肾气丸，夕用补中益气汤，治疗小儿伤食膨胀，服克伐、渗利之剂，小便涩滞闭塞之证。

朝用补中益气汤，夕用加味逍遥散疏肝，治疗发作时面赤无力，发后面黄体倦之证；夕与龙胆泻肝汤清泄湿热，治疗脾胃气虚、肝胆湿热之阴挺。

尚有一日三时不同用药的经验：朝间用补中益气汤，午间用五味异功散，晚间用六味地黄丸，治疗小儿肿胀，小便赤频，盗汗发热者。

5. 药物加减，审机而用　薛氏常用补中益气汤加五味子、麦门冬，以益气升阳、清敛浮热，主治元气虚浮之证，如溃疡发热，溃后口干，遇劳益甚，热渴头痛、倦怠少食，或因劳而耳鸣、头痛体倦等。补中益气汤加茯苓、半夏，以益气升阳、祛痰散结，主治元气不足，痰湿阻滞之证，如唇疮、齿痛、发背等。并据病情灵活加减，如肝经有火，不能藏血，脾经气虚，不能摄血，用补中益气加炒栀子、芍药、牡丹皮；咽痛，遇劳愈甚，以补中益气汤加芩、连；齿痛，脉浮无力，以补中益气汤加黄连、生地黄、石膏等。

6. 择时服药，助脾增效　薛氏临证洞察病情，主张因时用药。如空心服补中益气汤，食远服异功散，治疗小儿伤食呕吐，服克伐之药，脾土亏损，肝木所乘，唇色白或青者；五更服六味地黄丸，食前服补中益气汤，治疗耳如蝉鸣，服四物汤反耳鸣益甚，属元气亏损之症。临证之时，薛氏还常用间服补中益气汤之法，以增疗效，如睡中切牙，属脾胃积热者，先用清胃散及二陈、黄连、山楂，间服补中益气汤等。

7. 经验治病，可资借鉴　薛氏临证积累了丰富的经验，其用补中益气汤治疗顽症给后世以启发。如出手汗者；大便去而不了，或大便了而不了，为脾气下陷；面白，鼻流清涕，不闻香臭数年者，为肺气虚，用补中益气加麦门冬、栀子。风斑因风邪收敛腠理，或浴出见风而病者，宜用补中益气汤以补元气，加芎、芷、羌活以散风邪等。

【医案举例】

1. 少宰李蒲汀耳如蝉鸣，服四物汤，耳鸣益甚。此元气亏损之症，五更服六味地黄丸，食前服补中益气汤顿愈。此症若血虚而有火，用八珍加山栀、柴胡。气虚而有火，四君加山栀、柴胡。若因怒就聋或鸣，实用小柴胡加芎、归、山栀；虚用补中益气加山栀；午前甚用四物加白术、茯苓，久须用补中益气；午后甚用地黄丸。（《内科摘要·卷下·五》）

2. 州判蒋大用形体魁伟，中满吐痰，劳则头晕。所服皆清痰理气，余曰：中满者，脾气亏损也；痰盛者，脾气不能运也；头晕者，脾气不能升也；指麻者，脾气不能周也。遂以补中益气汤加茯苓、半夏以补脾土，用八味地黄以补土母而愈。（《内科摘要·卷上·一》）

【参考文献】

1. 薛己.薛氏医案[M].北京：中国中医药出版社，1997.
2. 盛维忠.薛立斋医学全书[M].北京：中国中医药出版社，1999.
3. 李洪涛.论寒凉与温补学派的争鸣[J].安徽中医学院学报，2000，19(5)：3.
4. 韩向东，赵莉.薛己《内科摘要》学术思想探析[J].辽宁中医学院学报，2005，7(4)：351.
5. 董红昌.薛立斋《内科摘要》评析[M].中国中医药出版社，2012.
6. 刘桂荣，李成文.薛己应用补中益气汤的经验[J].河南中医，2012，32(3)：293—295.
7. 李成文，刘桂荣，李建生.易水学派薛己辨治小儿咳嗽特色[J].中医药学报，2012，40(1)：4—6.
8. 姚文轩，刘桂荣，李成文.从薛己医案辨分析疗效与更方的关系[J].中华中医药杂志，2013，28(11)：3346—3348.

⑩

万　全

导学

　　万全阐发小儿生理病理特点及三因致病说，重视优生优育；提出"脾胃虚弱，百病蜂起"之说，临证注重调理脾胃，善用丸散膏丹。还详细论述了寡欲、慎动、法时、却疾养生方法及方药。

　　学习要求：
　　掌握小儿生理病理特点、三因致病说、养生四要；熟悉优生优育观，临证用药特色；了解生平、代表著作及其对后世的影响。

一、概说

　　万全(1499～1582年)，字全仁，号密斋，祖籍江西豫章，明代湖北罗田(今湖北省罗田县)人。

　　万氏出身中医儿科世家，幼习举子业，获廪生，终因仕途不利，转而继承家学，潜心《灵枢》《素问》，精研岐黄，荟萃众长，提出"脾胃虚弱，百病蜂起"之说，精于儿科和养生学，尤其是孕前调养、孕期调养、出生养护、婴幼儿调养四个阶段的育养方法，对优生优育、胎养胎教、疾病预防治疗及婴幼儿教育具有重要指导意义。万氏医德高尚，将许多家传秘方公诸于世，造福后人。万氏因治愈罗田知县朱云阁之女惊风病，被赐以儒医之匾。万氏临证之余教子授徒，其门人有甘大用、甘大文、卢半默、蔡朝宸、胡三溪等。

　　万氏治学善于总结经验，著书立说，撰写专著10本。临证主张以望色为先，问诊次之，主要问其好恶，曾服何药，便于和脉症相参，做出正确诊断；而且处方时告诉其方药功效。

　　万氏著作《养生四要》《保命歌括》《伤寒摘锦》《广嗣纪要》《万氏女科》及儿科专著《幼科发挥》《片玉心书》《育婴秘诀》《痘疹心法》《片玉痘疹》。

二、学术特色与临证经验

(一) 小儿生理病理

　　万全师承家学，遥承钱乙，并结合临床实践经验，深入探讨小儿生理特点与病理变化特征，总结小儿疾病发病原因，为辨治儿科病打下基础。

　　1. **生理特点**　形气未充，气血未定，易寒易热。因"儿之初生，语其皮肉，则未实也；语其筋骨，则未坚也；语其肠胃，则谷气未充也；语其神智，则未发开也"。"有如水面之泡，草头之露。气血未定,易寒易热。"是说小儿的脏腑功能不完全,正气不足,外则易受外邪入侵,内则易受饮食所伤。加之爱子心切,生活调摄不得要领,往往是"看承太重,重绵厚褥,反助阳以耗阴。流饮放饭,总败脾而损胃"。殊不知"爱之愈深,害之愈切"之理。故告诫人们:"若要小儿安,常受三分饥与寒。饥,谓节其饮食也;寒,谓适其寒温也。勿令太饱太暖之意,非不食不衣之谬主说也。"

2. **病理特点**　万氏总结为心肝常有余,肺脾肾常不足。

(1) 肝常有余:小儿生长发育迅速,如草木萌芽,生机勃勃,是由于肝主生发功能旺盛,这种功能状态在生理上称为"肝常有余"。若肝之升发之气太过,易致肝气横逆、肝阳上亢、肝火上炎等病理变化,临床多见高热动风等阳实证,这是病理状态下的有余之象。

(2) 心常有余:"心属火,旺于夏,所谓壮火之气也"。临床上,小儿常因心肝风火同化实热动风之证多见。小儿乃"纯阳"之体,感邪后易从热化。同时神气怯弱,邪易内陷心包,导致心火上炎,心火与肝风交相煽动,耗伤真阴,筋脉失养而动风。它是儿科疾病向"易实"衍化的病理基础之一。

(3) 肺常不足:小儿肺脏娇弱,藩篱不密,卫外功能较差,六淫疫疠之邪易从口鼻或皮毛而入,影响肺卫,出现咳、喘、痰、哮等小儿常见病。故万氏阐发说"天地之寒热伤人也,感则肺先受之"。"娇脏易遭伤","肺为娇脏,难调而易伤也"。

(4) 脾常不足:小儿脏腑娇嫩,脾主运化功能尚未强壮,肠胃软脆,易饥易饱。兼之饮食失时失节,或寒温失调,或不恰当用药,则更易损伤脾胃,出现呕吐、腹胀、厌食或不食、泄泻、慢惊、疳证等脾胃症状。因而万氏总结说"况小儿脾常不足,非大人可比,幼小无知,口腹是贪,父母娇爱,纵其所欲,是以脾胃之病,视大人犹多也"。故提出"脾胃壮实,四肢安宁","脾胃虚弱,百病蜂起"。

(5) 肾常不足:肾之精气是人体生命活动的根基,小儿处于生长发育时期,肾之精气相对不足,而无有余;发生病变也多以禀赋不足之病为特征。万全指出:"肾主虚无实","肾者,元气之主。肾虚则为禀赋不足之病。"

另外,万氏还论述了小儿为纯阳之体,生长发育旺盛,故而"阳常有余",病则"易实";同时,相对其纯阳之体,小儿也常阴不足,不能满足生长发育需要,易出现阴虚动风等。

(二) 三因致病说

万氏在陈无择三因基础上,也将小儿病因分为三大类。

1. **外感六淫**　穿衣不慎或感受外邪致病者为外因。婴幼儿"衣太厚则热,太薄则冷,冷热之伤,此外因"。小儿"有因外感风寒暑湿之气得之者,谓之外因"。

2. **饮食不节**　乳贵有时,食贵有节,小儿不能自制或家长失于调护,极易导致乳食失节,"乳多则饱,乳少则饥,饥饱之伤,此内因也"。也"有因饮食寒热之伤得之者,谓之内因"。

3. **客忤、跌仆及水火烫伤**　此为不内外因,多由家长监护不力所致。

(三) 优生优育观

优生是优育的基础,而父母精血充沛又是优生的重要前提,因而万全撰写《广嗣纪要》总结种嗣注意事项,分析不孕无子的常见原因、保胎与胎教、妊娠疾病治疗、育儿方法等,对后世优生优育颇有启发。其谓"男女配匹,所以广胤嗣,续纲常也。厥系匪轻。求子之方,不可不讲。夫男子以精为主,女子以血为主,阳精溢泻而不竭,阴血时下而不愆,阴阳交畅,精血合凝,胚胎结而生育蕃矣。不然,阳衰不能下应乎阴,阴亏不能上从乎阳,阴阳抵牾,精血乖离,是以无子"。(《广嗣纪要·寡欲篇第二》)"今世无子者,多娶幼妾,或寒经而不调,或沸腾而多病,所以未成先伤,未结先坏,精血愈耗,神气愈怯,故无子,或生而多夭也"。

1. 优生准备

(1) 婚配要求:万全引《褚氏遗书》云"合男女必当年,男虽十六而精通,必三十而娶,女虽十四而天癸至,必二十而嫁。皆欲阴阳气血完实而后交合,则交而孕,孕而育,育而为子,坚壮强寿。今未笄之女,天癸始至,已近男色,阴气早泄,未完而伤,未实而动,是以交而不孕,孕而不育,育而子厄不寿"。(《广嗣纪要·择配篇第三》)并补充说老夫配少女或老妇配少男虽也可生子,但不是最佳选择;反对同族结婚;还指出女有螺、纹、鼓、角、脉五不宜,男有生、犍、变、半、妒五种病,均难结胎而有子。

(2) 保精养血:万全认为种子之前,男子注重保精,女子贵在养血。保精应房事有节,不可纵欲,调神全形,使精盈而溢,而慎神荡形乐,勿令未满即泄,否则精竭阳痿;养血当交接有度,心情舒畅,豁达开朗,月事才能时下。因此惜精爱身,寡欲养神,忍性戒怒,"应期交接,妙合而凝,未有不成孕育者矣"。《广嗣纪要·寡欲篇第二》曰:"故求子之道,男子贵清心寡欲以养其精,女子贵平心定气以养其血。何也?盖男子之形乐者气必盈,志乐者神必荡。不知安调则神易散,不知全形则盈易亏,其精常不足,不能至于溢而泄也。此男子所以贵清心寡欲,养其精也。女子之性偏急而难容,情媚悦而易感。难容则多怒而气逆,易感则多交而沥枯,气逆不行,血少不荣,则月事不以时也。此女子所以贵平心定气,养其血也。"《育婴家秘·预养以培其元一》也阐发说:"必于平日,男子清心寡欲以养其精,女子忍性戒怒以养其血,至于交合之时,男悦其女,女悦其男,两情欣洽,自然精血混合而生子也。"而"弱男宜待壮而婚",(《广嗣纪要·调元篇第四》)这实际上就是孕前调养之法。

(3) 择时交会:男女交合种子不但要心情舒畅,情投意合,而且还应选择最佳受孕时间与交合地点,则"男女情动,彼此神交,然后行之,则阴阳和畅,精血合凝,有子之道也"。否则"交而不孕,孕而不育,疾病日生",或"不惟令人无子,且致夭也"。万氏总结交媾种子"三虚四忌"之禁,主要有忧怒悲恐,醉饱劳倦,风雨雷电,大寒大暑,恶劣环境,病体方愈,"其交勿频",以及弱男弱女或少男少女等。还分析了富贵之人与贫苦百姓种子之不同,"但富贵之人,身安志乐,嗜欲纵而身体瘁,娇妻美妾,爱博而情不专,苟不立此种子之法,则纵恣无度,空劳神思,终不成胎孕也。郊野之民,形苦志苦,取乐不暇,一夫一妻,情爱不夺,至如交合之时,自然神思感动,情意绸缪,积久有余之气,交久未合之身,阳施阴受,此所以交则有孕而生育之多也"。(《广嗣纪要·协期篇第五》)

(4) 调治疾病:月事不调,精血不旺,举而不坚,甚或阳痿,遗精早泄,均可影响种嗣,"虽交不孕,虽孕不成"。万氏主张男当益精节欲,女宜养血调经。对于月事不调因神思过度者用调元丸,因肥盛或恣于酒食宜服苍附导痰丸,怯瘦性急者四物加香附、柴胡、黄芩养血凉血,养阴降火;子宫虚寒无子者可用韩飞霞女金丹或杨仁斋艾附暖宫丸。男子举而不坚或早泄者用螽斯丸,阳痿用壮阳丹;神不守舍,精关不固,梦交精出,则用镇神镇精丹;误服壮阳辛燥之剂,真水渐涸用补阴丸。羸男亏阳,精常不足,当用六味地黄汤或加五味子、附子补肾以益其精;弱女亏阴,血常不足,当用参苓白术散或加当归、川芎补脾以益其血。

2. 注重胎养　万氏在《育婴家秘》和《万氏女科》详述了孕期胎养与胎教方法。主张妊娠期间应戒房事,调喜怒,淡滋味,适起居,慎医药。其谓:"自妊娠之后,则须行坐端严,性情和悦,常处静室,多听美言,令人讲读诗书,陈说礼乐,耳不闻非言,目不观恶事。"(《育婴家秘·胎养以保其真二》)"妇人受胎之后,常宜行动往来,使血气流通,百脉和畅,临产无难。""故古者妇人有娠,即居侧室,以养其胎气也……当此之时,胎教之法,不可不讲。故常使之听美言,见好事,闻诗书,操弓矢;淫声邪色,不可令其见闻也"。(《广嗣纪要·协期篇第五》)"孕妇有疾,必择其专门平日无失者用之。若未试之,医有毒之药,不可轻用,以贻后悔。又不可轻用针灸,导致堕胎"。

3. 细心护养

(1) 生活调养:提倡母乳喂养,强调节乳食,勿使过饥过饱,做到"乳贵有时,食贵有节"。穿衣应随气候变化而增减,衣服宜薄而不宜厚。反对过分饱暖和溺爱,"要受三分饥与寒",不能"深其居,简其出,过于周密",多到户外活动。其谓"养子须调护,看成莫纵驰,乳多终损胃,食壅即伤脾。衾厚非为益,衣单正所宜,无风频见日,寒暑顺天时"。(《育婴家秘·鞠养以慎其疾四》)"天气和暖之时,宜抱向日中嬉戏,数见风日,则血凝易刚,肌肤坚实,可耐风寒,不致疾病"。

(2) 早期教育:万全强调应对幼儿进行早期品德与礼貌教育,"遇物则教之,使其知之也",培养好学精神。他说:"小儿能言,必教以正言,如鄙俚之言勿语也。能食则教以恭敬,如亵慢之习勿作也……言语问答,教以诚实,勿使欺妄也。宾客往来,教以拜揖迎送,勿使退避也。"

(3) 精神调摄:万氏不拘于前人"小儿无七情之伤"观点,明确提出:"儿性执拗,平日亲怒之人,玩弄之物,不可失也,失则心思,思则伤脾,昏睡不食,求人不得则怒,怒则伤肝,啼哭不止。"因此,应注重精神调摄,防止大惊卒恐伤及神志。

(4) 勿妄用药:小儿若无病,切忌服药;即使患病,亦忌乱投,否则危害甚大。因而告诫说:"小儿周岁有病者,勿妄用药,调其乳母可也。不得已而用,必中病之药。病衰则已,勿过其则也。"更不能"信巫"、"求鬼"。

另外,万全主张以剪刀放火上烧后断脐,且脐带未落时,不可频浴,否则易患脐风。

(四) 养生方法

万全十分重视养生,总结寡欲、慎动、法时、却疾养生四法,并列方110余首,载药240余种,为妊娠、婴幼儿至百岁老人提供了一套完整的防病治病、强身用药的措施。正如《养生四要·养生总论》所云:"养生之道,只要不思声色,不思胜负,不思得失,不思荣辱,心无烦恼,形无劳倦,而兼之以导引,助之以服饵,未有不长生者也。"

1. 寡欲　万氏将其列入养生第一要义,寡乃节制之意,欲指食欲和性欲;寡欲并非绝谷休妻,而是顺应人性,节制食欲和性欲,以尽天年。故曰:"夫食、色,性也,故饮食、男女,人之大欲存焉,口腹之养,驱命所关。""然则寡欲者,其延龄广嗣之大要乎。"

(1) 节制饮食:万氏主张食不过饱,食必兼味,不宜偏食,不宜多饮;喜嗜之物,不可纵口;宜薄五味,因膏粱厚味,毒甚于鸩;不食香美、炙煿之品。还提出晨起早行,不可空腹,宜服糜粥,或饮少量醇酒,以有利于养生。对于酒伤用葛花解醒汤,食后稍觉胸中不快用加味二陈汤,伤肉食与面食用三黄枳术丸,如伤瓜桃生冷冰水为冷积,用木香清积丸。

(2) 节制性欲:即婚嫁不宜过早,房事要有节度,不可纵欲,不可乐极。并告诫说交接过多容易伤筋,导致阳痿不举,施泄过多易伤精而导致阴虚,阴阳俱虚则精液自出。因而《养生四要·寡欲第一》说:"今之男子,方其少也,未及二八而御女,以通其精,则精未满而先泻,五脏有不满之处,他日有难形状之疾。至于半衰,其阴已痿,求女强合,则隐曲未得而精先泄矣。及其老也,其精益耗,复近女以竭之,则肾之精不足,取给于脏腑,脏腑之精不足,取给于骨髓。故脏腑之精竭,则小便淋痛,大便干涩,髓竭则头倾足软,腰脊酸痛。尸居于气,其能久乎。"对于其男子伤精,出现小便淋痛,大便干涩者,用补肾利窍丸,补气则津液行而溺自长,补血则幽开通而便自润。主张男子常服八益丸补气固精,女子宜服七损丸抑气调血。但坚决反对"以御女为长生之术"。

2. 慎动　是指形神活动应动静适度,不可过极,才能有利于养生。否则暴喜、暴怒、暴恐、过哀、过思等可损伤心肝肾肺脾而影响情志,心神难静;久视、久卧、久坐、久立、久行等五劳可损伤血、气、肉、骨、筋而影响形体。故"心劳则神不安,神不安则精神皆危,便闭塞而不通,形乃大伤。以此养生则殃"。(《养生四要·慎动第二》)由于"人之好动者,多起于意",因而万氏主张采用打坐、调息方法,并用四物平肝汤制肝,用黄连安神丸防治过喜,用加减二陈汤防治过思,用加味四君子汤制悲,定志丸制恐,安神定志,达到"慎动"境界,"以此养生则寿,殁世不殆"。

万氏所论的打坐方法与传统不同,是根据自身实践体会总结出来的,认为打坐不仅限于静坐,不应"如聋哑痴呆一样全然不思外界事理",而是"将一件事,或解悟精义,或思索某首诗文",亦能静下来,收到传统打坐而不能获得的益处。

3. 法时　根据气候季节变化,调整生活起居,以顺应天地四时变化,人体"阴阳和则气平,乖则生病"。其养生方法:春三月,夜卧早起,广步于庭,披发缓形,以使志生;夏三月,夜卧早起,无厌于日,使志无怒;秋三月,早卧早起,与鸡俱兴,使志安宁;冬三月,早卧晚起,必待日光,使志闲逸。"春夏养阳也,济之以阴,使阳气不至于偏胜也;秋冬养阴也,济之以阳,使阴气不至于偏胜也。"故春时宜食凉,夏时宜食寒,秋时宜食温,冬时宜食热;并"……节其饮食,适其寒温,热无灼灼,寒无沧沧也"。还告诫说,夏月不可多食瓜、桃、冰之类,冬月不可多食辛燥炙煿之物。

4. 却疾　万全主张养生应当积极防病治病,以"不治已病治未病"为宗旨,提倡"与其病后才服药,弗如药前能自防",反对有病"不即求医,隐忍翼瘥,至于病深,犹且自讳,不以告人"。临证应根据病情,"虚则补之,实则泄之","中病即止,勿过其剂",防止损伤正气。故而强调说"凡养生祛邪之剂,必热无偏热,寒无偏寒。温无聚温,温多成热;凉无聚凉,凉多成寒……得其中和,此制方之大旨也"。(《养生四要·却疾第四》)故将早服滋阴大补丸填补肾精,昼服参苓白术丸补助脾胃,夜服天王补心丹补益心肾,作为养生延年之要方,坚持服用。

最后,万全告诫说"善养生者,当知五失。不知保身一失也,疾不早治二失也,治不择医三失也,喜峻药攻四失也,信巫不信医五失也"。

(五) 临证用药特色

1. 注重调理脾胃　万全认为,人以脾胃为本,且小儿脾常不足,加之饮食不节,极易损伤脾胃,而"脾胃虚弱,百病蜂起"。因此治疗"小儿久病,只以补脾胃为主,补其正气,则病自愈"。并强调"调理脾胃者,医中之王道也"。临证常用白术散、肥儿丸、参苓白术散等方剂,常用人参、白术、山药、茯苓、陈皮、砂仁、甘草等药。如肥儿丸就用白术、茯苓、莲子、山楂、人参、山药健脾养胃;《广嗣纪要·调元篇第四》治疗弱男羸女的不孕与不育就采用"补羸女则养血壮脾,补弱男则养脾绝色"的调理脾胃法,充分体现了万氏重视脾胃的思想。同时指出"调理之法,不专在医,唯调乳母,节饮食,慎医药,使脾胃无伤,则根本常固矣"。

【医案举例】

公子脾胃素弱,常伤食。一医枳术丸、保和丸,其意常用枳术丸补脾,至伤食则服保和丸，不效。公以问余，予曰：此法固好，但专用枳术丸则无消导之药，初不能制其饮食之伤；专服保和丸，则脾胃之虚不能胜其消导，而反损中和之气。当立一方，七分补养，三分消导，则脾胃自强，不能再伤矣。公曰：甚善，汝作一方来看。余乃制用人参、白术、青皮、陈皮、甘草、木香、缩砂仁、山药、莲肉、使君子、神曲、麦芽为末，荷叶煨饭，捣烂为丸，米饮下，名之曰养脾消食肥儿丸。服后精采顿异，饮食无伤。（《幼科发挥·泄泻》）

2. **善用丸散膏丹**　万全根据小儿特点，处方以药味少、药量小，灵活变通，喜用丸散膏丹为特色，并配合小儿推拿治疗小儿疾病。他根据祖传经验和自己的临床实践，总结出了100多个家传经验方，寓神效于平凡之中，如安虫丸、玉枢丹、牛黄清心丸等一直受后世医家所喜爱。

3. **用药中正平和**　因"初生小儿，内外脆薄，药石针灸，必不能耐也"，故无病不可服药；一旦患病，偏寒偏热之剂不可多服，用药贵在平和，勿犯小儿生生之气；即使是"温平凉平之药，亦不可以群聚久服也"；避免积温成热，积凉成寒。以"调理但取其平，补泻无过其剂"为原则，以药攻邪，以食养病。并告诫说"中病即已，救本为先"，"病衰其半，即止其药，以待其真气之发生，又以乳食之养，助其发生之气"。"病有攻者急攻之，不可喜补恶攻"。而"今之调脾胃药，不知中和之道，偏之为害，喜补而恶攻，害于攻者大，害于补者，岂小小哉"。

4. **反对滥用攻补**　万全反对滥用攻伐，慎用金石之药。因为小儿脏腑娇嫩，形气未充，易为虚实，而攻伐之品多为苦寒药，可损阳败胃。金石之品辛热走气以耗阴，使小儿伤阴化热而滋生病端，亦当少用。故"慎勿用轻粉、巴豆之类，恐伤元气，损脾胃、误杀小儿"。"轻粉之去痰，硇砂之消积，硫黄之回阳，有毒之药，皆宜远之"。

【医案举例】

一儿初生即吐，医欲用钱氏木瓜丸，予阻之曰：不可。小儿初生，胃气甚微，初饮乳或有乳多过饱而吐者，当令乳母缓缓与之，或因浴时客寒犯胃而吐者，当取其乳汁一杯，用姜葱同煎，少与服之。或因恶露涉水，停在腹中而吐者，宜以炙甘草煎汤而吐去之。如何敢用木瓜丸，以铁粉、槟榔之剂，重犯其胃中初生中和之气耶？故常语人曰：钱氏小儿方，非先生亲笔，乃门人附会说也。（《幼科发挥·呕吐》）

【参考文献】

1. 赵国平.万密斋医事活动编年[J].中医文献杂志,1996,(4)：34—36.
2. 毛德华.万全生平著述考[M].武汉：华中师范大学出版社,1997.
3. 傅沛藩.万密斋医学全书[M].北京：中国中医药出版社,1999.
4. 李江全.明代医家万全预养、胎教及婴幼儿保健学术思想探析[J].甘肃中医,2003,16(11)：4.
5. 李成年.略论万全养生观的现代意义[J].河南中医,2006,26(7)：29.
6. 安邦煜,张牧寒.明代万密斋儿科全书[M].中医古籍出版社,2007.
7. 文颖娟,潘桂娟.万密斋学术思想特色探析[J].中医杂地,2011,52(24)：2077—2080.
8. 文颖娟.万密斋调经学术思想探讨[J].中华中医药杂志,2013,28(11)：21—24.

11

龚廷贤

龚廷贤阐发脾胃理论,擅长辨治泄泻、呕吐等杂病;总结老年养生方法,创制八仙长寿丸、阳春白雪糕、延寿丹等防治老年病良方,为后世老年养生提供了很多借鉴。

学习要求:

掌握脾胃理论,辨治泄泻、呕吐经验;熟悉老年养生方法与方药;了解生平、代表著作及其学术成就对后世的影响。

一、 概说

龚廷贤(1522~1619 年),字子才,号云林山人,明代江西金溪人。

龚氏出身世医家庭,父龚信,字瑞之,号西园,精医术,曾供职于太医院。龚氏年少习儒,幼即留意岐黄,因屡试不第,乃随父学医,继承家学,遍览历代名医典籍,访贤寻师,与名家研讨医术,博采众长,临证强调辨证论治与专方专药结合,终成一代名医。龚氏行医六十多年,足迹遍及河南、黄河流域,由于医术高超,曾任太医院吏目。后因治愈明藩王鲁王妃的臌胀重症,被鲁王誉为"国手",并赐"医林状元"匾额。

龚氏治学主张博览群书,注重学术交流,善于总结经验著书立说,将平生所治疑难杂症之所获及其与其父的学术商榷,分门别类,编纂成册。

龚廷贤代表著作有《寿世保元》《万病回春》。还有《种杏仙方》《云林神彀》《济世全书》《小儿推拿秘旨》《鲁府禁方》《复明眼方外科神验全书》;此外,还续编了龚信的《古今医鉴》。

二、 学术特色与临证经验

(一) 阐发脾胃理论

龚氏认为"古今论脾胃及内外伤辨,惟东垣老人用心矣,但繁文衍义,卒难措用"。故在《寿世保元》中专列"脾胃论",进一步阐发脾胃内伤病因病机及其辨治方药,丰富了脾胃内伤学说。

1. 脾胃生理 龚氏认为脾胃为人身之本,五脏六腑之化源;脾胃健运,水谷精微化为荣血卫气,周流不息,能长养人体经络百骸,滋养五脏六腑,维持脏腑协调一致的功能活动。其在《寿世保元·内伤》说:"愚谓人之一身,以脾胃为主,脾胃气实则肺得其所养,肺气既盛,水自生焉。水升则火降,水火既济,而全天地交泰之令矣。脾胃既虚,四脏俱无生气。"《寿世保元·脾胃论》："夫脾胃者,仓廪之官也。属土以滋众脏,安谷以济百骸……五脏六腑之脉,统宗于胃,故人以胃气为本也。"还强调脾胃健运是维持人体精气升降运动及气血通调的重要保证,"凡善调脾胃者,当惜其气,气健则升降不失其度,气弱则稽滞矣"。

2. **病因病机**　龚氏在继承李杲之学基础上,根据患者生活环境、年龄、摄身等情况的不同,更加详尽地分析了脾胃内伤的病因病机。

(1) 饮食劳倦伤脾:常人劳倦过度或小儿脾胃虚弱,服用克伐之剂太过,虚损元气,气血不足,脾升胃降功能失常。

(2) 嗜欲伤脾:恣食膏粱厚味,腻膈滞胃,痰湿中阻;恣情纵欲伤精耗气,肾病及脾,脾肾同病。多见于富贵之人。

(3) 饮食自倍伤胃:大饥大食或小儿乳食混吃,过食生冷坚硬之物,脾胃不能克化,积滞中脘而肠胃乃伤。多见于藜藿之人。

(4) 嗜酒损伤脾胃:酒性大热助火且有毒,适量饮用有利于健康,若嗜酒无度,"早酒伤胃,宿酒伤脾……醉后入房,以竭其精"。可见呕吐,或自汗,或疮疥,或鼻衄,或泄利,或心脾痛,或为消渴,为内疽,为肺痿,为痔漏,为鼓胀,为黄疸,为失明,为哮喘,为劳嗽,为癫痫等。

3. **调治脾胃特点**　龚氏注重顾护胃气,不主张过用香燥耗气之品,也反对世俗以枳术丸作为脾胃之要药的肤浅做法,认为枳术丸久服不但无效,还会剥削真气。临证强调审证求因、因证论治和整体调治。根据脾胃内伤病因病机与症状的不同,制定相应的治法和方药。

(1) 因证论治:饮食劳倦伤脾,中阳不举,气血不足,宜补中益气汤;嗜欲伤脾,恣食厚味生痰腻膈,纵情欲耗精散气,见胸膈不舒,吞酸,宜加味六君子汤加红花、知母;饮食自倍,损伤肠胃,宜保和丸或三因和中丸权之;若伤食因喜食而多食所致,当先和其胃气,勿服消导耗气之药,损谷自愈;因饥饿而急食所致,当先益其胃气,宜香砂养胃汤(人参、白术、茯苓、香附、砂仁、苍术、厚朴、陈皮、白豆蔻、木香、甘草);因人勉强劝而强食所致,宜百消丸(牵牛子、香附、五灵脂)消导;因病后脾胃虚弱而多食伤胃,宜参苓白术散补养。小儿内伤乳食,则用万亿丸(陈皮、半夏、茯苓、枳实、山楂、神曲、干生姜、砂仁、三棱、莪术)。饮食不进,胸膈痞塞,大便溏泄,因房劳过度,肾阳衰惫,脾胃虚寒,中州脾土不运所致者,当服八味丸补火生土,则中焦自治;不宜用常法投脾胃药,否则治而不效,此即"补脾不如补肾"。另外还有治疗心脾虚怯,眩晕嘈杂的滋阴健脾汤(当归、川芎、白芍、生地黄、人参、白术、茯苓、陈皮、半夏、茯神、麦门冬、远志、甘草、姜、枣);用于久泻倦怠食少的除湿健脾汤(白术、苍术、茯苓、白芍、当归、厚朴、陈皮、猪苓、泽泻、柴胡、升麻、防风、甘草,久泻加南星);用于脐腹冷痛、久泻不止的参术健脾丸(苍术、人参、白术、茯苓、山药、补骨脂、枸杞子、菟丝子、莲子、川楝子、五味子、川牛膝、花椒、小茴香、陈皮、木香、远志);用于气虚胃寒,完谷不化的益气健脾汤;用于脾胃虚弱,四肢沉重无力的补胃汤(黄芪、人参、甘草、当归、神曲、柴胡、升麻、苍术、青皮、黄柏);用于脾胃虚弱,不思饮食,呕吐泄泻,胸痞腹胀的理气健脾丸(白术、茯苓、陈皮、半夏、当归、黄连、枳实、桔梗、神曲、山楂、香附、木香、甘草)等。

龚氏还根据所伤食物寒热性质不同,并结合体质强弱,辨证用药。如膏粱辛辣厚味等谷肉类多偏于热,宜用三黄枳术丸,甚则利气丸;水果瓜桃生冷等菜果类多偏于寒,宜用香砂养胃汤,甚则万亿丸;如冷热不调者,宜用备急丹(大黄、巴豆、干姜)。

若饮酒太过,呕吐痰逆,心神烦乱,胸膈痞塞,手足战摇,小便不利,大便稀溏,饮食减少等,宜服葛花解醒汤(葛花、砂仁、白豆蔻、人参、白术、茯苓、青皮、陈皮、木香、猪苓、泽泻、神曲、干

生姜,素有热者加黄连);吐血衄血用葛花、黄连。(《寿世保元·嗜酒丧身》)

(2) 整体调治:从脏腑生克关系入手,提出养心健脾疏肝之法,进行整体调治,也即"求本之治",这是龚氏治疗脾胃内伤病的又一特点,补充了李杲脾胃论的治疗内容。因为心火生脾土,养心则可助脾气;肝木克脾土,疏肝则可健脾胃;肺金平肝木,补肺可防制肝木横逆脾土。故"而求本之治,宜养心健脾疏肝为要也。夫心气和则脾土荣昌,心火,脾土之母,肝木,脾土之贼,木曰曲直作酸,故疏肝则胃气畅矣。肺乃传送之官,肺主气属金,肺金有力,则能平肝木,不能作膈闷矣。人多执于旧方香燥耗气之药,致误多矣。予家传三因和中健脾丸,为脾胃家之通用,其功效不可尽述"。(《寿世保元·脾胃论》)

【医案举例】

一人,饮酒过度,大醉不醒,一家怆惶,无计可施,来告。予用樟树上嫩叶(晒干,为末)、真葛花(末),二味各等分,每服三钱,白滚水调服,立醒。(《寿世保元·嗜酒丧身》)

一人,善饮酒,泄泻腹胀,吐痰作呕口干,此脾胃之气虚,先用六君子加神曲止呕,再用益气汤加茯苓、半夏,泄胀亦愈。(《寿世保元·嗜酒丧身》)

(二) 辨治泄泻经验

龚氏根据泄泻病机、症状的不同,将其分为湿泻、气虚泻、火泻、痰泻、食积泻、寒泻、脾泻、肾泻等八类。并归纳了脉象特征:"泻脉自沉,沉迟寒侵,沉数火热,沉虚滑脱,暑湿缓弱,多在暑月。"还收集了很多治疗泄泻的单方、验方。

1. 湿泻 中暑伤湿,或停饮夹湿,脾胃不和,水谷不化,阴阳不分,症见腹痛,泄泻,口渴,小便不利。宜胃苓汤(苍术、厚朴、陈皮、猪苓、泽泻、白术、茯苓、白芍、肉桂、炙甘草、生姜、大枣)健脾利湿,和中止泻。

2. 气虚泻 饮食入胃不住,完谷不化者,证属气虚。用益气健脾汤(人参、白术、茯苓、陈皮、白芍、苍术、诃子、肉豆蔻、升麻、炙甘草、生姜、大枣)益气健脾,温中止泻。

3. 火泻 泄泻腹痛,泻水如热汤,痛泻交作,证属火热。宜加味四苓散(白术、茯苓、猪苓、泽泻、木通、栀子、黄芩、白芍、甘草、灯心草)清热利湿止泻。

4. 痰泻 泄泻或多或少,或泻或不泻者,伴有痰症表现。宜加味二陈汤(陈皮、半夏、茯苓、白术、苍术、厚朴、砂仁、山药、车前子、木通、炙甘草、生姜、乌梅、灯心草)化痰健脾,除湿止泻。

5. 食积泻 腹痛甚而泄泻,泻后痛减,证属食积。宜香砂平胃散(苍术、陈皮、厚朴、白术、茯苓、半夏、砂仁、香附、神曲、白芍、炙甘草、生姜)燥湿健脾,理气止痛。

6. 寒泻 泄泻,肚腹疼痛,四肢厥冷,证属于寒。宜附子理中汤(白术、干姜、人参、茯苓、砂仁、厚朴、苍术、附子、炙甘草、生姜)温阳散寒,健脾止泻。

7. 脾泻 大便稀溏,易饱,证属脾气虚弱。宜扶脾散(莲子、陈皮、茯苓、白术、麦芽),或八柱散(人参、白术、肉豆蔻、干姜、诃子、附子、罂粟壳、炙甘草、姜、乌梅、灯心草),或用补脾丸(白术、莲子、人参、炙甘草、白芍、木香、山药、陈皮、干姜)健脾益气,和中止泻。

8. 肾泻 五更泻泄,或不思饮食,或完谷不化,或大便不实,证属肾阳不足。宜二神丸(补骨脂、肉豆蔻、生姜、大枣)温补脾肾。

【医案举例】

治许州黄太守患泄泻,二三年不愈,每饮烧酒三盅则止二三日,以为常,畏药不治,召余诊之。六脉弦数,先服此药(黄连一两、生姜四两),以解酒毒,后服理气健脾丸,加泽泻

而愈。(《寿世保元·泄泻》)

(三) 辨治呕吐的经验

龚氏认为"呕吐者,饮食入胃而复逆出也。有声无物谓之哕,有物无声谓之吐,呕吐谓有声有物。胃气所伤,中气不足所致"。(《寿世保元·呕吐》)他认为呕吐病位在胃,与脾胃之气受伤有关;临证辨治不离调理脾胃。并将呕吐分为外感寒邪、内伤饮食、胃气上逆、胃热、胃寒、痰涎内聚、水寒停胃、胃气虚弱等八种类型,各设主治方药。

外感寒邪用藿香正气散;内伤饮食用藿香正气散加砂仁、神曲、山楂;胃气上逆用藿香正气散加木香、砂仁、白豆蔻;胃热用清胃保中汤(藿香、白术、陈皮、半夏、白茯苓、砂仁、黄连、黄芩、栀子、甘草、枇杷叶、生姜)加减;虚寒呕吐,手足厥冷,腹痛冷甚,用附子理中汤;痰涎内聚而呕哕痰涎用加减二陈汤(陈皮、半夏、茯苓、甘草、人参、白术、竹茹、砂仁、栀子、麦门冬、生姜、大枣);水寒停胃用茯苓半夏汤(茯苓、半夏、陈皮、苍术、厚朴、砂仁、藿香、干姜、乌梅、甘草);胃气虚弱,如久病胃虚,呕吐日久,不纳水谷,闻食即呕,闻药亦呕,用比和饮(人参、白术、白茯苓、藿香、陈皮、砂仁、神曲、炙甘草、伏龙肝、生姜、大枣)。

此外,对于大便不通,大肠燥结而呕吐不止,先以蜜导煎通其幽门,然后服藿香、陈皮、白术、厚朴、茯苓、砂仁、枇杷叶、甘草、生姜等通便止呕;阴虚于下,阳气浮越无所依附而呕咳气喘,六味地黄丸盐水送下;热证呕吐或恶寒发热口苦者,用小柴胡汤加生姜、人参,或加乌梅;冷涎呕吐,阴证干呕,用吴茱萸汤。

【医案举例】

呕吐宿滞,脐腹痛甚,手足俱冷,脉微细,用附子理中汤一服,益甚。脉浮大,按之而细,用参附汤一剂而愈。(《寿世保元·呕吐》)

呕吐不食,腹痛后重,自用大黄等药一剂,腹痛益甚。自汗,发热昏愦,脉大。予用参、术各一两,炙甘草、煨姜各三钱,升麻一钱。水煎服而苏。又用益气汤加炮姜,一剂而愈。(《寿世保元·呕吐》)

(四) 老年养生

1. **阐发衰老病机**　龚氏认为衰老主要与肾脾有着密切关系。

(1) 肾气耗伤:肾为先天之本,两肾之间的动气是人体生命活动的动力,其能"鼓舞变化,开阖周身,熏蒸三焦,消化水谷,外御六淫,内当万虑"。(《寿世保元·衰老论》)若在日常生活中,不注意摄生养性,不知保护肾间动气,反而色欲过度,肆意损耗,"所虑昼夜无停,八面受攻,由是神随物化,气逐神消,营卫告衰,七窍反常"。人体就会由壮而衰,出现一系列衰老的征象,如"啼号无泪,笑如雨流,鼻不嚏而涕,耳无声蝉鸣,吃食口干,寐则涎溢,溲不利而自遗,便不通而或泄"。进而元阳亏损,阳损及阴,则还会出现"真阴妄行,脉络壅涩,昼则对人瞌睡,夜则独卧惺惺"的表现。

(2) 内伤脾胃:脾胃为后天之本,脾胃强健则气血生化有源,脏腑得养,才能健康长寿。如果饮食失时失节,或恣食膏粱厚味,则损伤脾胃,使人形神衰惫,加速衰老。他说:"恣口腹之欲,极滋味之美,穷饮食之乐,虽肌肤充腴,容色悦泽,而酷烈之气,内蚀脏腑,形神虚矣,安能保合太和,以臻遐龄。"因此告诫人们:"人知饮食所以养生,不知饮食失调亦以害生。故能消息使适其宜,是谓贤哲防于未病。"

2. **创制延缓衰老方药**　龚氏认为人体衰老与脾肾有关,故防治老年病,多从脾肾入手。

常用方剂如八仙长寿丸(生地黄、山茱萸、茯神、五味子、麦门冬、牡丹皮、山药、益智仁)、五仁斑龙胶(鹿角、人参、天门冬、麦门冬、枸杞子、川牛膝)、阳春白雪膏(茯苓、山药、芡实、莲子、陈仓米、糯米、白砂糖)、延寿丹(茯苓与蜂蜜为丸)等补益脾肾。八仙长寿丸、五仁斑龙胶重在补肾，阳春白雪糕、延寿丹重在补脾，充分体现了龚氏对老年病用药的特点。尤其阳春白雪糕，是药食两用保健养生食品，"最益老人"，具有补元气，健脾胃之功，不仅可治疗虚劳、瘦怯、泄泻、腹胀、肿满、喘嗽等症，而且还是饮食之上品，可作为保健食品，长期服用，延年益寿。

【医案举例】

一论年老，房有少艾，致头痛发热，眩晕喘急，痰涎壅塞，小便频数，口干引饮，遍舌生刺，缩敛如荔枝然，下唇黑裂，面目俱赤，烦躁不寐，或时喉间如烟火上冲，急饮凉水少解，已滨于死。脉洪大而无伦且有力，扪其身烙手。此肾经虚火游行于外，投以十全大补汤，加山茱、泽泻、丹皮、山药、麦门冬、五味、附子，水煎服。熟寐良久，脉症各减三四，再与八味丸，服之而愈。(《寿世保元·补益》)

3. **倡导养生箴言** 龚氏认为人之寿夭，在乎调摄，一有所偏，百病俱发。倡导贤哲应防病于未来，通过摄生养性以延年益寿，并以"妄想要息，房劳要绝，恼怒要除，饮食要节"作为却病延年的纲领，归纳许多养生至理名言，深入浅出，为后世所遵循。

(1) 养性方面：清心寡欲以养神气，诗书悦心，山林逸性，悲哀欢乐勿令太过，谦和容让、济困扶危以养性情。

(2) 情欲方面：龚氏提倡晚婚、节色欲以保肾精，还指出早婚对人体健康的危害。男子以精为主，女子以血为主；"男子破阳太早，则伤其精气。女破阴太早，则伤血脉"。所以"嬴女则养血，宜及时而嫁。弱男则节色，宜待壮而婚"。已婚之人应戒淫声美色，尤其年高之人，血气既弱，更应慎而抑之，不可纵心恣意，就譬如枯朽之木，遇风则折。此外，饱食大醉，忿怒恐惧入房，则劳损血气，精虚气竭，他日出现难状之疾。

(3) 饮食方面：龚氏明言饮食可以养生，但也能致病。若醉而强酒，饱而强食，未有不疾而丧生者。养生之道，饮食应细软而勿生硬，宜细嚼慢咽，不可过饱过饥。四时都要温食，特别是夏月伏阴在内，暖食尤宜。不宜食后便卧及终日稳坐，皆能凝结气血，久则损寿。提倡食后"常以手摩腹数百遍，仰面呵气数百口，趑趄缓行数百步"，以帮助消化。食饱不宜进行速步、走马、登高等剧烈运动，恐气满而激，损伤脏腑。不宜夜食，因食之不消，日久损胃。不欲极饥而食，食不可过饱。不欲极渴而饮，饮不可过多。食过多则结积，饮过多则成痰癖。所以要谨记：大渴不大饮，大饥不大食。谷肉果菜虽能养人，但过则伤正；若"恣口腹之欲，极滋味之美，穷饮食之乐，虽肌体充腴，容色悦泽，而酷烈之气，内蚀脏腑，精神虚矣"。(《寿世保元·饮食》)

(4) 老人六戒：龚氏认为六戒是广筵专席，勉强支陪，衰年之戒；家之成败，开怀尽付儿孙，优游自如，清心寡欲；衣薄绵轻，不宜华丽粗重，慎于脱着，避风寒暑湿之侵，小心调摄；饮暖酒，食细软，节饮食，频慢食，四时服理气健脾之药；生活应有规律，凡事适兴而止；不问子孙贤否，衣衾棺椁自当预备，身虽强健，常以朝不保暮四字介意。

4. **编纂养生歌诀** 龚氏为了推广养生之道，还将摄养要点编成歌诀，言简意赅，以供诵记。

(1) 摄养歌诀："薄滋味，省思虑，节嗜欲，惜元气，简言事，轻得失，破忧诅，除妄想，远好恶，收视听"。"惜气存精更养神，少思寡欲勿劳心。食唯半饱无兼味，酒至三分莫过频。每把戏言多取笑，常含乐意莫生嗔，炎热变诈都休问，任我逍遥过百春"。

(2) 延年良箴：四时顺摄，谦和辞让，物来顺应，事过心宁，口勿妄言，意勿妄想，行住量力,勿为劳形,坐卧顺时,勿令身怠,悲哀喜乐,勿令过情,寒温适体,勿侈华艳,动止有常,言谈有节,儿孙孝养,身心安逸,积有善功,济困扶危等。

【参考文献】

1. 刘健英.明代名医龚廷贤食疗方精选[J].中国食品,1995,(2):8.

2. 李世华,王育学.龚廷贤医学全书[M].北京:中国中医药出版社,1999.

3. 吴伟,罗会林.龚廷贤运用补中益气汤临床经验举隅[J].江西中医学院学报,2001,(4):157—159.

4. 王禄.龚廷贤治疗眩晕经验[J].中国中医基础医学杂志,2005,11(8):622.

5. 李军.从龚廷贤医籍歌括用韵看明代赣方言的若干特点[J].语言研究,2006,26(1):62—63.

6. 蒋宁,刘景超.论龚廷贤预防中风思想[J].中医研究,2010,23(1):79—80.

7. 孟萍,陈建章,高晓静.旴江医家龚廷贤妇科诊治特色浅探[J].中华中医药杂志,2011,26(8):698—699.

8. 王东坡,张惠敏,林燕等.龚廷贤饮食损伤证治特色研究[J].安徽中医学院学报,2013,32(1):10—11.

12

杨继洲

杨继洲溯源穷流,集针灸诸家之大成,师古而不泥;重视经络理论,提出"宁失其穴,勿失其经";总结和创新针刺手法,建立了比较规范和实用的针刺手法体系;倡导针灸药物并重,为针灸学的发展作出了重要的贡献。

学习要求:

掌握杨继洲总结和创新的针刺手法,针灸药物并重思想;熟悉经络理论对针灸的重要指导价值;了解生平、著作及学术成就对后世的影响。

一、概说

杨继洲(约 1522～1620 年),字济时,明代浙江三衢(今浙江衢州)人。

杨氏出身中医世家,祖父曾为太医。幼习举子业,博学善文。后因仕途不畅,遂秉承家学,专心业医,学验俱丰。行医 50 多年,足迹遍及江苏、福建、山东、河南、河北等地,曾在太医院任职。

杨氏治学主张溯源穷流,师古而不泥,重视经络理论,临证强调针灸药物综合运用。认为《素问》《难经》为针灸之源,最为重要,因"不溯其源,则无以得古人立法之意;不穷其流,则何以知后世变法之弊","溯而言之,则惟《素》《难》为最要";主张"由《素》《难》以溯其源,又由诸家以穷其流"。《针灸大成》集诸家针灸之大成,总结、规范和发展了针灸之针法和手法,为针灸学的发展作出了重要贡献。

杨继洲著作是《针灸大成》,以家传《卫生针灸玄机秘要》为基础,并汇集 20 多部医著的针灸精华而成。

二、学术特色与临证经验

(一)重视经络理论

杨氏临证十分重视经络理论的掌握和运用,强调若能辨经络以定病证和穴位,就可以提高临床诊治水平。他说:"其他病以人殊,治以疾异,所以得之心而应之手者,罔不昭然,有经络在焉。"(《针灸大成·卷三·策》)并引《灵枢·经别》"夫十二经脉者,人之所以生,病之所以成,人之所以治,病之所以起",以说明经络关系到人体的生理、病理以及疾病的发生和治疗。

1. **临床辨证,经络为要** 杨氏认为:"内而五脏六腑,外而四体百形,表里相应,脉络相通。

其所以生息不穷,而肖形于天地者,宁无所纲维统纪于其间耶。"经络既是"所纲维统纪于其间"者,也是阴阳气血运行的通道。因此,杨氏将辨经络作为临床诊病察证的主要方法之一。《针灸大成·标幽赋》说:"欲知脏腑之虚实,必先诊其脉之盛衰,既知脉之盛衰,又必辨其经脉之上下。"他在回答"虚实寒热之治"时又说:"先诊人迎气口,以知阴阳有余不足,以审上下经络,循其部分之寒热,切其九候之变易,按其经络之所动,视其血脉之色状。"(《针灸大成·经络迎随设为问答》)可见,在临床辨证中,辨经络与诊脉都必不可少。

2. **宁失其穴,勿失其经**　杨氏认为不仅临床辨证之要在经络,而且临床治疗之要也在经络。其云:"总而会之,则人身之气有阴阳,而阴阳之运有经络,循其经而按之,则气有连属,而穴无不正,疾无不除。"(《针灸大成·策》)而且疾病"变症虽多,但依经用法,件件皆除也"。(《针灸大成·通玄指要赋》)在针灸治疗上,杨氏特别重视经络的主导作用,强调依经取穴。"灸穴须按经取穴,其气易连而其病易除","执事发策,而以求穴在乎按经","人而知乎此焉,则执简可以御繁,观会可以得要,而按经治疾之余,尚何疾之有不愈而不足以仁寿斯民也哉!"临证治疗要取得又快又好的效果,首先要分析确定病变所在的经络,再以此为基础选取治疗穴位。反之则本末倒置,难取其效。因此,杨氏在《针灸大成·标幽赋》中明确提出"宁失其穴,勿失其经"的针灸论治观点,对后世产生了极为深远的影响。

【医案举例】

壬申夏,户部尚书王疏翁,患痰火炽盛,手臂难伸,予见形体强壮,多是湿痰流注经络之中,针肩髃,疏通手太阴经与手阳明经之湿痰,复灸肺俞穴,以理其本,则痰气可清,而手臂能举矣。户部尚书,形体益壮。(《针灸大成·医案》)

壬申岁,四川陈相公长孙,患胸前突起,此异疾也。人皆曰:此非药力所能愈。钱诚翁堂尊,推予治之,予曰:此乃痰结肺经,而不能疏散,久而愈高,必早针俞府、膻中,后择日针,行六阴之数,更灸五壮,令贴膏,痰出而平。(《针灸大成·医案》)

(二)总结创新针刺手法

杨氏十分注重针刺手法。他说:"夫用针之法,要在识其通变,捷而能明,自然于迎随之间,而得施为之妙也。"(《针灸大成·通玄指要赋》)"针力不到,补泻不明,气血错乱,或去针速,故不效也。"(《针灸大成·治症总要》)他收集整理各家针刺手法,结合临床实践经验,建立了比较规范和实用的针刺手法体系,这些手法大多为后世医家所效法。

1. **十二字分次第手法**(简称十二法)　杨氏在窦汉卿《针经指南》动、退、搓、进、盘、摇、弹、捻、循、扪、摄、按、爪、切等针刺十四法的基础上,将针刺手法归纳为爪切、指持、口温、进针、指循、爪摄、针退、指搓、指捻、指留、针摇及指拔等十二法,详尽说明其操作要领和作用,并编成简明易记的口诀:"针法玄机口诀多,手法虽多亦不过,切穴持针温口内,进针循摄退针搓,指捻泻气针留豆,摇令穴大拔如梭,医师穴法叮咛说,记此便为十二歌。"(《针灸大成·三衢杨氏补泻》)

2. **下手八法**　杨氏在上述十二法的基础上,将针刺手法精简为揣、爪、搓、弹、摇、扪、循、捻等下手八法,详细说明其操作方法、作用和注意事项。如论述揣法时说:"凡点穴,以手揣摸其处。在阳部筋骨之侧,陷者为真。在阴部郄腘之间,动脉相应。其肉厚薄,或伸或屈,或平或直,以法取之,按而正之,以大指爪切掐其穴,于中庶得进退,方有准也。《难经》曰:刺荣毋伤卫,刺卫毋伤荣。又曰:刺荣无伤卫者,乃掐按其穴,令气散,以针而刺,是不伤其卫气也。刺

卫无伤荣者,乃撮起其穴,以针卧而刺之,是不伤其荣血也。此乃阴阳补泻之大法也。"(《针灸大成·三衢杨氏补泻》)

3. **二十四法** 杨氏在《针灸大全》《针灸聚英》和《针灸问对》等医籍记载的针刺手法基础上,阐述了烧山火、透天凉、阳中隐阴、阴中隐阳、留气法、运气法、提气法、中气法、苍龙摆尾、赤凤摇头、龙虎交战、龙虎升降、五脏交经、通关交经、隔角交经、关节交经、子午捣臼、子午倾针、进火补、进水泻等二十四种针刺复式手法,详细说明其操作方法、作用和注意事项。其中,有杨氏补充和完善其他医家的手法,如烧山火法出自《金针赋》,杨氏补充阐述了"三进一退"、"先浅后深"、"慢提紧按"等操作内容;有杨氏独创的,如运气法、中气法、五脏交经、通关交经、隔角交经、关节交经、子午倾针、进火补、进水泻等九法。(《针灸大成·三衢杨氏补泻》)

4. **补泻手法**

(1) 补针要法:重切十字缝纹,随咳进针;长呼气一口,刺入皮三分;针手经络者,停二十四息;针足经络者,停三十六息;催气针沉,捻九撅九,号曰天才。少停呼气二口,徐徐刺入肉三分,如前息数足,又觉针沉紧,以生数行之,号曰人才。少停呼气三口,徐徐又插至筋骨之间三分,又如前息数足,复觉针下沉涩,再以生数行之,号曰地才。再推进一豆,谓之按,为截、为随也。此为极处,静以久留,却须退针至人部;又待气沉紧时,转针头向病所;自觉针下热,虚羸痒麻,病势各散,针下微沉后,转针头向上,插进针一豆许,动而停之,吸之乃去,徐入徐出,其穴急扪之。(《针灸大成·经络迎随设为问答》)

(2) 泻针要法:重切十字纵纹三次,随咳进针,插入三分,刺入天部,少停,直入地部,提退一豆,得气沉紧,搓捻不动,如前息数尽,捻六撅六,吸气三口回针,提出于人部,号曰地才。又待气至针沉,如前息数足,以成数行之,吸气二口回针,提出至天部,号曰人才。又待气至针沉,如前息数足,以成数行之,吸气回针,提出至皮间,号曰天才。退针一豆,谓之提,为担、为迎也。此为极处,静以久留,仍推进人部,待针沉紧气至,转针头向病所,自觉针下冷,寒热痛痒,病势各退,针下微松,提针一豆许,摇而停之,呼之乃去,疾入徐出,其穴不闭也。(《针灸大成·经络迎随设为问答》)

(3) 刺有大小:杨氏首次提出"刺有大小",并根据刺之大小将补泻手法分为大补大泻和平补平泻两类。他说:"有平补平泻,谓其阴阳不平而后平也。阳下之曰补,阴上之曰泻,但得内外之气调则已。有大补大泻,惟其阴阳俱有盛衰,纳针于天地部内,俱补俱泻,必使经气内外相通,上下相接,盛气乃衰。"(《针灸大成·经络迎随设为问答》)可见,杨氏所谓平补平泻,实指手法较轻、刺激量较小的补泻手法;所谓大补大泻,则是手法较重、刺激量较大的补泻手法。由于刺有大小,故其适应证和作用也各不相同。

5. **得气手法** 杨氏十分重视针刺得气,主张"宁失其时,勿失其气",(《针灸大成·标幽赋》)强调针刺"只以得气为度,如此而终不至者,不可治也"。(《针灸大成·经络迎随设为问答》)并将得气手法按其操作顺序可分为候气、取气和行气三种,首先为候气:"用针之法,候气为先。须用左指,闭其穴门,心无内慕,如待贵人,伏如横弩,起若发机。若气不至,或虽至如慢,然后转针取之。转针之法,令患人吸气,先左转,不至,左右一提也";二为取气:"呼尽内针,静以久留,以气至为故者,即是取气于卫;吸则纳针,以得气为故者,即是置气于荣也";三是行气:即让气至病所,如"弹而努之者,是用指甲弹针,令脉气膹满,而得疾行至于病所也","又有病道远者,必先使气直到病所"等。

【**医案举例**】

戊辰岁,户部王缙庵公乃弟,患心痫疾数载矣。徐堂翁召予视之,须行八法开阖方可,公如其言。而刺照海、列缺,灸心俞等穴,其针待气至,乃行生成之数而愈。凡治此症,须分五痫,此卷前载之详矣,兹不悉录。(《针灸大成·医案》)

(三)倡导针灸药物并重

古代名医善用针灸,临证针灸药物灵活应用,以取良效。正如孙思邈所说:"若针而不灸,灸而不针,皆非良医也。针灸而药,药不针灸,尤非良医也。但恨下里间知针者鲜耳,所以学者深须解用针,燔针、白针皆须妙解,知针、知药固是良医。"(《备急千金要方·针灸下》)但到了明代,医家大多热衷于方药,轻视针灸,甚至废弃不用,一些针灸技法面临失传的危险。杨氏对此十分忧虑,分析其成因和危害,阐述针灸的特色和优势,极力倡导针灸药物并重。

1. 针砭时弊,推崇针灸

(1)重药物轻针灸危害:一是致使针灸衰落,濒临失传;二是影响人们的防病治病,难以实现寿民的愿望。杨氏对于不用针灸的严重后果评论说,"近世此科几于绝传,良为可叹!"并在《针灸大成·策》中尖锐指出:"夫何诸家之术惟以药,而于针灸则并而弃之,斯何以保其元气,以收圣人寿民之仁心哉?"

(2)重药物轻针灸原因:一是古今病有不同,古人患病以外感为主,针灸可已;今人之病,多从内生,外邪易中,非汤药不能济。二是有的医家对针灸缺乏认识,授之不真,学之不精,以致针灸之术不彰。杨氏说:"此和缓以后,方药盛行,而针灸兼用,固由世不古,若人非昔比,亦业针法之不精,传授之不得其诀耳。非古用针灸之多,今用针灸之少,亦非汤液之宜于今,而不宜于古耶。"(《针灸大成·经络迎随设为问答》)

(3)引经据典,推崇针灸:杨氏以《素问》诸书及古代名医为例,说明针灸妙用,完全可以治病救人,实为良医必精之医术。他在《针灸大成·标幽赋》中说:"劫病之功,莫捷于针灸。故《素问》诸书,为之首载。缓、和、扁、华,俱以此称神医。盖一针中穴,病者应手而起,诚医家之所先也。"而且"又语云:一针、二灸、三服药。则针灸为妙用可知。业医者,奈之何不亟讲乎?"

2. 针灸药物,不可缺一

(1)惟精于针,以备缓急:鉴于有的医家偏药物而废针灸,杨氏反复论述针灸治病的优势。他说:"夫治病之法,有针灸,有药饵,然药饵或出于幽远之方,有时缺少,而又有新陈之不等,真伪之不同,其何以奏肤功、起沉疴也?惟精于针,可以随身带用,以备缓急。"(《针灸大成·通玄指要赋》)

(2)针灸药物,各有所长:杨氏认为,针可行气,灸可散郁,药可治内。由于病邪之至,或伤于内,或侵于外,病变的部位各不相同。只有选择适当的治疗方法,用其所长,才能取得较好的效果。《针灸大成·策》说:"夫何喜怒哀乐、心思嗜欲之汨于中,寒暑风雨、温凉燥湿之侵于外。于是有疾在腠理者焉,有疾在血脉者焉,有疾在肠胃者焉。然而疾在肠胃,非药饵不能以济;在血脉,非针刺不能以及;在腠理,非熨炳不能以达。是针灸药者,医家之不可缺一者也。"

(3)治法因人,变通随症:考虑到病情的复杂多变,杨氏强调临证辨治要因人因证,灵活选用各种有效的治疗方法和手段,或针或灸或药,或针灸并举,或针灸药物同进,切不可拘泥于成方成法或一方一法。他在《针灸大成·策》中指出:"人身之气,不能以恒平,而必待于调摄之技。故其致病也,既有不同,而其治之亦不容一律,故药与针灸不可缺一者也。""故善业医者,苟能旁通其数法之原,冥会其奇正之奥,时可以针而针,时可以灸而灸,时可以补而补,时可以泻而泻。或针灸可并举,则并举之,或补泻可并行,则并行之。治法因乎人,不因乎数;变通随乎症,不随乎法;定穴主乎心,不主乎奇正之陈迹。譬如老将用兵,运筹攻守,坐作进退,皆运一心之神以为之。"

【医案举例】

乙卯岁，至建宁，滕柯山母患手臂不举，背恶寒而体倦困，虽盛暑喜穿棉袄，诸医俱作虚冷治之。予诊其脉沉滑，此痰在经络也。予针肺俞、曲池、三里穴，是日即觉身轻手举，寒亦不畏，棉袄不复着矣。后投除湿化痰之剂，至今康健，诸疾不发。若作虚寒，愈补而痰愈结，可不慎软！(《针灸大成·卷九·医案》)

戊午春，鸿胪吕小山，患结核在臂，大如柿，不红不痛。医云是肿毒。予曰：此是痰核结于皮里膜外，非药可愈。后针手曲池，行六阴数，更灸二七壮，以通其经气，不数日即平妥矣。若作肿毒，用以托里之剂，岂不伤脾胃清纯之气耶？(《针灸大成·医案》)

【参考文献】

1. 杨继洲.针灸大成[M].北京：中医古籍出版社,1998.

2. 王继,孙立虹.《针灸大成·策问》探微[J].中国针灸,2004,24(7)：513.

3. 袁宜勤,海月明,岳增辉.杨继洲对刺法的学术贡献浅析[J].中医药学刊,2004,22(10)：1918.

4. 李志刚.《针灸大成》对针法灸法学的贡献[J].针灸临床杂志,2005,21(10)：3.

5. 高希言.论杨继洲对针灸学的贡献[J].中医杂志,2007,48(7)：660.

6. 叶险峰,李成文,阎杜海.宋代社会背景对针灸学的影响[J].中国针灸,2007,27(1)：66—69.

7. 夏晓红,胡伶.从杨继洲医案看临床思维的培养[J].中国针灸,2009,29(3)：231—233.

8. 薛宏升,方晓丽.浅谈杨继洲"通关交经"针法的操作和临床应用[J].中国针灸,2009,29(3)：209—211.

9. 叶险峰,李成文,张会芳.宋金元时期轻灸重针转折因素浅析[J].中国针灸,2009,29(9)：759—762.

10. 戴铭,林怡,李成文.杨继洲针灸学术思想述要[J].中华中医药杂志,2011,26(10)：2205—2207.

13

缪希雍

缪希雍阐发外感病病因病机,提出邪从口鼻而入,应用自制羌活汤、白虎汤、竹叶石膏汤加减治疗外感热病;倡导"内虚暗风"说。临证重视调理脾胃,总结行血、补肝和降气治疗阴虚火旺吐血三要法;其学说对后世产生了较大影响。

学习要求:

掌握辨治伤寒病经验,调理脾胃特色,治疗吐血三要法;熟悉"内虚暗风"说;了解生平、代表著作与学术成就对后世的影响。

一、 概说

缪希雍(1546～1627年),字仲淳,号慕台,明代常熟县(今江苏省常熟市)人。

缪氏家境贫寒,少时多病,十七岁患疟,久治不愈,乃遍检方书,竟自疗而愈。遂酷爱医术,悉心钻研,博览群书,才识日增。然乡人仍以凡人目之,遂托友赡母、游学神州。缪氏壮年游历四方,寻师访友,并与王肯堂、汤显祖等交游,声名著于当时。晚年因与东林党人交往受到阉党威胁而流寓金坛,以业医度过余生。缪氏为贫苦之人治病,多不取报酬;他医抄其方,无所吝惜。在《神农本草经疏》中提出职业守则,如同情病人、读书识字、当先识药、虚心待人、不患道术不精与患取金不多等"祝医五则"。继承缪氏之学者,有松陵顾澄先、延陵庄继光、云间康元浤、司马铭鞠和李枝、武林刘默等人。

缪氏治学主张一是注重收集药方,取诸家之长。不但与当时名医切磋技艺,而且还结交樵夫、农民、仆人、和尚、道士,搜集民间药方,并通过自己验证,有效者笔之于书,且说"我以脉与证试方,不以方尝病也","熟读仲景书,即秘法也"。二是师古而不泥古,认为古今时气变异、方土有殊,且人的体质不同,不能套用古方治今病。如治疗伤寒病只要依据仲景之意,而不必拘泥于方药。"其药则有时而可改,非违仲景也,实师其意,变而通之,以从时也,如是则法不终穷矣。"

缪氏代表著作有《先醒斋医学广笔记》《神农本草经疏》,另有《本草单方》。

二、 学术特色与临证经验

(一) 辨治伤寒病经验

由于外感伤寒(即广义伤寒)是"关乎死生之大病",缪希雍对其十分重视,并根据南方地域气候特征及人体禀赋,深入研究探讨其邪气侵犯途径,病邪性质,发病特点,临床特征,灵活变通仲景之法,创制羌活汤新方,补充《伤寒论》之未备。

1. **邪入途径** 外感病邪气侵入人体皆由皮毛而入。缪氏经过长期临床观察,发现了这种认识的片面性。因而一改古人之见,大胆提出"伤寒、温疫……凡邪气之入,必从口鼻"的论断,这一观点早于吴又可的《温疫论》,其贡献是不可忽视的。

2. **病多阳明** 缪氏认为,口鼻为脾胃之门户,伤寒瘟疫,必经口鼻而入,且发病多在阳明。他明确指出:"伤寒瘟疫三阳证中,往往多带阳明者,以手阳明经属大肠,与肺为表里,同开窍于鼻;足阳明经属胃,与脾为表里,同开窍于口。凡邪气之入,必从口鼻,故兼阳明证者独多。"邪从口鼻而入,必以肺胃为潜伏之地,而胃属足阳明,肺与手阳明大肠为表里,故阳明证者独多。阳明病本属实热,易于热化。且江南气候多温热,患者多热多痰。

3. **临证特色** 缪氏治疗外感伤寒主张根据时代、地域、气候、禀赋、发病特点来灵活变通,有的放矢地进行治疗,方能效如桴鼓。"夫伤寒者,大病也。时者,圣人所不能违者也,以关乎死生之大病,而药不从时,故不殆哉。仲景,医门之圣也。其立法造论,后之明师如华佗、孙思邈辈,莫不宗之。汉末去古未远,风气犹厚,形多壮伟,气尚敦庞,其药大都为感邪即病而设。况南北地殊,厚薄不侔,故其意可师也,其法不可改也。循至今时,千有余年,风气浇矣,人物脆矣。况在荆扬交广梁益之地,与北土全别,故其药则有时而可改。非违仲景也,实师其意,变而通之,以从时也。如是则法不终穷矣。故作斯议"。

(1) 羌活汤解表:缪氏治疗太阳病,脉"浮洪",不用桂麻而自制羌活汤(羌活、葛根、杏仁、前胡、甘草、生姜、大枣)发汗解表;若秋深冬月,可加紫苏、葱白;冬月天气严寒,加麻黄助汗;若为太阳阳明证,加石膏、知母、麦门冬,且须大剂取汗。

(2) 善清阳明:缪氏在论治外感病时,针对阳明证或多兼阳明证的特点,最重阳明证的辨证施治。在阳明经证和腑证中,又重阳明经证。其治疗强调速逐热邪,清泄阳明气分,护脾胃,存津液。临床用药每以白虎汤、竹叶石膏汤加减,治疗阳明病不恶寒反恶热,或先恶寒不久旋发热、不大便、自汗、潮热、口渴、咽干、鼻干、畏人声、畏火,甚则谵语、狂乱、循衣摸床、脉洪大而长等症。但因半夏辛燥,有"渴家、汗家、血家"三禁,故主张在用竹叶石膏汤时去半夏。

石膏是清阳明邪热的主药,临床上多大剂量使用。缪氏在《神农本草经疏》中阐发说:"辛能解肌,甘能缓热,大寒而辛甘则能除大热","又为发斑、发疹之要品,起死回生,功同金液。若用鲜少,则难责其功"。

缪氏根据伤寒易于化热,热甚耗津,枯竭阴液的特点,主张治疗以速逐热邪为要。因为阳明证易致气分热盛,烁灼津液,且热邪传变迅速,易犯营血;治疗不能延误,"迟则胃烂发斑"。再者热为阳邪,易耗阴液。"邪在三阳,法宜速逐,迟则胃烂发斑;或传入于里,则属三阴邪热炽者,令阴水枯竭,于法不治矣"。

(3) 顾护津液:缪氏又根据《内经》和《伤寒论》之旨,提出"阳明多气多血,津液所聚而荫养百脉,故阳明以津液为本"的观点,主张热病以固护津液为要。

【医案举例】

章衡阳铨部患热病,病在阳明,头痛,壮热,渴甚且呕,鼻干燥,不得眠。诊其脉洪大而实。仲淳故问医师,医师曰:阳明证也。曰:然。问所投药,曰:葛根汤。仲淳曰:非也。曰:葛根汤非阳明经药乎?曰:阳明之药,表剂有二,一为葛根汤,一为白虎汤。不呕吐而解表,用葛根汤。今吐甚,是阳明之气逆升也,葛根升散,故用之不宜。白虎汤(硬石膏、知母、甘草)加麦门冬、竹叶,名竹叶石膏汤。石膏辛能解肌,镇坠,能下胃家痰热;肌解热散,则不呕,而烦躁壮热皆解矣。遂用大剂竹叶石膏汤,疏方与之,且诫其仲君曰:虏荆非六十万人不可,李信二十万则奔还矣。临别去,嘱曰:斯时投药,五鼓瘥。天明投药,朝餐瘥。已而果然。或谓呕甚,不用半夏,何也?仲淳曰:半夏有三禁,渴家、汗家、血家是也。病人渴甚而呕,是阳明热邪炽甚,劫其津液,故渴;邪火上升,故呕,半夏辛苦温而燥,有毒,定非所宜。又疑其不用甘草,何也?曰:呕家忌甘,仲景法也。(《先醒斋医学广笔记·卷一·春温夏热病大法》)

于润父夫人。妊九月患伤寒阳明证,头疼,壮热,渴甚,舌上黑苔有刺,势甚危。仲淳投竹叶石膏汤……以井底泥涂脐上,干则易之。一日夜尽石膏十五两五钱,病瘳。越六日,产一女,母子并无恙。(《先醒斋医学广笔记·卷一·春温夏热病大法》)

(二) 治疗吐血三法

缪氏在《神农本草经疏·论治血三法药各不同》中将血症分为血虚、血瘀、血热三类,提出血虚宜补,药用甘寒、甘平、酸寒、酸温的熟地黄、白芍药、牛膝、炙甘草、酸枣仁、龙眼肉、鹿角胶、肉苁蓉、枸杞子、甘菊花等;血热宜清,药用酸寒、苦寒、咸寒、辛凉的牡丹皮、赤芍药、生地、黄芩、地榆、大小蓟、茜草、黄连、栀子、大黄、青黛、天门冬、玄参、荆芥等;血瘀宜通,药用辛温、辛热、辛平、辛寒、甘温、咸寒的当归、红花、桃仁、苏木、桂、五灵脂、蒲黄、姜黄、郁金、三棱、延胡索、花蕊石、没药、自然铜、牡蛎、芒硝等。缪希雍深入研究吐血的病因病机,认为时人治疗吐血,不详辨病机,或专用黄芩、黄连、栀子、黄柏、知母、四物汤等寒凉之剂,或滥用人参,不但与止血无补,反而损伤脾肺,变生他症。由于吐血病机为阴虚火旺,故治疗非苦寒和甘温之所宜,因而提出治疗吐血三要法。

1. **宜行血不宜止血** 缪氏认为"血不行经络者,气逆上壅也。行血则血循经络,不止自止。止之则血凝,血凝则发热恶食,病日痼矣"。失血乃血不循经,是由于"气逆上壅",壅者宜行,逆者宜降,实为治本之法。

2. **宜补肝不宜伐肝** 缪氏认为"肝为将军之官,主藏血。吐血者,肝失其职也。养肝则肝气平而血有所归,伐之则肝虚而不能藏血,血愈不止矣"。肝体阴而用阳,故当顺其性而补肝,使血有所藏。

3. **宜降气不宜降火** 缪氏指出:"气有余即是火,气降即火降,火降则气不上升,血随气行,无溢出上窍之患矣。降火必用寒凉之剂,反伤胃气,胃气伐则脾不能统血,血愈不能归经矣。"一则治气以降火,使气调火平,血得循经;再则免使脾胃损伤。

4. **用药特色** 缪氏提出的行血、补肝和降气三法,当视临床实际情况而灵活结合运用。吐血之证,以气机上逆,血不循经和肝不藏血为主要病机,若见血凉血,滥用苦寒,则易损伤脾胃而变生他证;若过用香燥辛热之品劫夺肝阴,使肝经气火更旺,血不得止。因此,他主张用白芍、炙甘草酸甘化阴以养肝制肝;用枇杷叶、麦门冬、薄荷、橘红、贝母清肺;用薏苡仁、山药养脾,用韭菜、降香、紫苏子以降气;用青蒿、鳖甲、银柴胡、牡丹皮、地骨皮补阴清热,用酸枣仁、茯神养心,用山茱萸、枸杞子补肾;用郁金凉血止血,缪氏称"郁金治吐血圣药"。融制肝清肺、养脾补肾、下气、补阴清热诸法合于一处,标本兼顾,不止血、不降火、不伐肝而使脏腑调和,出血得止,其设想周到巧妙。缪氏还告诫说:"然阴无骤补之法,非多服药不效。病家欲速其功,医者张皇无主,百药虽试,以致殒身。覆辙相寻不悟,悲夫!"

【医案举例】

顾季昭患阴虚内热。仲淳云：法当用甘寒，不当用苦寒。然非百余剂不可，慎勿更吾方。欲加减，使吾徒略加增损可也。果百剂而安。天门冬、麦门冬、桑白皮、贝母、枇杷叶各二钱，地骨皮三钱，五味子一钱，白芍药二钱，鳖甲三钱，苏子二钱，车前子二钱。(《先醒斋医学广笔记·吐血》)

(三) 治疗中风用药特色

1. **中风病机**　缪氏认为南方无西北刚劲之风，气候多偏湿热，人之禀赋柔脆，往往多热多痰，且阴虚者居多；中风的发病机理也与北方有明显不同，是"真阴既亏，内热弥盛，煎熬津液，凝结为痰，壅塞气道，不得通利，热极生风，亦致猝然僵仆类中风证"。因而提出"内虚暗风"说，丰富了中风的病因病机，对后世影响较大。

2. **中风鉴别**　缪氏还将临床常见的"似中风证"与类中风证进行了详细鉴别。似中风证表现为：睡眠不竟夕而易醒，心脉弦而不洪，多怒，肝脉弦而不长，语言蹇涩不利，多痰声重，小便疾速不能忍，且有余沥，大便燥结，左尺脉浮洪，饮食少，不易消，初学者难以区分。缪氏辨析说：眠不竟夕而易醒者，心脉弦而不洪属心血不足；多怒，肝脉弦而不长，属胃虚、血少；语言蹇涩不利，是属肾家有火，真阴日亏，津液日少，不能荣养于舌络，故语言不利；火性急速，故小便疾出而不能忍，且有余沥，而大便亦多燥结也；脉应沉实而反浮洪，失常之候；肺热则津液干枯，无以下滴而通水道，或煎熬浓稠而成痰。

3. **治疗特色**　类中风证系阴阳两虚，而阴虚者为多，与外来风邪迥别。设若误用辛热风燥治真中风药，则轻变为重，重则必死。对它的治疗，则有标本先后之分。先以清热顺气开痰以救其标，后以益血补气以治其本。清热则用天门冬、麦门冬、菊花、白芍药、茯苓、天花粉、童便；顺气则用紫苏子、枇杷叶、橘红、郁金；开痰则用贝母、白芥子、竹沥、荆沥、栝蒌仁。益阴则用天门冬、菊花、生地、当归、白芍药、枸杞子、麦门冬、五味子、牛膝、黄柏、白蒺藜；补阳则用人参、黄芪、鹿茸、大枣。其辨证用药思路为治疗中风开启了新的门径，对后世医家有重要启迪。

另外，缪氏还对"似中风证"的治疗进行了论述，主张损其脾者，调其饮食，节其起居，适其寒温，以复脾阴。戒暴怒，则肝和而不贼脾土矣。命门乃先天真阳之气之所寄，亦须固护，否则火不生土，而脾胃因之日弱。具体治法：降气和肝滋肾。降气可使阳交于阴；肝和则脾胃不被贼邪所干，故能纳而能消，脾胃无恙，则后天元气日益生长矣；肾足则真阴自生，津液自足，舌络有所荣养，则舌之伸缩自如而言语自利矣。

(四) 调理脾胃特色

李杲阐发脾胃理论，重视脾胃元气，治疗力主升补，用药多偏于温燥。缪氏论治脾胃，主张区分阴阳，尤其是侧重脾阴；认为脾胃阴血比之阳气更为重要，脾为至阴之脏，为胃行其津液而化生阴血，具有藏营、统血、散精之功能。脾阴无恙，后天阴液方无匮乏。反之，临床若见饮食不进、食不能消、中满腹胀、夜剧昼静、劳倦伤脾发热、肢痿等，则往往属于脾阴不足之候。因此，缪氏重视保护脾阴，用药突出甘润清灵，补充了《脾胃论》的不足，丰富了脾胃学说。其云："谷气者，譬国家之饷道也，饷道一绝，则万众立散，胃气一败，则百药难施。""脾胃无恙，则后天元气日长。"

1. **平调脾胃**　缪氏根据脾胃生理特点，在参苓白术散基础上创制资生丸健脾和胃，调理中焦。方中山药、莲子、芡实、薏苡仁、扁豆悦脾滋阴，人参、白术、茯苓、甘草健脾益气，桔梗、麦芽升清助运,山楂、神曲、砂仁、肉豆蔻、陈皮、藿香理气和脾,黄连、泽泻清脾和胃。用药甘平柔润,既不偏于温燥,亦不过于滋腻,滋中寓通,补而不滞。因为香燥温补,健胃除湿,救标则可,多服反能泻脾而损津液,故而反对滥用甘温添薪助燃。

2. **滋养脾阴** 缪氏根据《内经》五脏补泻理论,认为治疗脾阴虚应当甘凉滋润,酸甘化阴,常用石斛、木瓜、牛膝、白芍、酸枣仁、生地黄、枸杞子、茯苓之品补益脾阴。并告诫说:"世人徒知香燥温补为治脾虚之法,而不知甘寒滋润益阴之有益于脾也。"强调"益阴宜远苦寒"。这是对时医拘泥"脾喜燥恶湿"之见,扶脾之剂每不离温燥升补,治阴虚火旺之证又多取苦燥弊端的批评,纠正了调理脾胃一味温补脾阳之偏。

3. **脾肾双补** 肾为先天,脾为后天,脾与肾是相互资生的关系。缪氏认为肾火能生脾土,治脾应兼顾肾。他指出"夫脾胃受纳水谷,必藉肾间真阳之气熏蒸鼓动,然后能腐熟而消化之。肾脏一虚,阳火不应,此火乃先天之真气,丹溪所谓人非此火不能有生者也。治宜益火之源,当以四神丸加人参、沉香,甚者加熟附、茴香、川椒"。并创制脾肾双补丸(人参、莲子、菟丝子、五味子、山茱萸、山药、车前子、肉豆蔻、橘红、砂仁、巴戟天、补骨脂)健脾益肾,较四神丸更进一步,常为后人所宗。

【医案举例】

无锡秦公安患中气虚不能食,食亦难化,时作泄,胸膈不宽。一医误投枳壳、青皮等破气药,下利完谷不化,面色黧白。仲淳用人参四钱、白术二钱、橘红钱许、干姜(炮)七分、甘草(炙)一钱、大枣、肉豆蔻,四五剂渐愈,后加参至两许痊愈。三年后,病寒热不思食,他医以前病因参得愈,仍投以参,病转剧。仲淳至曰:此阴虚也,不宜参。乃用麦门冬、五味子、牛膝、枸杞、芍药、茯苓、石斛、酸枣仁、鳖甲等十余剂愈。(《先醒斋医学广笔记·泄泻》)

顾鸣六乃郎,禀赋素弱,年数岁,患脾虚证,饮食绝不沾唇,父母强之,终日不满稀粥半盂,形体倍削,鸣六深以为忧。予为之疏一丸方,以人参为君,茯苓、山药、橘红、白芍药、莲肉、扁豆为佐,更定一加味集灵膏相间服之。百日后,饮食顿加,半年肌体丰满。世人徒知香燥温补为治脾虚之法,而不知甘寒滋润益阴之有益于脾也。治病全在活法,不宜拘滞。(《先醒斋医学广笔记·幼科》)

【参考文献】

1. 王新智.缪希雍脾胃论治思想探析[J].安徽中医学院学报,1996,15(4):3.
2. 任春荣.缪希雍医学全书[M].北京:中国中医药出版社,1999.
3. 简志谋,严世芸.《先醒斋医学广笔记》探微[J].上海中医药杂志,2001,35(1):44.
4. 陈飞,李成文.缪希雍治疗中风用药特色[J].河南中医,2004,24(5):21.
5. 谷建军.略论缪希雍"补血须用酸枣仁"[J].中医文献杂志,2005,23(2):20.
6. 王芝兰.缪希雍对丹溪滋阴学说的继承与发展[J].上海中医药杂志,2010,44(6):8—10.
7. 缪希雍,褚玄仁,李顺保.增订先醒斋医学广笔记[M].北京:学苑出版社,2011.

14

陈实功

陈实功深入研究疮疡病因病机,详辨阴证与阳证,采用内外结合疗法,以消、托、补内治为主,兼用针刀与外敷药物,对后世产生了重要影响,成为外科正宗派的代表人物。

学习要求:
掌握疮疡三因说,消、托、补三法的应用;熟悉外治方法,辨治乳痈经验;了解生平、著作、疮疡预后及注意事项。

一、 概说

陈实功(1555~1636年),字毓仁,号若虚,明代崇川(今江苏南通)人。

陈氏少年颖悟,习儒,崇尚医学,遇异人传授刀针之术,不久名震大江南北。临证治疗外科疾病主张内外结合,口服与外敷药物兼顾,灸法与针刀器械并举,因而成为外科领域中正宗学派的代表人物,对后世祁坤、吴谦影响较大。正如《外科正宗·自序》曰,余"历四十余年,心习方,目习症,或常或异,辄应手而愈"。

陈氏治学主张要有坚实的文化基础,然后才能学医,因而告诫后学说,"一要先知儒理,然后方知医业,或内或外,勤读先古明医确论之书,须旦夕手不释卷,一一参明,融化机度,印之在心,慧之于目,凡临证时自无差缪矣。"二是重视行医规范,制定"医家五戒与十要",作为临证行医指南,尤其是坚守工作岗位,诊治妇女需有第三者在场,至今仍有指导意义。

陈实功的著作是《外科正宗》,对100余种外科疾病,从病因、症状、治法及具体方药、手术、预后等诸方面加以论述;并详细介绍了披(铍)针的形状、大小、加工方法与要求。清代著名医家徐大椿曾逐条评述,并赞扬说:"此书所载诸方,大要已具,又能细载病名,各附治法,条理清晰,所以凡有外科问余当读何书,则要令其先读此书,以为入门之地。"《四库全书总目提要》赞扬说:"列证最详,论治最精。"

二、 学术特色与临证经验

(一) 疮疡病因

1. **内因** 恣食膏粱厚味,七情六欲不节,房欲劳伤;多见于富贵之人与肥胖者。其疮多坚硬,根蒂深固,外软内坚,平陷无脓,二便不调,饮食少进,此为表实里虚,毒多难出。

2. **外因** 感受风寒湿邪,多见于不善调摄,澡薄劳碌及体虚之人。《外科正宗·病有三因受病主治不同论第十二》云:"外因者,皆起于六淫体虚之人,夏秋露卧,当风取凉,坐眠湿地,以致风寒湿气袭于经络;又有房事后得之,其寒毒乘虚深入骨髓,与气血相凝者尤重;或外感风邪,发散未尽,遂成肿痛,此肌肉血脉筋骨受之,其病由此外来者,发之多在不善调摄,澡薄劳碌人,十有八九。"

3. **不内外因** 饥饱劳役,喜怒不常,饮食者冷热不调,动作者勤劳不惜,"以致脏腑不和,荣卫不顺,脾胃受伤,经络凝滞。故为疾者,外无六经形症,内无便溺阻隔,其病多生于膜外肉里肌肤之间,似瘰疬、痰注、气瘪、瘿瘤之属"。

(二)辨治疮疡经验

陈氏根据疮疡发病部位、疮形、病程、年龄、脉象,病变涉及脏腑,局部与整体关系,精神状态,气血盛衰,标本缓急,辨别属于阴证与阳证,并将疮疡局部变化分为"初生"、"将溃"、"溃后"三个不同阶段,结合全身情况,确定治疗大法。主张以内治为主,内外并举,保护元气,顾护脾胃。

1. **内科治疗** 陈氏采用消、托、补三法治疗疮疡,初期以消法(包括汗、下、温、清、行气、和营)为主;肿疡后期及溃疡早期,以托法(包括扶正托毒、透脓托毒、排脓托毒)为主;溃疡后期以补法(包括补气血、调脾胃、益肝肾等)为主。

(1)消法:如痛疽初起,或七日之内,或已灸之而未用他药,宜用蟾酥丸或万灵丹发散毒邪,从汗而解;焮痛势甚,烦躁饮冷,舌干口燥者,火在上也,宜清之;肿硬痛深,口干便秘,身热脉实者,邪在里也,宜下之;肿痛坚硬,背如负石,恶心干呕,邪毒在内,解毒拔之。可选用内疏黄连汤、四顺清凉饮、内消沃雪汤,兼有表症者,用防风通圣散去麻黄。

(2)托法:疮溃脓后,五脏亏损,气血大虚,可根据具体情况选用十全大补汤、黄芪人参汤、托里清中汤、人参养荣汤、圣愈汤、托里温中汤、香砂六君子汤、补中益气汤、加减八味丸等。"盖托里则气血壮而脾胃盛,使脓秽自排,毒气自解,死肉自溃,新肉自生,饮食自进,疮口自敛,若不务补托,而误用寒凉,谓之真气虚而益虚,邪气实而益实。多至疮毒内陷,脓多臭秽"。(《外科正宗·痈疽治法总论第二》)

(3)补法:多用于疮疡中后期,软慢不化脓,或不腐溃,伴有身凉自汗,手足并冷,六脉虚细,便泄,应温阳健脾;脓清或多,疮口散大肌肉不生,宜峻补;溃后食少,心烦不寐,发热口渴,宜补中益气;疮口腐肉虽脱,新肉生迟,如冻色者,当大温气血;脓水清稀,疮色淡白,面黄肌瘦,当香燥助脾;出血或脓多,五心烦热,燥甚不眠,应急补。

2. **外治方法** 陈氏采用灸、外洗、切开排脓、手术扩创、清除腐肉,外用药物涂抹。

痛疽初起,或7日之内未见脓者,宜先用灸法;并煎葱艾汤外洗,疏通气血,促进痛疽溃散。因为"元气未弱,不论阴阳、表里、寒热、虚实,俱先当灸,轻者使毒气随火而散;重者拔引郁毒,通彻内外"。脓溃或用药筒提拔之后,用浸有猪蹄汤的软绢插入脓管或疮内部,清洗疮面,用玉红膏搽涂,外用太乙膏盖之。痛疽十日疮坚不溃脓,或有脓,或脓少不宜出者用披针刺破,或配合药筒外吸,以开户逐贼;若半月后仍不化脓腐溃,急用披针刺成品字形,配合预先煮热药筒外吸,其拔出物之颜色可判断预后。疮疡成脓排出不畅,则"以针钩向正面钩起顽肉,用刀剪当原顶顶剪开寸余,使脓管得通流,庶疮头无闭塞"。若瘀肉涂塞疮口,脓管不通,"须用针钩钩起疮顶顽肉,以披针、利剪随便取去寸余顽硬之肉"。

3. **重视脾胃** 治疗疮疡虽多用消肿排脓之法及刀针之术,但脾胃盛衰与其关系极为密切,脾胃为气血生化之源,正气旺盛,元气充沛,正能抗邪,生肌长肉,有利于促进创口愈合。所以陈氏说,"盖疮全赖脾土,调理必要端详。"《外科正宗·痈疽治法总论第二》云:"脾胃者,脾为仓廪之官,胃为水谷之海。胃主司纳,脾主消导,一表一里,一纳一消,运行不息,生化无穷,至于周身气血,遍体脉络、四肢百骸、五脏六腑,皆借此以生养。又谓得土者昌,失土者亡。盖脾胃盛者,则多食而易饥,其人多肥,气血亦壮;脾胃弱者,则少食而难化,其人多瘦,气血亦衰。所以命赖以活,病赖以安,况外科尤关紧要……此则不损其脾胃也。如不然,则精神气血由此而日亏,脏腑脉络由此而日损,肌肉形体由此而日削,所谓调理一失,百病生焉。故知脾胃不可不端详矣。"

(三)疮疡预后和预防

1. 根据气血盛衰判断预后 疮疡初起顶高根活,色赤发热,焮肿疼痛,日渐高肿,皮薄光亮;或溃后脓厚稠黄,色鲜不臭,腐肉自脱,焮肿易消,新肉易生,疮口易敛,精神好,饮食可,二便调和,说明气血旺盛,属于阳证,预后较好。痈疽初起顶平根散,色暗微肿,不热不疼,身体倦怠;或痈疽肿坚色紫,不作脓,不腐溃,口干烦躁;或已溃皮烂,肉坚不腐,肿仍不消,痛仍不减,心烦;或溃后脓水清稀,腐肉虽脱,新肉不生,色败臭秽,身体倦怠,乃气血亏虚,正气不能抗邪,属于阴证,预后不良。所以,《外科正宗·痈疽治法总论第二》阐发说:"气血者,人之所原禀,老者尚或有余,少者亦有不足,人之命脉,全赖于此。况百病生焉?失此岂能无变,独疮科尤关系不浅。但肿疡时,若无正气冲托,则疮顶不能高肿,亦不能焮痛;溃脓则无真阴相滋,则疮根不能收束,色亦不能红活收敛。凡视疮之顶高根活,不论老少,定知气血有余,故知老幼俱可无妨。"

2. 根据形色判断预后 阴病见阳色,腮颧红献;阳病见阴色,指甲呈青;面如涂脂,色若土黄,油腻黑气涂抹;身热脉细,口唇青,目珠直视;形容憔悴,精神委靡,喘粗气短,语言谵妄,或神昏,循衣摸床,遗尿失禁;汗出如珠;肉绽烂斑,麻木不知痛痒等,预后不良。

3. 预防措施 少食膏粱醇酒厚味,节制情欲,房事有度;顺应四时气候变化,如夏热坐卧不可当风,忌置水于榻前床下,冬寒须避起居,常要温和。故陈氏主张"善养生者,节饮食,调寒暑,戒喜怒,省劳役,此则不损其脾胃也。如不然,则精神气血由此而日亏,脏腑脉络由此而日损,肌肉形体由此而日削,所谓调理一失,百病生焉"。

(四)注意事项

1. 饮食禁忌 陈氏主张不食牛肉、犬肉,生干瓜、果、梨、柿、菱、枣、鸡、鹅、羊肉、蚌、蛤、虾、蟹、赤小豆、荞面,以及油腻、煎、炒、烹、炙、酸厚味等,防止损伤脾胃,影响痈疽康复。对于溃后,气血两虚,脾胃并弱者,禁食生冷硬物,用八仙糕(人参、山药、茯苓、芡实、莲子、糯米、粳米、白糖、蜂蜜)、参术膏(人参、白术、地黄)健脾益气,培助根本;脾胃俱虚,精神短少,自汗劳倦,食少乏味,胸膈不宽,用白术膏、人参膏。

2. 环境卫生 疮疡患者所住房间要洒扫洁净,冬必温帏,夏宜凉帐,以防苍蝇、蜈蚣之属侵之。

3. 愈后禁忌 疮疡愈后不宜劳役太早、入房太早。大疮须忌半年,小疮当禁百日。

【医案举例】

一妇人中年肥胖,生渴三载,右手食指麻痒月余,后节间生一小泡,随后本指渐肿,疼胀不堪,视之原泡处已生黑斑,半指已变紫黑,此亢阳之极,乃成脱疽。诊之脉洪大、数而有力，此与肥人相反，如再黑色上延，坏人迅速。询问此妇先居富室无嗣，每纵膏粱，架烘炉炭，又兼多服种子热药，中年丧夫，家业尽被嗣人侵费，致久怀忧郁，后与寡母同栖，身耽寂寞，此先富后贫，所愿不得，又为失荣症也。辞不可治。彼妇母子再三哀恳，予亦无之奈何，乃遵孙真人治法，在肉则割，在指则切，此外无他，彼愿从之。先用人参养荣汤，随用软绢条尺许缠裹黑色尽处好肉节上，以渐收紧扎之，庶不通行血络；次用利刀放准，依节切下，将手随浸甘草温汤中片时，其血不大多，其疼亦不大甚，患者曰：惟心之俱不知而下以神力之佑也。予曰：所嫌者切而不痛，此为气血筋骨俱死；此物虽脱，其症未可得愈。每以八味丸料加人参、麦冬大剂煎服，先救肾水，次扶脾胃，间用金液戊土丹以解药毒。后三日，所扎指上渐渐放松，以通血脉，搽贴红、黑二膏生肉止痛，次后手背手掌日渐发肿，势恶之甚，惟不黑色，此内毒已出之故，仍用神灯照法，兼以猪蹄汤淋洗。后又肿上皆出数头，流出脓血，不计其许，两月外方得原肿稍退，脓秽稍减。又以参术膏、人参养荣汤兼服，半年外方妥。此妇虽活，五指失矣。（《外科正宗·脱疽治验》）

一男子患痔六年，每遇酒色劳役，痔则发肿，坚硬疼苦，十余日方得稍可。彼欲断其根，以枯痔散上至七日外，其痔渐黑裂缝，至十六日痔枯脱落，孔若鸡心，以生肌散逐日用之，内补养血健脾药而愈。（《外科正宗·痔疮治验》）

（五）辨治乳痈(乳岩)特色

1. 病因病机　哺乳期妇女，调摄不慎，致使乳汁瘀滞，乳络不畅，日久败乳蓄积，酿而成脓；或忧郁伤肝，肝气滞而乳房结肿；或厚味饮食，暴怒肝火妄动乳房结肿，或忧郁伤肝，思虑伤脾，积想在心，所愿不得，经络痞涩，聚结成核而成乳岩。

2. 临床表现　乳房肿胀疼痛，或红赤肿痛，或不热不红，或坚硬如石，身微寒热，或一囊结肿，溃烂流脓，四周作痒；身体疲倦，口干不寐，胸痞食少。或乳中结核，初如豆大，渐若棋子，短者半年，多者三载，不疼不痒，渐渐而大，始生疼痛，肿如堆栗，或如复碗，紫色气秽，渐渐溃烂，深者如岩穴，凸者若泛莲，疼痛连心，出血臭，则为乳岩表现。

3. 治疗方药　乳痈、乳疽，结肿疼痛，但未成脓用牛蒡子汤；内吹与外吹，致乳结成肿痛，寒热交作，甚者恶心呕吐，用橘叶散；忧郁气滞，乳结肿硬，不疼不痒，久渐作疼，或胸膈不利，肢体倦怠，面色萎黄，饮食减少用清肝解郁汤；乳痈初起，发热恶寒，头眩，肢体作痛，用保安万灵丹；郁怒伤肝，七情内结，以致乳中生核，不疼不痒，日久方痛，甚者胸膈不利，吞酸呕吐，头目昏眩，四肢倦怠；或已破溃，脓水清稀，不能收敛，饮食减少，口淡无味，自汗盗汗，肢体羸瘦，用益气养荣汤；乳痈初起肿痛未成脓，用治乳便用方(蒲公英、葱、酒)并将药渣敷肿胀部位；气滞结肿成核，或痛或闪肭，用木香饼(木香、生地黄)贴患处，并以热熨斗熨之。

另外，对于产妇无儿吃乳，致乳房肿胀，坚硬疼痛难忍者，用回乳四物汤(川芎、当归、白芍、熟地、麦芽)。

4. 乳痈预后　乳痈初起红赤肿痛，身微寒热，无头眩，无口干，微痛；或乳房焮肿发热，疼痛有时，一囊结肿，不侵别囊；或溃后脓黄而稠，肿消疼痛渐止，四边作痒；或溃后脓水自止，肿痛自消，新肉易生，脓口易合者，预后较好。若初起一乳通肿，不痛不红，寒热心烦，呕吐不食；或乳房坚硬如石，不热不红，口干不寐，胸痞食少；或已溃无脓，正头腐烂，肿势愈高，痛势愈盛，流血；或溃后肉色紫黑，痛苦连心，形体日削，预后不良。而对乳岩的预后，则明确指出："凡犯此者，百人百必死。如此症知觉若早，只可清肝解郁汤或益气养荣汤，患者再加清心静养、无挂

无碍,服药调理只可苟延岁月。"(《外科正宗·乳痈论第二十六》)

【医案举例】

一妇人右乳疼痛,肿如覆碗,诊之脉数有力,此有余症,欲作脓也。以托里消毒散,数服而胀痛,即针之出脓碗许,又以十全大补汤加香附十余服而安。(《外科正宗·乳痈治验》)

一妇人因怒左乳肿痛,寒热交作。以人参败毒散一剂,表症已退;又以牛蒡子汤,二服肿消,渐渐而安。(《外科正宗·乳痈治验》)

另外,陈实功治疗皮肤病也有许多独到之处,如粉刺、酒渣鼻因血热郁滞肺脾所致,内服枇杷叶丸(枇杷叶、黄芩、甘草)或黄芩清肺饮(川芎、当归、赤芍、防风、生地、葛根、天花粉、连翘、红花、黄芩、薄荷),外用真君妙贴散(硫黄、荞面、白面)早晚用凉水调敷;治疗雀斑,因肾水不能荣华于上,火邪滞结而为斑,内服六味地黄丸以滋化源,外以玉容丸(甘松、山柰、细辛、白芷、白蔹、白芨、防风、荆芥、僵蚕、栀子、藁本、天麻、羌活、独活、密陀僧、枯矾、檀香、花椒、菊花、大枣、皂角)早晚搽洗或用玉肌散(绿豆、滑石、白芷、白附子)早晚洗面时汤调洗患处;治疗面生黧黑斑,因水亏不能制火,血弱不能华肉,以致火燥结成斑黑,色枯不泽,早上内服肾气丸以滋化源,早晚用玉容丸洗面斑,兼戒忧思、动火、劳伤等。

【参考文献】

1. 黄瑛.浅议《外科正宗》对消渴脱疽的论治[J].新中医,2005,37(12):77.

2. 陈实功.外科正宗[M].北京:人民卫生出版社,2007.

3. 马艳春,李成文.陈实功疮疡辨治特色[J].中医药信息杂志,2009,26(3):86—87.

4. 龚旭初.陈实功《外科正宗》对中医外科学的贡献[J].辽宁中医药大学学报,2013,15(10):13—15.

15

张介宾

导学

张介宾深入研究《易经》《内经》及诸家之论,重视中医基础理论探讨,结合临床实践,溯本求原,创立新说,提出阴阳同源一体观,阐发阳非有余、阴常不足论,力倡治形,于精气阴阳虚损之治尤有心得,创制左归丸(饮)、右归丸(饮)等名方,成为明清时期中医学发展的有力推动者。

学习要求:

掌握阴阳同源一体观,阳非有余、阴常不足论;熟悉二纲六变辨证纲领,治疗精气阴阳虚损的特色;了解生平、著作及学术成就对后世的影响。

一、概说

张介宾(1563~1640年),字会卿,号景岳,别号通一子,明代会稽(今浙江绍兴)人。

张氏祖籍四川绵竹县,明初,其祖先因军功世袭"绍兴卫指挥使"而移居浙江。张介宾幼禀聪慧,读书不屑章句。其父张寿峰曾为定西侯幕僚,素晓医理,张介宾幼时即从父学医,诵读《内经》。十三岁时,随父至京师,从京畿名医金英学医,尽得其传。张氏喜饮酒善雄辩,并广交奇才异能之士,研讨学问,阅读经、史、子、集百家之说,对天文、地理、音律、数学、历法、兵法战策无所不通,尤精于医,"谒病者辐辏其门,沿边大帅皆遣金币致之"。壮岁从戎,参军幕府,投笔弃儒,谈兵论剑,壮士逊其颜色。游历北方,足迹及于榆关、凤城和鸭绿江之南;由于其宁直无媚,"于人未尝浼首求合",数年戎马生涯无所成就,使其功名壮志"消磨殆尽",加之亲老家贫终使张氏尽弃功利之心,解甲归隐,潜心医道,专心治病救人,著书立说,终老其志。临床善用补益方药,被后世称为温补派的宗师。

张氏治学主张师古而不泥,辨疑而不苟,善于继承,勇于创新,不仅注重中医理论研讨,对临床实践也极为重视,对中医学发展做出了巨大贡献。

张介宾代表著作有《景岳全书》《类经》;另有《质疑录》。

二、学术特色与临证经验

(一)阐发阴阳学说

阴阳学说是中医基础理论的重要组成部分,张氏利用自己的博学并结合临床经验对其进行了深入系统的阐发,使阴阳学说更加完善。其在《景岳全书·阳不足再辨》中指出:"夫阴阳之道,以纲言之,则位育天地;以目言之,则缕析秋毫。至大至小,无往而非其化也。""凡诊病施治,必须先审阴阳,乃为医道之纲领。阴阳无谬,治焉有差? 医道虽繁,而可以一言蔽之者,曰阴阳而已……设能明彻阴阳,则医理虽玄,思过半矣。"(《景岳全书·传忠录·阴阳篇》)

1. 阴阳同源一体

(1)阴阳一分为二:张氏在《类经·阴阳类》阐释《素问·阴阳应象大论》"阴阳者,天地之道也"时,首先提出"阴阳者,一分为二也"的著名观点,认为这是一种普遍规律。其谓:"道产阴阳,原同一气,火为水之主,水即火之源,水火原不相离也。何以见之? 如水为阴,火为阳,象分冰炭。何谓同源? 盖火性本热,使火中无水,其热必极,热极则亡阴,而万物焦枯矣。水性本寒,使水中无火,其寒必极,寒极则亡阳,而万物寂灭矣。此水火之气,果可呼吸相离乎? 其在人身,是即元阴元阳,所谓先天之元气也。"(《景岳全书·传忠录·阴阳篇》)

(2)阴阳互根:张氏在《内经》及王冰之"阴平阳秘,精神乃治;阴阳离决,精气乃绝";"阳化气,阴成形"及"阳气根于阴,阴气根于阳。无阴则阳无以生,无阳则阴无以化,全阴则阳气不极,全阳则阴气不穷"等论述阴阳理论的基础上,深入探究"阴阳互根"原理。认为气为阳,阳必生于阴;精为阴,阴必生于阳,所以无论先天或后天,"阴不可以无阳,非气无以生形","阳不可以无阴,非形无以载气";精化为气,气化自精,"精之与气,本自互生","以精气分阴阳,则阴阳不可离"。故总结说:"阴阳之理,原自互根,彼此相须,缺一不可。无阳则阴无以生,无阴则阳无以化。"(《景岳全书·本草正·隰草部》)

人体的生命活动,即是精气化生、互相为用的过程;因为"物之生也,生于阳,物之成也,成于阴"。人的生长发育,勇怯精血,病治之基,无不由于"阴阳互根"、"精气互生"的结果。如果阴阳互根、精气互生的生理机制遭到破坏,就会产生病变。然而,张氏还特别指出,人体阴阳精气常处于不足状态,如果摄生不慎,就可阳损及阴或阴损及阳,最终阴阳俱损;或气伤及精或精伤及气,导致气精两伤。

(3)阴阳互藏:是指阴阳双方中的任何一方都涵有另一方,即阴中藏阳,阳中寓阴。有时也称"阴阳互寓"、"阴阳互涵"。《类经·运气类》说:"天本阳也,然阳中有阴;地本阴也,然阴中有阳。此阴阳互藏之道。"阴中有阳的鼓动,阳中有阴的静谧,阴阳二者相互作用,维持阴阳的协调和稳定。

阴阳互藏是阴阳双方相互依存、相互为用关系的构筑基础和维系纽带。阳中有阴,因而阳依阴而存在,阳以阴为源而生;阴中寓阳,因而阴依阳而存在,阴以阳为根而化。若阳中无阴,阴中无阳,就变成"孤阴"或"独阳",其相互依存关系也就被破坏;而"孤阴不生","独阳不长",阴与阳之间也就失去了相互资生与相互促进的关系。

阴阳互藏是阴阳二气升降交感合和的动力根源。阴阳二气的升降运动而引起的交感相错、氤氲合和是宇宙万物生成与发展变化的根源。天气虽居上,但内涵地之阴气,即阳中有阴,有"亲下"之势,故天气在其所涵的地之阴气的作用下下降于地;地气虽在下,但内寓天之阳气,即阴中有阳,有"亲上"之势,故地气在其所寓天之阳气的鼓动下上升于天。如此则"动静相召,上下相临,阴阳相错,而变由生也"。(《素问·天元纪大论》)

2. 阴阳谐和相济 《素问·生气通天论》在论述阴阳关系时指出:"凡阴阳之要,阳密乃固,两者不和,若春无秋,若冬无夏。因而和之,是谓圣度……阴平阳秘,精神乃治;阴阳离决,精气乃绝。"充分说明阴阳二者的关系重在和谐、协调。然而后世理解阴阳关系时,却将"阴平阳秘"解释为"阴阳平衡",实则与《内经》之义相去太远。张氏认为阴阳之间的关系是谐和相济,故在《景岳全书·阴阳篇》阐发说"天地阴阳之道,本贵和平,则气令调而万物生,此造化生成之理也"。《景岳全书·传忠录·阳不足再辨》再次明确强调:"然天地阴阳之道,本自和平,一有不平,则灾害至矣。"

3. **五行互藏**　是指五行之中又有五行,五行的每一个行里还包含一个五行,也就是木、火、土、金、水中又各有木、火、土、金、水。早在《素问·阴阳别论》"脉有阴阳……凡阳有五,五五二十五阳"之论中,已寓含五行互藏的思想,只不过是未明确提出互藏的概念;《灵枢·阴阳二十五人》也采用"五行互藏"理论和方法,阐释"阴阳二十五人"即中医体质学说。张氏明确提出五行互藏概念,《类经图翼·五行统论》曰:"五行者,水火木金土也……第人皆知五之为五,而不知五者之中,五五二十五,而复有互藏之妙焉。"并进一步例证道:"土之互藏,木非土不长,火非土不荣,金非土不畜,万物生成,无不赖土,而五行之中,一无土之不可也。木之互藏……由此而观,则五行之理,交互无穷。"《景岳全书·脉神章·〈内经〉脉义》补充说:"凡五藏之气,必互相灌濡,故五藏之中,必各兼五气。"强调五脏的每一脏中均含有他脏之气,与其他任何一脏都密切相关,也就是说五脏之中每一脏功能均可影响其他四脏(渗透于其他四脏之中),调控着其他四脏与己相关的功能。因而,五行互藏理论使得五行框架成为一个多层面的立体结构。

张氏还在《类经图翼·运气·五行通论》中论述了五行与阴阳的关系:"五行即阴阳之质,阴阳即五行之气,气非质不立,质非气不行,行也者所以行阴阳之气也。"

可见,中医的藏象学说不是以解剖形态学为指归的,而是对人体生理功能、病理变化、病证现象的整体概括,每一脏均涉及多系统的部分结构和功能,每一脏所主的功能均不是某一系统所能独立完成的。这种认识在治疗疾病的遣方用药中尤其有意义,张氏论治精气阴阳虚损即体现了这一特色。

4. **真阳论**　张氏认为,在阴阳二者之中,阳气居于主导地位,强调"阴以阳为主,阳以阴为根"。但"阴阳之要,阳密乃固","人是一小乾坤,得阳则生,失阳则死",从三个方面论述阳气在人体生命活动中的重要作用,以阐发其"阳非有余"的观点。

(1) 形气之辨:从人之形体与功能的密切关系论述阳气的重要性。形体是基础,但阳气是生命活动的关键,因为"一生之活者,阳气也","有阳则生,无阳则死","得阳则生,失阳则死","人体的寿夭生育,及勇怯精血,病治之基,无不由此元阳之足与不足"。(《景岳全书·传忠录·命门余义》)

(2) 寒热之辨:从寒热之气在生命活动中的不同作用,以阐发阳气的重要性。阳气是自然界各种生机的主宰,"阳来则生,阳去则死"。

(3) 水火之辨:从水火的性质和作用阐发阳气的重要性。一切生命物体来源于"天一之阳",一切生活机能又是"少火生气"的作用。

由此,张氏得出"天之大宝,只此一丸红日,人之大宝,只此一息真阳"的结论,强调:"难得而易失者惟阳,既失而难复者亦为阳,而人能不以此为宝哉?"(《景岳全书·传忠录·阳不足再辨》)

5. **真阴论**　张氏既重视阳气,也未忽视阴精,认为阳既非有余,阴亦常不足。因此,专著"真阴论",从以下五方面阐发真阴的重要性。

(1) 真阴之象:即人之形体。阴为精,阴成形,因此,观察真阴之法,是通过"观形质之坏与不坏",以判断真阴是否损伤。

(2) 真阴之脏:即命门。张氏认为,五脏各有阴精,又统归于肾,命门又是肾的藏精之所。

"精藏于此,精即阴中之水,气化于此,气即阴中之火也,故欲治真阴而舍命门,非其治也。此真阴之脏,不可不察也"。(《类经附翼·求正录·真阴论》)

(3) 真阴之用:真阴属水,是命门火的基础,命火养于阴水之中,所以真阴之用实指命门水火的功用。他说:"凡水火之功,缺一不可。命门之火,谓之元气;命门之水,谓之元精。五液充,则形体赖而强壮;五气治,则营卫赖以和调。此命门之水火,即十二脏之化源。故心赖之,则君主以明;肺赖之,则治节以行;脾胃赖之,济仓廪之富;肝胆赖之,资谋虑之本;膀胱赖之,则三焦气化;大小肠赖之,则传导自分。此虽云肾脏之伎巧,而实皆真阴之用。"(《类经附翼·求正录·真阴论》)

(4) 真阴之病:即命门火衰与水亏之候。张氏认为"凡阴气本无有余,阴病惟皆不足"。"火衰其本则阳虚之证迭生",阳虚则可见阴胜于下之证;"水亏其源则阴虚之病迭出",阴虚则可见阳旺于标之证。故指出:"无水无火,皆在命门,总曰真阴之病。"(《类经附翼·求正录·真阴论》)

(5) 真阴之治:由于水亏火衰皆在命门,因此,真阴不足,既可壮命门之水,也可补阳以生水。他说:"人徒知滋阴可以降火,而不知补阳可以生水。"(《景岳全书·传忠录·辨丹溪》)根据"壮水之主,以制阳光;益火之源,以消阴翳"治疗法则,但嫌六味丸、八味丸补之不足,于是"用六味之意,而不用六味之方",(《类经附翼·真阴论》)自制左归丸、右归丸,用甘温益火之品补阳以配阴,用纯甘壮水之剂补阴以配阳,作为治疗真阴肾水不足和元阳虚衰的主方。

(二) 二纲六变辨证

张氏临证重视辨证,并根据实践经验,首先提出"二纲六变"辨证纲领。即以阴阳为辨证之"纲",统领表里、寒热、虚实六变,以纲赅目。其谓:"凡诊病施治,必须先审阴阳,乃为医道之纲领。阴阳无谬,治焉有差? 医道虽繁,而可以一言蔽之者,曰阴阳而已。"(《景岳全书·传忠录·阴阳篇》)"六变者,表里寒热虚实也。是即医中之关键。明此六者,万病皆指诸掌矣。"(《景岳全书·传忠录·六变辨》)

1. **辨阴阳** 张氏从证、脉、药论述阴阳为纲的重要性。以证而言,表为阳,里为阴;热为阳,寒为阴;上为阳,下为阴;气为阳,血为阴;动为阳,静为阴。以脉象而言,浮大滑数属阳,沉微细涩属阴。以中药而言,升散者为阳,敛降者为阴;辛热者为阳,苦寒者为阴;行气分者为阳,行血分者为阴;性动而走者为阳,性静而守者为阴。

2. **辨表里** 风、寒、暑、湿、火、燥感于外者属表;七情、劳倦、饮食、酒色伤于内者属里。

3. **辨寒热** 寒属阴,或为内寒,或为外寒,寒者多虚。热属阳,或为内热,或为外热,热者多实。"寒热者,阴阳之化也"。"阴不足则阳乘之,其变为热;阳不足则阴乘之,其变为寒。故阴胜则阳病,阳胜则阴病"。

4. **辨虚实** 虚言正气,虚为正气不足,多是内出之病。实言邪气,实乃邪气有余,为外入之病多有余。《景岳全书·传忠录·虚实篇》指出:"虚实者,有余不足也。有表里之虚实,有气血之虚实,有脏腑之虚实,有阴阳之虚实。凡外入之病多有余,内出之病多不足。实言邪气实则当泻,虚言正气虚则当补。凡欲察虚实者,为欲知根本之何如,攻补之宜否耳。夫疾病之实,固为可虑,而元气之虚,虑尤甚焉。故凡诊病者,必当先察元气为主,而后求疾病。若实而误补,随可解救,虚而误攻,不可生矣。"

(三) 临证与用药特色

1. **左归、右归四方及应用经验** 张氏重视方剂研究,将方剂分为补剂、和剂、寒剂、热剂、固剂、因剂、攻剂、散剂八阵(即八种),所创方剂186个列入新方八阵,收采古代名方1 516首,编为古方八阵,另有妇产、小儿、痘疹、外科等古方922首。其中左归、右归四方体现了制方思想。

(1)左归丸:熟地黄、山药、枸杞子、山茱萸、牛膝、菟丝子、鹿角胶、龟板胶。本方由六味地黄丸化裁而成。他认为:"补阴不利水,利水不补阴,而补阴之法不宜渗",故去"三泻"(泽泻、茯苓、牡丹皮),加入枸杞子、龟板胶、牛膝,加强滋补肾阴之力;又加入鹿角胶、菟丝子温润之品,补阳益阴,阳中求阴。本方纯补无泻、阳中求阴是其配伍特点。主治真阴肾水不足,津液枯涸之证。如自汗盗汗,虚热往来,或神不守舍,或遗淋不禁,或气虚昏运,或眼花耳聋,或口燥舌干,或腰酸腿软等。若真阴不足,虚火上炎,宜用纯阴至静之剂,去枸杞子、鹿角胶,加女贞子、麦门冬;火烁肺金,干枯多嗽加百合;夜热骨蒸,加地骨皮;小便不利不清,加茯苓;大便燥结,去菟丝子,加肉苁蓉;气虚,加人参;血虚微滞,加当归;腰膝酸痛,加杜仲;肾气不充,去莲子、龟板胶,加补骨脂、胡桃肉。

(2)右归丸:熟地黄、山药、山茱萸、枸杞子、鹿角胶、菟丝子、杜仲、当归、肉桂、制附子。本方系从肾气丸加减衍化而来,除用桂、附外,还增入鹿角胶、菟丝子、杜仲,以加强温阳补肾之功;又加当归、枸杞子,配合熟地、山药、山茱萸以增强滋阴养血之效,体现"善补阳者,必于阴中求阳"之意。主治肾阳不足,命门火衰,或先天禀衰,或劳伤过度,火不生土,脾胃虚寒之证。如饮食少进,或呕恶膨胀,或翻胃噎膈,或怯寒畏冷,神疲气怯,或脐腹多痛,或大便不实,泻痢频作,或小便自遗,虚淋寒疝,或肢节痹痛,或下肢浮肿,或阳衰无子。若阳衰气虚,加人参;阳虚精滑,或带浊便溏,加补骨脂;飧泄不止,加五味子、肉豆蔻;饮食减少,或不易化,或呕恶吞酸,加干姜;腹痛不止,加吴茱萸;腰膝酸痛,加胡桃肉;阳痿,加巴戟天、肉苁蓉,或加黄狗外肾。

(3)左归饮:熟地、山药、枸杞子、炙甘草、茯苓、山茱萸。本方为壮水之剂,用于真阴虚而火不旺者,故不用六味丸中泽泻与牡丹皮之清泻。如肺热而烦,加麦门冬;血滞,加牡丹皮;心热而躁,加玄参;脾热易饥,加芍药;肾热骨蒸多汗,加地骨皮;血热妄动,加生地黄;阴虚不宁,加女贞子;上实下虚,加牛膝导之;血虚而燥滞,加当归。

左归丸与左归饮均为纯补之剂,同治肾阴不足之证。然左归饮以纯甘壮水之品滋阴填精,补力较缓,故用饮以取其急治,适宜于肾阴不足较轻之证;左归丸则在滋阴之中又配以血肉有情之味及助阳之品,补力较峻,常用于肾阴亏损较重者,意在以丸剂缓图。

(4)右归饮:熟地、山药、山茱萸、枸杞子、甘草、杜仲、肉桂、制附子。本方为益火之剂,用于命门之阳衰阴胜,并与大补元煎出入互用。如治阴盛格阳,真寒假热等证,宜加泽泻;气虚血脱,或厥或昏,或汗或运,或虚狂,或短气,加人参、白术;火衰不能生土,为呕哕吞酸,加炮干姜;阳衰中寒,泄泻腹痛,加人参、肉豆蔻;小腹痛,加吴茱萸;淋带不止,加补骨脂;血少血滞,腰膝软痛,加当归。

右归丸与右归饮均为温肾填精之剂,同治肾阳不足,命门火衰之证。但右归丸较右归饮多鹿角胶、菟丝子、当归,而不用甘草,故其温补肾阳,填精补血之力更强。

2. 治疗虚损特色

(1)阴阳相济:张氏强调阴阳一体,重视阴阳互根、互生、互藏、互补;其在《内经》"从阴引阳"和"从阳引阴"思想启发下,在《景岳全书·传忠录·阴阳篇》阐发说:"阴根于阳,阳根于阴。凡病有不可正治者,当从阳以引阴,从阴以引阳,各求其属而衰之。如求汗于血,生气于精,从阳引阴也。又如引火归源,纳气归肾,从阴引阳也。此即水中取火,火中取水之义。"如左归、右归四方即体现了"善补阳者,必于阴中求阳,则阳得阴助而生化无穷;善补阴者,必于阳中求阴,则阴得阳升而泉源不竭",(《景岳全书·新方八阵·补略》)"善治精者,能使精中生气;善治气者,能使气中生精"。(《景岳全书·传忠录·阳不足再辨》)如治疗气血亏虚病证,采用气血互生治法。"血气本自互根,原不可分为两,如参、芪、白术之类,虽云气分之药,若用以血药,则何尝不补血? 归、芎、地黄之类,虽云血分之药,若用以气药,则何尝不补气"。(《景岳全书·痘诊诠·总论治法》)制方常将人参与熟地配伍使用,二药同用,一者补阳气,一者助阴血,寓阴阳一体、阴阳互根、气血互生的学术思想于其中。

(2) 填补精血:人体形质好坏是精血盛衰的重要体现,因此善养生者,先养此形,以为神明之宅;善治病者,先治此形,以为兴复之基。至于操作方法,他说:"虽治形之法,非止一端,而形以阴言,实惟精血二字足以尽之。所以欲祛外邪,非从精血不能利而达;欲固中气,非从精血不能蓄而强。水中有真气,火中有真液,不从精血,何以使之灌溉? 然则精血即形也,形即精血也,天一生水,水即形之祖也。故凡欲治病者,必以形体为主;欲治形者,必以精血为先,此实医家之大门路也。使能知此,则变化可以无方,神用自有莫测。"(《景岳全书·传忠录·治形论》)可见其十分重视填补精血,常用熟地、当归、枸杞子、山茱萸、山药等补益精血之品,也用鹿角胶、菟丝子、肉苁蓉、杜仲等甘温之品,养阴治形。

(3) 长于温补:张氏临证应用温补,以二纲六变辨证纲领为指导,主要用于"无实证可据"、"无热证可据"的正虚之证,而不是不加辨证而一概用补。主张"补必兼温,泻必兼凉";并根据病情需要,选用甘平、甘凉、甘温等,灵活运用,而不偏执。但又告诫说,常服或久服甘凉之剂,易损伤脾胃阳气。《景岳全书·新方八阵·补略》云:"凡阳虚多寒者,宜补以甘温,而清润之品非所宜;阴虚多热者,宜补以甘凉,而辛燥之类不可用。"

3. **重视药物四维** 张氏制方用药,还特别重视人参、熟地、附子、大黄的运用。他说:"夫人参、熟地、附子、大黄实乃药中之四维。"并从治国高度阐发其道理,把人参、熟地喻为治世的良相;附子、大黄喻为治乱的良将。非将帅之勇,不能平天下;无良相之才,难以安邦。治病与治国又有何异? 当病势危急,非投走而不守之附子,不足以回阳救逆;热结硬痛,非用斩将夺关之大黄不可为功。但温通或寒泄之药,仅能用于祛邪,不能扶正归元,故平乱不可忘治,祛邪必须扶正。因此,人参、熟地犹治世之能臣,非常用不可。而应用附子当配合人参、熟地、炙甘草等甘润之品,才能"制其刚而制其勇",发挥培补作用。他指出:"人参、熟地则气血之必不可无,故诸经之阳气虚者,非人参不可;诸经之阴血虚者,非熟地不可。人参有健运之功,熟地禀静顺之德,此熟地与人参,一阴一阳。相为表里,一形一气,互主生成。"

【医案举例】

余尝治一壮年,素好火酒。适于夏月醉则露卧,不畏风寒,此其食性、脏气皆有大过人者,因致热结三焦,二便俱闭。余先以大承气汤,用大黄五七钱,如石投水。又用神佑丸及导法,俱不能通,且前后俱闭,危剧益甚,遂仍以大承气汤加生大黄二两,芒硝三钱,加牙皂二钱煎服。黄昏进药,四鼓始通,大便通而后小便渐利。此所谓盘根错节,有非斧斤不可者,即此之类,若优柔不断,鲜不害矣。(《景岳全书·杂症谟》)

4. **善用熟地** 张氏临证用药,重视中药气味、动静、阴阳属性、炮制方法及其配伍规律,专著《本草正》进行阐发。尤其善用熟地,后人又称其为"张熟地"。

(1) 熟地功效:《景岳全书·痘疹诠》阐发说:"熟地以至静之性,以至甘至厚之味,实精血形质中第一品纯厚之药。""大补血衰,滋培肾水,填骨髓,益真阴。"

（2）应用范围：张氏应用熟地黄范围极其广泛，包括阴虚之证和许多杂症。《景岳全书·本草正·隰草部》指出："阴虚而神散者，非熟地之守不足以聚之；阴虚而火升者，非熟地之重不足以降之；阴虚而躁动者，非熟地之静不足以镇之；阴虚而刚急者，非熟地之甘不足以缓之。阴虚而水邪泛滥者，舍熟地何以自制？阴虚而真气散失者，舍熟地何以归源？阴虚而精血俱损，脂膏残薄者，舍熟地何以厚肠胃？且犹有最玄最妙者，则熟地兼散剂方能发汗，何也？以汗化于血，而无阴不作汗也。"

（3）配伍规律：张氏善用且喜用熟地，注重配伍，如熟地黄得升麻、柴胡能发散，得肉桂、附子能回阳，得人参则入气分，得当归、芍药入血分。如在论述气血阴阳的互主生成关系时说："凡诸经之阳气虚者，非人参不可；诸经之阴血虚者，非熟地不可。人参有健运之功，熟地禀静顺之德。此熟地之与人参，一阴一阳，相为表里，一形一气，互主生成，性味中正，无逾于此，诚有不可假借而更代者矣。"《新方八阵》186方中，用熟地者多达50多方，就可窥见一斑。如常用的方剂有左右归、大补元煎、知柏地黄丸、玉女煎、两仪膏、金水六君煎、六味回阳饮、五福饮、七福饮、五阴煎、大营煎、小营煎、地黄醴、归肾丸、逍遥饮、毓麟珠、赞育丹等。

【医案举例】

来宅女人，年近三旬。因患虚损，更兼喉癣疼痛，多医罔效。余诊其脉则数而无力，察其证则大便溏泄，问其治则皆退热清火之剂。然愈清火而喉愈痛。察之既确，知其并非实火，而且多用寒凉，以致肚腹不实，总亦格阳之类也。遂专用理阴煎及大补元煎之类出入间用，不半年而病全愈。（《景岳全书·杂症谟》）

朱翰林太夫人年近七旬，于五月时偶闪一跌，即致寒热。群医为之滋阴清火，用生地、芍药、丹皮、黄芩、知母之属，其势日甚。及余诊之，见其六脉无力，虽头面上身有热，而口则不渴，足冷至股。余曰：此阴虚受邪，非跌之为病，实阴证也。遂以理阴煎加人参、柴胡，二剂而热退。日进粥食二三碗，而大便以半月不通，腹且渐胀。咸以为虑，群议燥结为火，复欲用清凉等剂。余坚执不从，谓其如此之脉，如此之年，如此之足冷，若再一清火，其原必败，不可为矣。《经》曰："肾恶燥，急食辛以润之。"正此谓也，乃以前药更加姜、附，倍用人参、当归，数剂而便即通，胀渐退，日渐复原矣。病起之日，众始服其定见。（《景岳全书·杂证谟》）

【参考文献】

1. 李志庸.张景岳医学全书[M].北京：中国中医药出版社，1999.
2. 王少华.张景岳用熟地发微[J].浙江中医杂志，2001，(5)：210.
3. 颜新，李明.张介宾《景岳全书》藏象辨证论治特色探析[J].上海中医药杂志，2005，39(6)：43.
4. 魏淑艳.从张景岳之医案看其温补法[J].中医药学刊，2006，24(12)：2306.
5. 贾芸，许红峰，吕光耀.新方八阵各阵之间用药规律统计学研究[J].时珍国医国药，2007，18(1)：2146.
6. 张建斌，赵京生.张介宾对针灸理论的研究和阐释[J].中国针灸，2011，26(2)：173—175.
7. 尚力，姚洁敏，李明等.理学"形而上"特征对张介宾学术理论的影响[J].上海中医药大学学报，2011，25(5)：22—26.

16

吴有性

导学

吴有性深入研究温疫的病因病机、传变规律,创立温疫学说;发明达原饮疏利募原,用白虎汤辛凉发散,承气汤攻里通下,对温病学派产生了重大影响。

学习要求:

掌握温疫病因,侵入途径,邪伏部位,治疗特色;熟悉温疫表里分传规律,与伤寒的鉴别要点;了解生平、著作及学术成就对后世的影响。

一、概说

吴有性(1582～1652年),字又可,号淡斋,明代姑苏洞庭(今江苏苏州)人。

明末,河北、山东、江苏、浙江,温疫流行极为猖獗,诸医以伤寒法治之罔效。吴氏深入疫区,探讨温疫病的致病因素,侵入途径,邪伏部位,传变方式,临床表现,与伤寒的区别,总结治疗方法,著成《温疫论》,标志着温疫学说的形成。创立达原饮与三消饮疏利募原,表里分消,大获奇效,对后世产生了重大影响,成为温病学派的先驱之一。受其影响,戴天章著《广瘟疫论》,从气、色、舌、神、脉五个方面识别温疫,提出用汗、下、清、和、补治疗温疫,强调下不厌早,清法贯穿始终,补法用于善后,表里寒热虚实并见或余热未尽可用和法;余霖创制清瘟败毒饮,倡用石膏重剂清泻诸经表里之热治疗温疫;杨璇著《伤寒温疫条辨》详析伤寒与温病论治之不同,并为杂气寻找经论源流,临证善用升降散;刘奎著《松峰说疫》将疫病分为瘟疫、寒疫、杂疫三种,总结治疗八法;熊立品著《治疫全书》,考订吴氏之书,参以己见,提出温疫流行时节"毋近病人床榻,染其秽污;毋凭死者尸棺,触其臭恶;毋食病家时菜;毋拾死人衣物"的"四不要"原则,补充了吴氏之未备。这就是后世所谓的温疫学派。赵尔巽《清史稿》评论说:"当崇祯辛巳岁,南北直隶、山东、浙江大疫,医以伤寒法治之不效,有性推究病源,就所历验,著《温疫论》……古无瘟疫专书,自有性书出,始有发明。"

吴氏治学主张重视实践,勇创新说。在临床实践的基础上,提出新的病因学观点,创立温疫学说,发前人所未发,对后世叶桂、薛雪、吴瑭、王士雄等产生了重要影响。

吴有性著作是《温疫论》。清乾隆年间,洪天锡对其进行补注,名之《补注温疫论》;嗣后又有郑重光补注本,名为《温疫论补注》。

二、 学术特色与临证经验

(一) 病因病机

1. 病因 吴氏认为"杂气"是温疫发病的原因,并且是"无象可见,况无声复无臭"的一种"物",而不是六淫,还断然否定了六淫致疫的可能性。他说:"夫温疫之为病,非风非寒,非暑非湿,乃天地间别有一种异气所感。"由于这种不同于六淫的异气,"其气各异,故谓之杂气。"吴氏将杂气中毒性大,传染性强,所致疾病颇重的称作疫气、戾气。"戾气者,非寒非暑,非暖非凉,亦非四时交错之气"。

"杂气"致病特点:① 传染性、流行性:"此气之来,无老少强弱,触之者即病"。"或发于城市,或发于村落,他处安然无有"。"大约病偏于一方,延门阖户,众人相同"。"若其年疫气充斥,不论强弱,正气稍衰者,触之即病"。然而接触杂气也不一定都被传染,这与正气盛衰及杂气多少有关:"其感之深者,中而即发;感之浅者,邪不胜正,未能顿发。"但吴氏又指出"杂气"致病也有散发。② "杂气"致病有偏中性,即病种特异性:某种杂气只能引起某种疾病,不同的杂气引起的疫病也不同。病位特异性:某气专入某脏腑经络,专发为某病;物种特异性:杂气不同,所致物种病变各异。

另外,吴氏还认为,杂气也可导致疔疮、发背、痈疽、流火、丹毒、痘疹、斑疹等多种外科感染性疾患。

2. 邪伏募原 吴氏认为杂气从口鼻而入,伏于募原。其云:"邪自口鼻而入,所客内不在脏腑,外不在经络,舍于伏脊之内,去表不远,附近于胃,乃表里之分界,是为半表半里,即《内经·疟论》所谓横连募原者也。"(《温疫论·原病》)

3. 传变方式 由于"温疫之邪,伏于募原,如鸟栖巢,如兽藏穴,营卫所不关,药石所不及。至其发也,邪毒渐张,内侵于腑,外因于经,营卫所伤,诸证渐显……或出表,或入里"。因此,温疫并不遵循先表后里的传变规律,而是多从半表半里的募原开始,分别向表里传变。根据感邪轻重,伏匿深浅,禀赋强弱,气血虚实,吴氏将温疫传变方式分为四大类共九种,称为"九传"。其谓:"夫疫之传有九,然亦不出乎表里之间而已矣。所谓九传者,病人各得其一,非谓一病而有九传也。"

(1) 向表传变:但表不里,表而再表。

(2) 向里传变:但里不表,里而再里。

(3) 同时向表向里传变:表里分传;表里分传再分传;表胜于里,里胜于表。

(4) 表里先后传变:先表后里,先里后表。

(二) 临床表现

1. 邪传于表 症见发热(或兼有凛凛恶寒,或有先恶寒后发热而以后寒少热多,或发热,或昼夜发热,或潮热),头痛身痛,烦渴,或有发斑,舌苔白,脉洪而数。或兼有头项痛、腰痛;或兼有胁痛、耳聋、寒热、呕而苦;或兼有目痛、眉棱骨痛、眼眶痛、鼻干不眠等。

2. 邪传于里 心腹胀满,胸膈痞闷,欲吐不吐,胸胁腹痛,或大便不通,或热结旁流,或协热下利,或癃闭;或有呕吐,或咽喉干燥,或痰涎壅甚。舌质可见紫赤、燥裂、芒刺;舌苔可见黄苔或黑苔。

另外,在疫病发病过程中可出现谵语、鼻孔发黑、发黄、蓄血、吐衄、便血、嗽血等,甚至可见口噤、昏不识人、手足振战、足屈不能伸、直视、遗尿、项强发痉、循衣摸床、撮空理线等重症。

(三) 温疫与伤寒鉴别

吴氏有感于时人伤寒与温疫不分,在《温疫论》中列《辨明伤寒时疫》专篇,从九个方面详论鉴别方法。

1. **病因** 温疫感受杂气,可因六淫及饥饱劳累、精神因素而诱发;伤寒外感六淫,或单衣风露,或冒雨入水,或临风脱衣,或当檐洗浴等。

2. **感邪途径** 温疫邪自口鼻而入,伤寒邪自毛窍而入。

3. **发病** 温疫感久而后发,淹缠几日后忽然加重;伤寒感而即发,感发甚暴。

4. **病位** 温疫邪多伏于募原;伤寒邪在六经。

5. **传变** 温疫传变从募原分传表里,经不自传;伤寒传变由表及里,以经传经。

6. **初起症候** 温疫初起,忽觉凛凛,后但热而不恶寒;伤寒初起,发热恶寒并见。

7. **传染** 温疫具有传染性,伤寒一般不传染。

8. **治疗** 温疫初起以疏利为主,下不嫌早;伤寒初起以发表为先,先表后里,下不厌迟。

9. **预后** 温疫虽汗不解,汗解在后,发斑为外解;伤寒一汗而解,汗解在前,发斑为病笃。

(四) 治疗用药特色

吴氏根据温疫发病与传变规律,提出治疗温疫以逐邪为第一要义,即在温疫初起宜疏利募原,邪溃出表可辛凉发散,邪入胃府当攻里通下,疫病后期注意养阴。对于温疫一日而有三变的急危重证,应不循常法,打破传统用药框框,采取"数日之法,一日行之"的紧急措施,方能挽救生命。如"温疫发热一二日,舌上白如积粉,早服达原饮一剂,午前舌变黄色,随现胸膈满痛,大渴烦躁……前方加大黄下之,烦渴少减,热去六七,午后复加烦躁发热,通舌变黑生刺,鼻如烟煤……急投大承气汤,傍晚大下,至夜半热退,次早鼻黑苔刺如失"。

1. **疏利募原** 温疫初起,邪居募原,"此邪不在经,汗之徒伤表气,热亦不减,又不可下,此邪不在里,下之徒伤胃,其渴愈甚"。应"乘人气血未乱,肌肉未消,津液未耗,病人不至危殆,投剂不至掣肘"之机,用达原饮表里分消,使邪气溃散。

达原饮(槟榔、厚朴、草果、知母、芍药、黄芩、甘草)中槟榔能消能磨,除伏邪,为疏利之药;厚朴破戾气所结,草果辛烈气雄,除伏邪蟠踞。三味协力,直达其巢穴,使邪气溃散,速离募原。热伤津液,加知母以滋阴;热伤营血,加芍药以和血;黄芩清燥热之余;甘草调和诸药。若达原饮方中再加大黄、葛根、羌活、柴胡、生姜、大枣,名三消饮。邪从募原外溃,则见三阳经证;见太阳经之腰背颈痛加羌活;见阳明经之目痛、眉棱骨痛、眼眶痛、鼻干不眠加葛根;见少阳经胁痛、耳聋、寒热、呕而口苦加柴胡。若兼有里证加大黄,名三消饮,消内、消外、消不内不外,一使邪气溃散,二使表里分消,故吴氏称之为:"治疫之全剂。"

2. **辛凉发散** 用于疫邪已溃,中结渐开,邪气方离募原,已有出表之势,通身发热,大渴,大汗,或汗出不彻,脉洪数等症。宜白虎汤辛凉解散,"服之或战汗,或自汗而解"。若斑出不透而不退者,宜举斑汤(赤芍、当归、升麻、白芷、柴胡、穿山甲);若斑出不透,汗出不彻而热不除者,宜白虎合举斑汤。

3. **攻里通下** 用于疫邪传胃,里气结滞,表气因而不通的胸膈满痛,腹胀腹痛,按之愈痛,头胀痛,大渴烦躁,目赤,咽干,便秘或热结旁流,或发狂;或唇燥裂,唇焦色,唇口皮起,口臭,鼻孔如烟煤,气喷如火;舌苔黄,或有舌芒刺,或舌裂,或舌短、舌硬、舌卷,应及早应用承气汤下之,勿拘于下不嫌迟。

吴氏特别重视大黄在下法中的作用,常常大剂量应用,认为"三承气功效俱在大黄"。"大黄本非破气药,以其润而最降,故能逐邪拔毒"。

值得注意的是,吴氏强调应用下法治疗温疫勿拘于结粪,下证"不必悉具,但见舌黄,心腹痞满,便于达原饮,加大黄下之……实为开门祛贼之法,即使未愈,邪亦不能久羁……殊不知承气本为逐邪而设,非专为结粪而设也,必俟其粪结,血液为热所搏,变证迭起,是犹养虎遗患……结粪一行,气通而邪热乃泄"。

4. **注意养阴**　疫病属于温病,容易耗伤阴液,故在疫病后期,尤其是攻下之后,宜养阴生津,清解余邪。下后疫邪已清,两目干涩,舌干,津不到咽,口唇燥烈之阴枯血燥用清燥养荣汤(知母、天花粉、当归、白芍、地黄汁、陈皮、甘草、灯芯草)。若阴血已伤而余热尚在,忌用参、芪、白术等温补之品。告诫"若调理之剂投之不当,莫如静养节饮食为第一"。

5. **生姜护胃**　吴氏临证善用生姜和胃调中,不但在三承气汤、白虎汤、清热解毒汤、承气养荣汤中加生姜煎服,防止大剂石膏及大黄等苦寒药败胃伤中,保护胃气;而且在三消饮、茵陈汤、芍药汤、柴胡汤、托里举斑汤、柴胡养荣汤、瓜贝养荣汤、柴胡清燥汤、参附养荣汤、半夏藿香汤、双解散、三妙散等方剂中也用生姜。《温疫论·停药》说:"服承气腹中不行,或次日方行,或半日仍吐原药,此因病久失下,中气大亏,不能运药,名为停药,乃天元几绝,大凶之兆也,宜生姜以和药性,或加人参以助胃气。"还指出大病或久病之后,客邪新去,胃气薄弱,胃口方开,"宜先与粥饮,次糊饮,次糜粥,次稀饭,尤当循序渐进,"方能恢复胃气。(《温疫论·调理法》)

另外,疫病传变过程中可因"客邪交固于血脉"而致身热脉数、肢体疼痛、肋下刺痛经久不解等,吴氏创制三甲散(鳖甲、龟板、穿山甲、牡蛎、蝉衣、僵蚕、地鳖虫、当归、白芍、甘草)活血通络,软坚散结。其用药独特,立意新颖。

【医案举例】

朱海畴者,年四十五岁,患疫得下证,四肢不举,身卧如塑,目闭口张,舌上苔刺。问其所苦,不能答。因问其子两三日所服何药?云进承气汤三剂,每剂投大黄两许不效,更无他策,惟等日而已,但不忍坐视,更祈一诊。余诊得脉尚有神,下证悉具,药轻病重。先投大黄一两五钱,目有时而小动;再投,舌刺无芒,口渐开能言;三剂,舌苔少去,神思少爽。四日服柴胡清燥汤,五日复生芒刺,烦热有加;再下之,七日,又投承气汤,热少退。八日,仍用大承气汤,肢体力能少动。计半月,共服大黄十二两而愈。数日后,始进糜粥,调理两月才平复。(《温疫论·因证数攻》)

(五) 温疫预后

温疫邪气溃散,向外向表传者为顺;邪轻者,预后较好,勿药亦能自愈;向里传者为逆,预后不良。

【参考文献】

1. 林慧光,芮立新.《温疫论》"截断扭转"学术思想探析[J].中国医药学报,2003,18(3):131.
2. 吕志杰.《温疫论》中对大黄的应用[J].中医杂志,2004,45(7):556.
3. 李林.疫气学说发展滞后的原因及对传染病病因学说的影响[J].内蒙古中医药,2006,25(5):33.
4. 吴有性.温疫论[M].北京:人民卫生出版社,2007.
5. 廖红娟,王一飞.《温疫论》顾护胃气思想浅析[J].中医杂志,2007,48(5):473.

李中梓

李中梓博采众家，学而不偏，提出"肾为先天之本，脾为后天之本"；临证强调"补气在补血之先"，"养阳在滋阴之上"，喜用膏方。其治疗癃闭等杂病经验值得后世借鉴。

学习要求：

掌握先天后天根本论，治疗癃闭经验；熟悉气血阴阳论；了解生平、代表著作及学术成就对后世的影响。

一、 概说

李中梓(1588～1655年)，字士材，号念莪，又号尽凡居士，明末清初松江华亭(上海市松江区)人。

李氏幼习举子业，早年身体多病，父母、妻兄及两子被庸医药误而亡，加之乡试不中而绝意仕途，究心医书，精研岐黄之术；手辑张刘李朱四大家所著，考证诸家学术思想，得其精要，补偏救弊。受张机、张元素、李杲、薛己、张介宾等人影响较大，临证注重温补脾肾，提出"养阳在滋阴之上"。正如《诊家正眼·自序》所说："余用究心于今古脉书，详为征考者四十余载，见地颇定，汇成是帙。"而《江南通志》也称其："少博学，习岐黄术，凡奇证遇无不立愈。"李氏还重视中医教育，培养了大批人才，其门人有沈朗仲、马元仪、董廙、秦卿胤等35人之多；马元仪又将其学再传于尤在泾。还有侄子李果瑛、李延昰，侄孙李廷芳等也从其学。

李氏治学主张兼通众家之长，不偏不倚，重视学术交流，善于著书立说；常与王肯堂、施笠泽、秦昌遇等切磋岐黄。

李中梓代表著作是《内经知要》《医宗必读》；另有《伤寒括要》《颐生微论》《诊家正眼》《病机沙篆》《本草通玄》《雷公炮炙药性解》《里中医案》等，后人将《诊家正眼》《病机沙篆》《本草通玄》合编为《士材三书》，流行较广。

二、 学术特色与临证经验

(一) 阐发先后天根本论

"肾为先天之本，脾为后天之本"之说，虽然早已孕育，但未明确论述，故有"补脾不如补肾"及"补肾不如补脾"之争。李氏根据《内经》治病求本之说，综合各家之长，系统地阐发了肾为先天之本、脾为后天之本的理论意义及其对临床的指导价值。

1. **肾为先天之本**　李氏认为肾藏精、主骨、生髓,肾气禀赋于父母先天之精气,是"人资之以为始者";由于肾在生命形成及胚胎发育过程中具有重要作用,因此肾具有先天之本功能。并分析说:"肾所以为先天之本,盖未有此身,先有两肾,故肾为脏腑之本,十二脉之根,呼吸之本,三焦之源,而人资之以为始者也,故曰先天之本在肾。"肾何以先于其他脏腑而存在?他形象地解说:"盖婴儿未成,先结胞胎,其象中空,一茎透起,形如莲蕊,一茎即脐带,莲蕊即两肾也,而命寓焉。"不仅如此,肾形成后,奠定了其他脏腑形成的基础,"水生木而后肝成,木生火而后心成,火生土而后脾成,土生金而后肺成,五脏既成,六腑随之。"(《医宗必读·肾为先天本脾为后天本论》)

2. **脾为后天之本**　婴儿出生以后,有赖脾胃所运化的水谷精微与气血以濡养五脏六腑及全身,因而脾为万物之母。更为现实的情况是,"盖婴儿既生,一日不再食则饥,七日不食则肠胃涸绝而死。《经》云:安谷则昌,绝谷则亡。犹兵家之饷道也,饷道一绝,万众立散。胃气一败,百药难施。一有此身,必资谷气,谷入于胃,洒陈于六腑而气至,和调于五脏而血生,而人资以为生者也,故曰后天之本在脾"。(《医宗必读·肾为先天本脾为后天本论》)

3. **脾肾相互为用**　李氏认为脾肾之间的关系十分密切,并论述说:"脾肾者,水为万物之元,土为万物之母,二脏安和,一身皆治,百疾不生。"脾生血,肾藏精,二者有"相赞之功能",先天济后天,后天助先天,而"为生人之根本"。因此他指出:"夫脾具土德,脾安则土为金母,金实水源,且土不凌水,水安其位,故脾安则肾愈安也。"即肾精必须靠脾阳化生水谷精微不断充养才能充盛。又说:"肾兼水火,肾安则水不挟肝上泛而凌土湿,火能益土运行而化精微,故肾安则脾愈安也。"即脾阳要靠肾阳的温养才能发挥其运化作用。

4. **先后天分治**　先后天毕竟有不同之功,故对脾肾的治疗,李氏谓:"治先天根本,则有水火之分,水不足者用六味丸,壮水之主以制阳光;火不足者用八味丸,益火之源以消阴翳。治后天根本,则有饮食劳倦之分,饮食伤者,枳术丸主之;劳倦伤者,补中益气主之。"

5. **脾肾同治**　脾为后天之本,肾为先天之本。李氏不偏不倚,力倡脾肾并重之论,脾肾同治,先天济后天,后天助先天。

(1)脾肾同补:用于脾肾俱虚之证。常用补中益气、四君、六君、归脾等方补脾,用六味、八味、大补阴、左归、右归等方补肾;或一日之中,朝服补中益气汤以培补元气,夕进六味丸、八味丸以滋肾中水火。体现了理脾不拘于辛燥升提,治肾不拘于滋腻呆滞,随证化裁,灵活变通,着重于治本的特点。

(2)补肾兼脾:用于肾虚为主兼有脾虚者。以六味丸补肾为主,再加补脾之药。因为"补肾之中,不脱扶脾……气药有生血之功,血药无益气之理也"。李氏指出:"虚者必补以人参之甘温,阳生阴长之理也。"并告诫说,用甘寒补肾,恐其减食而不利于脾,应佐以砂仁、沉香等。

(3)补脾兼肾:用于脾虚为主兼有肾虚者。常用四君子汤、归脾汤、补中益气汤为主,配伍附、桂等温补肾阳助脾健运,"以复肾中之阳,以救脾家之母","益火以助其转运"。

【医案举例】

学宪黄贞父,下血甚多,面色萎黄,发热倦怠,盗汗遗精。余诊之曰:脾虚不能统血,肾虚不能闭藏,法当以补中益气,五贴并一而进之。十日汗止,二十日血止,再以六味地黄丸间服,一月而安。(《医宗必读·虚痨》)

崇明文学倪君俦,四年不能起于床,延余航海治之,简其平日所服,寒凉者十六,补肝肾者十三,诊其脉大而无力,此营卫交虚。以十全大补加秦艽、熟附各一钱,朝服之;夕用八味丸加牛膝、杜仲、远志、萆薢、龟板、黄柏,温酒送七钱,凡三月而机关利。(《医宗必读·痿》)

(二) 重视补气补阳

1. 补气重于补血 李氏认为,人身之阴阳、水火、气血三位一体,异称而同理,水火即阴阳,即气血也。气血之中,认为气最为重要,气虚影响生血而血少,气虚无以温煦而血凝,气虚无力行血而瘀阻,气虚不能统摄而血溢。故气血俱虚时应先补气后补血,或于补血药中配以益气之品,因为"气药有生血之功,血药无益气之理也"。即"气血俱要,而补气在补血之先"。

2. 养阳重于滋阴 阴阳燮理是万物变化的根本,阴阳交合,万物化生,阴阳分离,则万物息也。故李氏说:"万物之生杀,莫不以阴阳为本始也。"天有四时,春生夏长,秋收冬藏,长夏居中,为四时升降浮沉之枢纽。而人以脾胃为枢纽,升则上输于心肺,降则下归于肝肾。阴阳协调,则精足而神全。如阴阳一方偏盛或偏衰,将破坏正常的平衡而波及五脏六腑、表里内外、四肢九窍,影响机体整个气化功能而发生种种病理变化。在阴阳互为生化的过程中,李氏认为阳是起主要作用的,故在阴阳并补时应当以补阳为主,即"阴阳并需,而养阳在滋阴之上。是非昂火而抑水,不如是不得其平也"。

【医案举例】

邑宁夏彝仲太夫人,年届八十,因彝仲远仕闽中,忧思成疾,忽发热头疼,医以伤寒发散禁食,一剂而汗如洗,气喘促,神昏倦。业已治凶具矣。余谓其脉大无力,即令食而投参、芪,犹恐或失之,禁其食而攻之,未遽绝者幸耳。用人参、黄芪各五钱,白术三钱,橘、半各一钱五分,甘草六分,煨姜三钱。诸医鼎沸。用一剂而喘汗差减,倍用参、术至一两,症愈七八,惟食未强耳。此火衰不能生土耳,加熟附二钱,干姜一钱,服二月而始全愈。(《里中医案·夏彝仲太夫人发热喘促》)

(三) 治疗癃闭特色

癃闭是排尿困难,尿量减少,甚则小便点滴不出。李氏深入研究其病因病机,总结七种治法。

1. 清金润肺 肺主气,为水之上源,若肺燥不能生水,气化不及州都,则小便排出不利。当用车前子、紫菀、麦门冬、茯苓、桑皮等清金润肺。

2. 燥脾健胃 脾主运化水湿,脾失健运,精不归肺,肺失通调,小便排出不利。可用苍术、白术、茯苓、半夏等燥湿健脾。

3. 滋肾涤热 下焦湿热壅滞,肾燥而膀胱不利。可用知母、黄柏、玄参、地黄、泽泻、茯苓、通草等清热利水,滋肾养阴。

4. 淡渗分利 水渗大肠,甚者泄泻不止,小便少。可用茯苓、猪苓、通草、泽泻等淡渗分利,实后渗前。

5. 疏理气机 气滞影响膀胱气化,不能通调水道,小便不利。可用枳壳、木通、橘红等调理气机,兼通水道。

6. 苦寒清热 热邪内蕴上中下三焦,皆可影响膀胱气化,导致小便不利。热在上焦心肺可用栀子、黄芩,热在中焦脾胃可用黄连、芍药,热在下焦可用黄柏、知母。

7. 温补脾肾 肾阳不足可用金匮肾气丸,中气不足可用补中益气汤,气虚可用利气散(黄芪、陈皮、甘草)。

除上述七法外，李氏还用通心散(木通、连翘)泻心经之热，治疗唇焦面赤，小便不通；用牛膝汤(牛膝、当归、黄芩)治血结之小便闭、茎中痛；用参芪汤(赤茯苓、生地黄、黄芪、桑螵蛸、地骨皮、人参、五味子、菟丝子、炙甘草)治疗心虚客热，小便涩数；用清肺散(茯苓、猪苓、泽泻、瞿麦、琥珀、灯心草、萹蓄、木通、通草、车前子)治疗口渴，小便闭涩；用滋肾化气汤(黄连、黄柏、甘草)治疗因服热药所致小便不利、脐下痛；滑石散(寒水石、葵子、滑石、乱发灰、车前子、木通)治疗男女转胞，小腹急痛，小便不利。同时还介绍了洗方(高良姜、葱、紫苏)，葱熨(葱白炒熟熨脐下)，盐熨，涂脐方(大蒜、栀子、盐)，熏外肾(桃枝、柳枝、木通、花椒、白矾、灯心草、葱白)等外治法。

【医案举例】

郡守王镜如，痰火喘嗽正甚时，突然小便不通，自服车前、木通、茯苓、泽泻等药，小腹胀满，点滴不通。余曰：右寸数大，是金燥不能生水之故，惟用紫菀五钱、麦门冬三钱、北五味十粒、人参二钱，一剂而小便涌出如泉。若淡渗之药愈多，则反致燥急之苦，不可不察也。(《医宗必读·小便闭癃》)

孝廉俞彦直，修府志劳神，忽然如丧神守，小便不通。余诊之曰：寸微而尺鼓，是水涸而神伤也。用地黄、知母各二钱，人参、丹参各三钱，茯苓一钱五分，黄柏一钱，二剂稍减，十剂而安。(《医宗必读·小便闭癃》)

先兄念山，谪官浙江按察，郁怒之余，又当盛夏，小便不通，气高而喘。以自知医，服胃苓汤四帖不效。余曰：六脉见结，此气滞也。但用枳壳八钱、生姜五片，急火煎服。一剂稍通，四剂霍然矣。(《医宗必读·小便闭癃》)

(四) 应用膏方特色

李中梓临证喜用膏方，在《删补颐生微论》中专门介绍应用膏方的目的与意义，"虚则重补其脂膏……既取其便于频，又取其润也"。用地黄膏、琼玉膏、人参固本膏、参术膏、龟鹿二仙胶等治疗肺脾肾肝虚损，常用地黄、枸杞子、麦门冬、人参、白术、蜂蜜、鹿角、龟板。并告诫中气不足及阴虚者，不宜用苦寒直泄之药，以免损伤肺脾。

1. **补益脾胃** 李氏用参术膏(人参、白术、薏苡仁、莲子、黄芪、茯苓、神曲、泽泻、炙甘草)壮仓廪之官，治疗脾胃亏损，或胀或泻。方中白术为君，味苦甘以缓脾；"人参甘温补气，是以为臣。气不足者，肉分不充，故佐以黄芪；土虚则不能生金，故佐以薏苡仁；虚则补其母，故佐以莲子；土恶湿，虚则水寡于畏，故佐以茯苓、泽泻；土虚则不善散精输肺，故佐以神曲"；甘草为使，和诸药之性而无忤。而白术膏(白术、蜜)补胃健脾，和中进食。因"太阴其性喜燥，其味喜甘，其气喜温，白术备此三者，故为中宫要药。配以白蜜和其燥也，且甘味重则归脾速"。(《删补颐生微论·医方论第二十二》)

2. **补益肺肾** 人参固本膏(人参、天门冬、麦门冬、生地黄、熟地黄)治肾虚肺热，喘嗽烦渴。方"取二地以补肾为君，精不足者，补之以味也。取二冬以保肺为臣，虚则补其母也。火刑金而肺气衰，非人参莫可救援，东垣所谓无阳则阴无以生也。倘泥肺热伤肺之说，则孤阴不长，不几于坐而待毙耶"。

3. **补肾益气** 龟鹿二仙胶(鹿角、龟板、枸杞子、人参、酒)大补精髓，益气养神，用于气血阴阳俱虚之人。故李氏阐发说："人有三奇，精、气、神，生生之本也。精伤无以生气，气伤无以生神……精不足者,补之以味,故鹿角为君,龟板为臣。鹿得天地之阳气最全,善通督脉,足于精者,故能多淫而寿。龟得天地之阴气最厚,善通任脉,足于气者,故能伏息而寿……人参为阳,补气中之怯;枸杞为阴,清神中之火,故以为佐。是方也,一阴一阳,无偏攻之忧,入气入血,有和平之美。由是精生而气旺,气旺而神昌,庶几享龟鹿之年矣,故曰二仙。"

4. **补益气血** 琼玉膏(生地黄、茯苓、蜂蜜、人参)益气养阴,健脾润肺,治虚劳干咳。方以生地黄为君,养阴润肺,"令水盛则火自息也。损其肺者,益其气,故用人参以鼓生发之元。虚则补其母,故用茯苓以培万物之本。白蜜为百花之精,味甘归脾,性润悦肺,且缓燥急之火。四者皆温良和厚之品,诚堪宝重"。不宜用苦寒,否则"只伤脾土,金反无母"。

地黄膏(生地黄、酒当归、白芍药、枸杞子、牡丹皮、知母、地骨皮、人参、甘草)滋阴降火,养血清肝。"兹以地黄为君,知母为臣,壮天一之水,以制丙丁,不与之直争也。当归、芍药以沃厥阴,肾肝同治之法也。水衰则火旺,是以二皮为钤制;火盛则金衰,是以二冬为屏障。人参、莲子补金位之母,甘草生用,所以奉令承使,奔走赞成者也"。

5. **收敛固精** 五味子膏(五味子、蜂蜜)中"五味子味酸,酸者束而收敛,能固耗散之精,有金水相生之妙。况酸味正入厥阴,厥阴偏喜疏泄,乃围魏救赵之法也"。用于神气虚怯,不能收固,梦遗精滑。虽然功专力锐,为效神速,但不可多服,久服必有偏胜之患。

【参考文献】

1. 金庆江,金庆雷.李中梓对吴中医学的影响[J].江苏中医,1994,15(9):45.

2. 包来发.李中梓医学全书[M].北京:中国中医药出版社,1999.

3. 颜新,胡冬斐.中国膏方学[M].上海:上海中医药大学出版社,2004.

4. 马晓峰.《医宗必读》与脏腑辨证[J].天津中医药,2004,21(4):299.

5. 李如辉."脾为后天本"理论的发生学探讨[J].中医研究,2007,20(1):1.

6. 王蓓蓓.李中梓现存著作及版本考证[J].云南中医中药杂志,2011,32(7):93—94.

18

绮 石

绮石详细论述了虚劳的病因病机,治疗方法,防护措施,尤其是提出三本二统理论以及清肺保金、补脾益气治疗大法,对后世产生了巨大影响。

学习要求:

掌握虚劳病因、三本二统,清肺保金与补脾益气治疗大法;熟悉用药特点与注意事项,虚劳防护措施;了解生平、著作及学术成就对后世的影响。

一、 概说

绮石,一说汪绮石,籍贯身世无可考证,明末医家。

虚劳是古代内科疑难病症之一,《理虚元鉴·原序》描述了绮石研究虚劳的原委:"先生悯世人之病虚劳者,委命于庸医,而轻者重,重者危,深可痛伤。特校昔贤之书几千百家,如四时各司一气之偏,未逢元会。乃伏读《素》《灵》而启悟门,得其要领,参订补注,集成一书。辨症因,详施治,审脉法,正药讹,精纯邃密。""长君伯儒,能读其书;次君东庵,能继其志。"门人有赵宗田等。浙江柯怀祖在刻《理虚元鉴》时评价说:"实发前人所未发。其治阴虚,主清金,肺为五脏之天也;治阳虚,主健中,脾为百骸之母也。其方甚简,药味无多……则绮石之论虚劳,犹仲景之论伤寒,非举一而废百也。"赵宗田更是赞扬说:"绮石先生医道高玄,虚劳一门,尤为独阐之宗。"

绮石治学主张博览群书,学而不偏,宗而不泥。推崇李杲、朱震亨与薛己,其谓:"斯三先生者,皆振古之高人……然皆主于一偏,而不获全体之用。"故其治虚劳既宗三家之说,又不偏主三家之法,扬长避短,养阴不过用苦寒,补火不过用温热,培土不过用辛燥。因为"脾胃之论,出于东垣则无弊。若执东垣以治者,未免以燥剂补土,有拂于清肃之肺金。滋阴之说,出于丹溪已有弊,若执丹溪以治者,全以苦寒降火,有碍于中州之土化"。结合临床实际,勇于创新,重点探讨痨瘵病因、病机,提出三本二统论及清金保肺、培土调中治劳原则,对后世治疗虚劳产生了重大影响。

绮石著作是《理虚元鉴》,有多种版本。最早版本有慈溪柯德修刻本,为绮石学生赵宗田所传;还有清光绪丙子年葛氏本、清光绪丙甲年陈氏本。

二、 学术特色与临证经验

(一) 虚劳病因

1. **先天之因** 在受气之初,或由父母年已衰老,或乘劳入房,或病后受胎,或妊娠失调,或色欲过度等,此皆先天禀赋不足,精血不旺,致其所生之子先天虚弱,肝虚幼多见惊风、肾虚骨软行迟、脾虚动作手颤、肺虚喉中痰多、气血俱虚之头摇目眩、读书不能出声等,年龄稍长,则易成劳。

2. **后天之因** 多因酒色、劳倦、七情、饮食等所伤,发病年龄多在十五六岁,或三十岁上下。或色欲过度伤肾耗精,或劳神伤心,或郁怒伤肝而失调和,或忧怒伤肺而失肃清,或思虑伤脾而失健运,致使先伤气然后耗精,或先耗精而伤气,终则精气皆亏。

3. **痘疹及病后失调** 多由痘疹施治失当,正虚邪恋;或病后元气尚亏,失于调养;或劳动伤其气;或纵欲竭其精;每致阳气衰弱、阴血枯耗。伤阳则见神疲乏力,不耐劳动,面色㿠白,不禁风寒等症;伤阴则见肺风哮喘,音哑声嘶,易于伤风咳嗽等症。

4. **外感之因** 平时酒色无度,或心血过耗,或肝火易动,或阴血素亏,或肺有伏火,复感风邪,易成劳嗽。

5. **境遇之因** 或孽子坠心,或异乡之悲,或闺妇征人之怨,或富贵而骄佚滋甚,或贫贱窘迫难堪等,致使情志不达,五志郁而化火,耗伤气血,积渐成劳。即所谓"七情不损则五劳不成"。

另外,还有妄用攻伐,杂药乱投,耗伤正气的医药之因及痨虫传染之因。

(二) 虚劳病机

绮石认为虚劳病机可分为阴虚、阳虚两大类,"或为阳虚,或为阴虚。阳虚之久者,阴也虚,终是阳虚为本;阴虚之久者,阳也虚,终是阴虚为本"。而且提出"阴虚之证统于肺"、"阳虚三夺统于脾"的二统新观点。

1. **阴虚阳亢,伏火刑金** 由于精血不足,水不济火,阴虚火亢,灼伤肺金,肺失宣肃,胶痰固隔,症见咳嗽,吐血,或痰中带血,呼吸气短,脉细数。其灼金之火即是"伏逆之火"。绮石强调说,"此在少年为痨嗽之根,四十以外,为血痰虚火之兆"。

2. **阳虚三夺,中气不守** 三夺即夺精、夺火、夺气。色欲过度夺精,致使火与气相次俱竭;辛劳太过耗气,致使火与精连类而失;夺火多从夺精或过服寒凉而来,致使命火衰微,阳痿不起。凡此三夺,终则耗伤中气,致中气不守。

(三) 治疗虚劳特色

虚劳临床常见症状主要有咳嗽,骨蒸潮热,遗精梦泄,咳血或痰中带血,汗出畏寒,语言轻微等。但应注意与腰膝四肢无力,目眩,耳鸣,形体憔悴,溏泄无度,饮食少的脾胃阳虚相鉴别。绮石从肺、脾、肾入手进行治疗,倡导三本二统论。

1. **理虚三本** 绮石基于肺痨所致的虚劳,主张治疗虚劳应重视肺、脾、肾,而且强调治肺更为重要。《理虚元鉴·治虚有三本》说:"治虚有三本,肺、脾、肾是也。肺为五脏之天,脾为百骸之母,肾为性命之根,治肺、治脾、治肾,治虚之道毕矣。"

(1) 肺为五脏之天:肺居于脏腑之上,司治节之令,兼清肃之化,外与天气相通,以主五脏之气;肺虚则营卫不行,津液不布。故治肺要清金保肺,不可过用苦寒,免伤胃气,应保土生金。

(2) 脾为百骸之母:脾居于中央,主运化水谷,为气血生化之源,濡养五脏六腑,四肢百骸;脾虚则运化无权,营卫衰弱,气血亏虚。故治脾要培土调中,滋其化源,以生金保肺,虽宗李杲而不过用辛燥,以免损至高之气。

(3) 肾为性命之根:肾兼真水真火,真火生脾土,脾土生肺金;真水生肝木,肝木生心火;肾虚则精气俱衰,进而五脏皆惫而致虚劳。治肾要滋阴降火,使金行清化,金水归于一致,即救水宗朱震亨,不过用苦寒如知母、黄柏类,一则有碍脾胃运化;再则肾水未必能补,而真火有熄灭之虑。救真火宗薛己,不过用桂附,以免助郁热,耗阴津,损肺气。

2. **治虚二统** 绮石既以肺、脾、肾为治虚三本,但为何又将"阴虚之证统于肺"、"阳虚三夺统于脾"呢?他解释说,因为前人治阳虚者统之于命火,概以八味丸、十全汤之类,不离桂附,辛热助火则煽其虚焰;治阴虚统之于肾水,六味丸、百补丸之类,不离知柏,而滥用苦寒降火易燥金败胃。因而采用清金保肺,健脾益气之法,将传统补肾之法寓于治肺治脾之中,不但避免执用辛热、苦寒的弊端,而且可以"执两端以用中,合三部以平调。一曰清金保肺,无犯中州之土;一曰培土调中,不损至高之气;一曰金行清化,不觉水自流长。乃合金水于一致也。三脏既治,何虑水火乘时,乃统五脏以同归也"。其中"金行清化"、"水自流长"就是治肺益肾之法。故绮石评价说:"补肾水不如补肺,以资水之上源,使金水归于一致;补命火不如补脾,以健其中,滋生化之源。"

(1) 清金保肺:绮石对于潮热、骨蒸、劳嗽、吐血等阴虚之症从肺论治,采用清金保肺法,即通过治肺益肾,使"金行清化"、"水自流长",从而达到治疗阴虚虚劳的目的,此即"阴虚之证统于肺"。临证多选用牡丹皮、地骨皮、桑白皮、白前、桔梗、泽泻、生地、茯苓等,清热养阴,以制阴虚阳亢之伏火。还提出麦门冬、人参、五味子是治疗"肺怯之病"的必用之品。如治疗干咳"宜补阴降火。症从色欲来者,琼玉胶最捷"。

(2) 补脾健中:对于由夺精、夺火、夺气所致,或汗出无度,或肾虚生寒,或盛夏裹绵,或腰酸足软,或语言轻微,或木实生风,或脾弱滞湿,或面色㿠白,或纳差食少的虚劳阳虚之证,绮石不是首先填精、补火,而是从脾论治,以急救中气为先。明确提出:"阳虚之证,虽有夺精、夺火、夺气之不一,而以中气不守为最险,故阳虚之治,虽有填精、益气、补火之各别,而以急救中气为最先。"因为"有形之精血不能速生,无形之真气所宜急固";"回衰甚之火者,有相激之危;续清纯之气者,有冲和之美,此益气之所以妙于益火也。"故采用补脾健中之法,健中气,资化源,此即"阳虚三夺统于脾"。如治疗心肾不交的归养心脾汤(人参、黄芪、白术、芡实、五味子、甘草、熟地、酸枣仁、茯神、山药、当归),归养心肾丸(生地、熟地、黄芪、白术、山药、芡实、茯神、酸枣仁、当归、山茱萸、五味子、甘草),养心固肾丸(生地、当归、茯神、山药、芡实、山茱萸、陈皮、甘草、五味子、莲子),或归脾丸,其梦遗精泄、神疲体倦、腰酸腿软、咳嗽、骨蒸潮热等症,既有夺精所致的阴虚于下,火炎于上的阴虚火旺,也有夺精所致夺火的命门火衰,因而以甘温之剂,调补气血,安养心神,不轻用温燥与滋阴降火之品。

值得注意的是,绮石治虚劳虽重视甘温补脾益气,避免辛热,但他并不忽视填精,因为"精、气、神,养生家谓之三宝,治之原不相离。故于滑精梦泄种种精病者,必本于神治;于怔忡、惊悸种种神病者,必本于气治。盖安神必益其气,益气必补其精"。临证常选用生熟地、山茱萸、枸杞子、龟板胶等填精补髓。

【医案举例】

徐 今年长夏久热,伤损真阴。深秋天气收肃,奈身中泄越已甚,吸短精浊,消渴眩晕。见证却是肝肾脉由阴渐损及阳明胃络,纳谷减,肢无力。越人所云阴伤及阳,最难充复。诚治病易,治损难耳。人参、天冬、生地、茯神、女贞子、远志。(《临证指南医案·卷一》)

天津二区宁氏妇,年近四旬,素病虚劳,偶因劳碌过甚益增剧。

病因:处境不顺,家务劳心,饮食减少,寝成虚劳,已病倒卧懒起床矣。又因讼事,强令公堂对质,劳苦半日,归家病大加剧。证候:卧床闭目,昏昏似睡,呼之眼微开不发言语,有若能言而甚懒于言者。其面色似有浮热,身间温度三十八度八分,问其心中发热乎?觉怔忡手?皆颔之。其左脉浮而弦硬,右脉浮而芤,皆不任重按,一息六至。两日之间,惟少饮米汤,大便数日未行,小便亦甚短少。诊断:即其脉之左弦右芤,且又浮数无根,知系气血亏极有阴阳不相维系之象。是以阳气上浮而面热,阳气外越而身热,此乃虚劳中极危险之证也。所幸气息似稍促而不至于喘,虽有咳嗽亦不甚剧,知尤可治。斯当培养其气血,更以收敛气血之药佐之,俾其阴阳互相维系,即可安然无虞矣。处方:野台参四钱、生怀山药八钱、净萸肉八钱、生龙骨捣碎八钱、大甘枸杞六钱、甘草二钱、生怀地黄六钱、玄参五钱、沙参五钱、生赭石轧细五钱、生杭芍四钱,共煎汤一大盅,分两次温饮下。复诊:将药连服三剂,已能言语,可进饮食,浮越之热已敛,体温度下降至三十七六度六分,心中已不发热,有时微觉怔忡,大便通下一次,小便亦利,遂即原方略为加减俾再服之。处方:野台参四钱、生怀山药一两、大甘枸杞八钱、净萸肉六钱、生怀地黄五钱、甘草二钱、玄参五钱、沙参五钱、生赭石轧细四钱、生杭芍三钱、生鸡内金黄色的捣钱半,共煎汤一大盅,温服。方解:方中加鸡内金者,因虚劳之证,脉络多瘀,《金匮》所谓血痹虚劳也。用鸡内金以化其血痹,虚劳可以除根,且与台参并用,又能运化参之补力不使作胀满也。效果:将药连服四剂,新得之病全愈,其素日虚劳未能尽愈。俾停服汤药,日用生怀山药细末煮粥,少加白糖当点心服之。每服时送服生鸡内金细末少许,以善其后。(《医学衷中参西录·虚劳喘嗽门》)

3. **注意事项** 绮石治疗虚劳用药分为宜用、酌用、慎用、偶用、不必用、禁用等,《理虚元鉴》专列"治虚药讹一十八辨",以指导用药。

(1) 宜用药:如生地、茯苓、黄芪、白术、桑白皮、桔梗、牡丹皮、地骨皮等。

(2) 酌用药:枸杞子、柴胡、麦门冬、五味子,初病也要酌用。

(3) 慎用药:生地、白术、桂圆、当归,初病时应谨慎。

(4) 偶用或不必用药:偶尔可用陈皮,但紫苏子、枳壳不必用。

(5) 禁用药:禁燥烈、禁伐气、禁苦寒之品。"盖虚劳之痰,由火逆而水泛,非二陈、平胃、缩砂等所开之痰。虚劳之火,因阴虚而火动,非知、柏、芩、连、栀子等所清之火。虚劳之气,由肺薄而气窒,非青、枳、香、蔻、苏子等所豁之气。乃至饮食所禁,亦同药饵。有因胃弱而用椒、胡、茴、桂之类者,其害等于二陈;有因烦渴而啖生冷鲜果之物者,其害同于知、柏;有因气滞而好辛辣快利之品者,其害甚于青、枳"。(《理虚元鉴·三禁》)

另外,虚劳初起兼有外感者,不能骤用敛法,可于补中兼柴胡、前胡疏散之品,表疏后,再用补敛之法。"劳嗽初起之时,多兼表邪而发……庸医但知劳嗽为内脏本病,而骤以芪术益其气,归地补其血,甚以白芍、五味、枣仁敛其邪,则邪气深滞其里,胶固而难援矣。余凡遇此症,先以柴胡、前胡清理表邪……但柴胡可多用几剂,前胡止可用一二剂,若表邪一清,柴胡亦需急去之"。(《理虚元鉴·劳嗽初起治法》)

(四) 虚劳防护

绮石不仅重视虚劳的治疗,而且更重视防护,包括治疗过程中及痊愈后的防护。尤其是虚劳病虽然治愈,但终为不禁风浪、不耐辛苦之人,故应预防复发。

1. **知节** 虚劳之人宜节嗜欲养精,节烦恼养神,节忿怒养肝,节辛勤养力,节思虑养心,节悲哀养肺。

2. 知防　虚劳或虚弱之人，外邪容易乘机侵袭，因此，冬春季节应防风寒；夏季应防暑热，同时又应防因暑取凉而感寒；长夏防湿；秋季防燥。

3. 二守　坚持长期服药，合理摄养，以免复发。

4. 护肺　虚劳曾经骨蒸、劳嗽、吐血而治愈者，应注意终身保肺。

此外，虚劳咳嗽、吐血、痰血诸证应在未至春初木盛火升、仲夏湿热令行、夏秋之交伏火烁金前，及早进行预防。

(五) 虚劳预后

(1) 虚劳初发，病尚轻浅，安乐静养不用药也可痊愈。虚劳症状稍重，能够坚持治疗百日或一年，煎百济丸二料膏一服，便可断除病根。

(2) 虚劳愈后三年内可再发，"起于色者节欲，起于气者慎怒，起于文艺者抛书，起于劳倦者安逸，起于忧思者遣怀，起于悲哀者达观，如是方得除根。至于三发，则不可救矣"。(《理虚元鉴·二守》)

(3) 少年虚劳难治，但由于精血易生而易愈，预后较好；老年虚劳易治，但因气血易亏而难愈，预后较差。

【参考文献】

1. 绮石.理虚元鉴[M].江苏：江苏科学技术出版社,1981.

2. 何炫.何氏虚劳心传[M].南京：江苏科学技术出版社,1984.

3. 胡慎柔.慎柔五书[M].南京：江苏科学技术出版社,1985.

4. 洪辑庵.虚损启微[M].北京：中国中医药出版社,1997.

5. 吴澄.不居集[M].北京：中国中医药出版社,2002.

6. 谷建军.绮石先生三本二统的内涵与外延探要[J].辽宁中医学院学报,2003,5(3)：260.

19

喻　昌

喻昌辨正《内经》"秋伤于湿"为"秋伤于燥"之误,阐发燥邪致病机制,创制清燥救肺汤。总结治疗臌胀三法,用人参败毒散"逆流挽舟"治疗痢疾为后世所效法。

学习要求:

掌握秋燥理论及治疗秋燥、臌胀的特色;熟悉"逆流挽舟"治痢方法;了解生平、代表著作及其学术成就对后世的影响。

一、概说

喻昌(1585~1664 年),字嘉言,晚号西昌老人,明末清初江西新建(今江西南昌)人。

喻氏幼治举子业,明崇祯年间,曾以副榜贡生入京,无所就。曾隐于禅,后还俗,而专于医。清初应苏南名医钱谦益之邀,移居江苏常熟悬壶应诊,医名冠绝一时。喻昌受方有执错简重订思想的影响,提出"三纲鼎立"学说,采用以纲统法,类证汇聚原则,重新编次《伤寒论》条文;提出温病三纲说,即冬伤于寒、冬不藏精,至春均可病温;其邪由口鼻而入,直行中道,流布三焦,"急以逐秽为第一要义",对后世吴瑭三焦辨证不无启示;阐发燥邪理论与大气说,创制清燥救肺汤,对后世产生了巨大影响。故《清史稿·列传》谓其"幼能文,不羁,与陈际泰游。明崇祯中,以副榜贡生入都上书言事,寻诏征,不就,往来靖安间。披剃为僧,复蓄发游江南。顺治中,侨居常熟,以医名,治疗多奇中",因而与张璐、吴谦并称为清初三大家。承其学者有徐彬、罗子尚、舒驰远等。

喻昌治学主张先辨病后用药,以便有的放矢,其谓"治病必先识病,识病然后议药"。因为识病是议药的前提和依据,提出识病的具体要求。重视临证医案的记录与整理,制定医案书写规范,成为中医医案书写格式研究的先行者。

喻昌的代表著作有《医门法律》、《尚论张仲景伤寒论重编三百九十七法》(简称《尚论篇》)《寓意草》,另有《尚论后篇》《(痘疹)生民切要》。

二、学术特色与临证经验

(一) 秋燥论

1. **辨正《内经》之误**　燥为秋季之主令,然《内经》将秋季主病归纳为"秋伤于湿,冬生咳嗽",(《素问·阴阳应象大论》)"秋伤于湿,上逆而咳,发为痿厥",(《素问·生气通天论》)以至于后世医家以讹传讹,而未予纠正。虽然刘完素阐发并补充燥病病机,但并未对《内经》之说提出异议。喻昌通过深入研究,指出:"燥之与湿,有霄壤之殊。燥者天之气也,湿者地之气也。水流湿,火就燥,各从其类,此胜彼负,两不相谋。春月地气动而湿胜,斯草木畅茂,秋月天气肃而燥胜,斯草木黄落。故春分以后之湿,秋分以后之燥,各司其政。今指秋月之燥为湿,是必指夏月之热为寒然后可。"(《医门法律·秋燥论》)因此,喻昌认为秋伤于湿应为秋伤于燥之误,必须予以纠正,这样春伤于风,夏伤于暑,长夏伤于湿,秋伤于燥,冬伤于寒,才能与六气四时相配,与五运不相背戾。

2. **燥气致病机制与症状**　燥邪致病,《内经》虽有"燥胜则干"之论,但是却未阐发病机。直到刘完素才对表现为皮肤皱揭、精血枯涸、肌肉消烁等症状的燥病病机进行了论述,提出"诸涩枯涸,干劲皱揭,皆属于燥",补病机十九条之未备。喻昌在其基础上,首先纠正了秋伤于湿之误,并进一步阐发说:"燥金虽为秋令,虽属阴经,然异于寒湿,同于火热。火热胜则金衰,火热胜则风炽,风能胜湿,热能耗液,转令阳实阴虚,故风火热之气,胜于水土而为燥也。""夫诸气膹郁之属于肺者,属于肺之燥,非属于肺之湿也。苟肺气不燥,则诸气禀清肃之令,而周身四达,亦胡致膹郁耶?诸痿喘呕之属于上者,上亦指肺,不指心也。若统上焦心肺并言,则心病不主痿喘及呕也。惟肺燥甚,则肺叶痿而不用,肺气逆而喘鸣,食难过膈而呕出,三者皆燥证之极者也。"(《医门法律·秋燥论》)因此,喻氏明确论述了燥之为病,病位在肺,病机为肺失治节。临床症状可有痿,喘,呕,烦满,筋脉拘急,筋惕而搐,甚则筋缓不收,痿痹不仁,消渴,男子精液衰少,女子津血枯闭等。其谓:"风热燥甚,拂郁在表而里气平者,善伸数欠,筋脉拘急,或时恶寒,或筋惕而搐,脉浮数而弦。若风热燥并郁甚于里,则必为烦满,必为闷结,故燥有表里气血之分也。""肝主于筋,风气自甚,燥热加之,则液聚于胸膈,不荣于筋脉而筋燥,故劲强紧急而口噤,或瘈疭昏冒僵仆也。"

后世石寿棠撰《医原》进一步阐发燥证理论,认为致燥之由,皆缘血液不足所致。治疗燥邪宜辛润以开之。张千里在临证中认识到"上燥在气,下燥在血,气竭则肝伤,血竭则胃涸"。并提出"治燥者,顾正但须养胃存津,化邪但宜宣肺化燥"。沈目南专立燥病论篇,认为燥之病因病机为"燥气起于秋分以后,小雪以前,阳明燥金凉气司令,燥令必有凉气感人,肝木受邪而为燥也"。同时指出"燥淫所胜,平以苦温,乃外用苦温辛温解表,与冬月寒令而用麻桂姜附,其法不同,其和中攻里则一,故不立方"。

3. **治疗原则与方药**

(1) 治疗原则:喻昌根据燥邪致病的病因病机与临床症状,提出"治燥病者,补肾水阴寒之虚,而泻心火阳热之实,除肠中燥热之甚,济胃中津液之衰,使道路散而不结,津液生而不枯,气血利而不涩,则病日已矣"的治疗思路,并根据不同表现分别治之。

(2) 清燥救肺汤:用于燥邪伤肺所致的膹郁、痿、喘、呕等。方中桑叶清润肺金为君,石膏肃肺清热;生甘草和胃生津;人参生胃津而养肺气;配胡麻仁、阿胶、麦门冬滋阴润燥;杏仁、枇杷叶润肺下气。如燥郁痰多加贝母、瓜蒌;燥伤血枯加生地黄。喻昌在阐发创制本方特点时说:"总之,《内经》六气,脱误秋伤于燥一气。指长夏之湿,为秋之燥。后人不敢更端其说,置此一气于不理。即或明知理燥,而用药夹杂,如弋获飞虫,茫无定法示人也。今拟此方,命名清燥救肺汤,大约以胃气为主,胃土为肺金之母也。其天门冬,虽能保肺,然味苦而气滞,恐反伤胃阻痰,故不用也。其知母能滋肾水清肺金,亦以苦而不用。至如苦寒降火,正治之药,尤在所忌。盖肺金自至于燥,所存阴气,不过一线耳,倘更以苦寒下其气,伤其胃,其人尚有生理乎?

诚仿此增损以救肺燥变生诸症,如沃焦救焚,不厌其频,庶克有济耳!"(《医门法律·自制清燥救肺汤》)这体现了喻昌治疗燥病的同时也重视胃气,肺胃兼顾,寓培土生金于甘柔滋润之中,忌用或慎用辛香行气及纯用甘润或苦寒之剂,实开治秋燥之先河。

(3)其他治法:若皮肤皱揭,筋燥,爪干用滋燥养荣丸(当归、生地黄、熟地黄、白芍药、秦艽、黄芩、防风、甘草);精血枯涸燥热用大补地黄丸(黄柏、熟地黄、当归、山药、枸杞子、知母、山茱萸、白芍药、生地黄、肉苁蓉、玄参);脾胃中伏火,大便秘涩或干燥闭塞不通,全不思食用东垣润肠丸(麻子仁、桃仁、羌活、当归、大黄、皂角仁、秦艽)润燥和血疏风;大便难,噎塞不便用东垣导滞通幽汤(当归、升麻、桃仁、生地、大黄、熟地黄、红花、甘草、槟榔);下焦燥热用六味地黄丸。

【医案举例】

吉长乃室,新秋病洒淅恶寒,寒已发热,渐生咳嗽,然病未甚也。服表散药不愈,体日尫羸。延至初冬,饮以参、术补剂,转觉厌厌欲绝,食饮不思,有咳无声,泻利不止,危在旦暮……吉长彷徨无措,延仆诊毕……仆因谓曰:是病总由误药所致。始先皮毛间洒淅恶寒发热,肺金为时令之燥所伤也,用表散已为非法,至用参、术补之,则肺气闭锢,而咳嗽之声不扬,胸腹饱胀,不思饮食,肺中之热无处可宣,急奔大肠,食入则不待运化而直出。食不入,则肠中之垢污亦随气奔而出,是以泻利无休也。今以润肺之药兼润其肠,则源流俱清,寒热、咳嗽、泄泻一齐俱止矣。但取药四剂,服之必安,不足虑也。方用黄芩、地骨皮、甘草、杏仁、阿胶。初进一剂,泻即少止。四剂毕,而寒热俱除。再数剂而咳嗽俱全愈矣。(《寓意草·论吴吉长乃室及王氏妇肺病误药之治验》)

4. 注意事项　针对燥病致病特点,喻氏在《医门法律·伤燥门》提出了治疗燥病应当注意的律法。

凡秋月燥病,不得误以为湿而治之,否则伤人必多。

治疗燥病,不可燥在气而治血,燥在血而治气,燥在表而治里,燥在里而治表,而致药不适病。

杂病兼带燥证者,不能误用燥药,免致危困。

凡治燥病,须分肝肺。肝脏见证,可治其肺燥;若肺脏见证,反治其肝,则误矣。肝脏见燥证,清其肺金,除其燥本,尤为先务。若肺金自病,不及于肝,即专力救肺。

凡治燥病,须深达治燥之旨,若但用润剂润燥,虽不重伤,亦误时日,当在所诫。

(二) 治疗臌胀经验

臌胀,又称为单腹胀、鼓胀、蛊胀、蜘蛛蛊、蜘蛛病等,是古代四大顽症之一,历代均有论述。喻昌深入探讨臌胀病机,总结治疗方法。

1. 病因病机　喻昌认为癥瘕、积块、痞块是胀病之根,日积月累,脾气衰微,水裹、气结、血凝而致腹大如箕,腹大如瓮。正如《寓意草·面议何茂倩令媛病单腹胀脾虚将绝之候》云:"单腹胀,则中州之地,久窒其四运之轴,而清者不升,浊者不降,互相结聚,牢不可破,实因脾气之衰微所致。"

2. 治疗方法　臌胀以脾气衰微为本,水裹、气结、血凝为标,总属本虚标实。喻氏提出培养、招纳、解散治疗膨胀三法,熔攻、补、消于一炉,顾护脾胃。"明乎此,则有培养一法,补益元气是也;则有招纳一法,升举阳气是也;则有解散一法,开鬼门洁净府也。三法俱不言泻,而泻在其中矣,无余蕴矣。"(《寓意草·面议何茂倩令媛病单腹胀脾虚将绝之候》)

常用人参芎归汤(人参、辣桂、五灵脂、乌药、莪术、木香、砂仁、炙甘草、川芎、当归、半夏、生姜、红枣、紫苏),加减《金匮》肾气丸(肾气丸加车前子、牛膝),人参丸(人参、当归、大黄、桂心、瞿麦、赤芍药、茯苓、葶苈子),小温中丸(陈皮、半夏、神曲、茯苓、白术、香附、针砂、苦参、黄连、甘草),日晚丸(炮附子、鬼箭羽、紫石英、泽泻、肉桂、延胡索、木香、槟榔、血竭、水蛭、三棱、桃仁、大黄、酒),导气丸(青皮、莪术、胡椒、三棱、槟榔、赤芍、干姜、附子、吴茱萸、菖蒲),禹余粮丸(蛇含石、禹余粮石、真针砂),强中汤(人参、青皮、陈皮、丁香、白术、附子、草果仁、干姜、厚朴、甘草),化滞调中汤(白术、人参、白茯苓、陈皮、厚朴、山楂肉、半夏、神曲、麦芽、砂仁)等。

3. **注意事项**

(1) 不宜应用猛药攻劫,倘若以治水诸法施之,虽取效于一时,但易耗损元气,损伤脾胃,"百中无一愈者,失于师承无人,方药乱投耳"。《寓意草》曾告诫说:"所以凡用劫夺之药者,其始非不速遽消,其后攻之不消矣,其后再攻之如铁石矣。不知者见之,方谓何物邪气若此之盛,自明者观之,不过为猛药所攻,即以此身之元气,转与此身为难首,实有如驱良民为寇之比,所谓赤子盗兵,弄于潢池,亶其然哉!"

(2) 不宜用耗气散气之药,因臌胀气散而不收,用之泻肺泻膀胱,则为"杀人之事也……更散其气,岂欲直裂其腹乎? 收之不能遽收,亦渐积使然,缓缓图成可也。若求快意一朝,如草头诸方,明明立见杀人,若辈全不悔祸,展转以售奸,吾不知其何等肺肠,千劫不能出地狱矣"。

(3) 多用丸剂,因臌胀病久正虚,非汤剂所急图,需用丸剂缓慢收功。如喻氏治疗臌胀常用的加减金匮肾气丸、人参丸、小温中丸、日晚丸、导气丸等均为丸剂。

(三) "逆流挽舟"治痢特色

1. **痢疾病因病机** 痢疾乃夏秋热、暑、湿三气交蒸互结所致。邪气由里出表为顺,如果失于表散,邪气不能及时外出,可以深入阴分则为逆。

2. **治疗原则与方法** 喻氏根据痢疾病机,提出用人参败毒散,使邪从汗解。其谓:"以故下痢必从汗,先解其外,后调其内,首用辛凉以解其表,次用苦寒以清其里,一二剂愈矣。失于表者,外邪但从里出,不死不休。故虽百日之远,仍用逆流挽舟之法,引其邪而出之于外,则死证可治,危证可安。"

人参败毒散中人参扶助正气,使邪由里出表,正气由下而上,从而达到汗出而热退,邪从表解的目的。故《寓意草》云:"人受外感之邪,必先汗以驱之。惟元气大旺者,外邪始乘药势而出。若元气素弱之人,药虽外行,气从中馁,轻者半出不出,流连为困,重者随元气缩入,发热无休……所以虚弱之体,必用人参三、五、七分。入表药中少助元气,以为驱邪之为主,使邪恶气得药,一涌而出,全非补养虚弱之意也。"

3. **注意事项** 治痢需要分清标本先后、详审病情虚实、所受湿热多寡,辨证用药,灵活变通,而不能概用苦寒,或一概用汗法,或当用汤而却予丸。否则,皆医之罪也!

【医案举例】

周信川年七十三岁,平素体坚,不觉其老,秋月病痢,久而不愈。至冬月成休息痢,一昼夜十余行,面目浮肿,肌肤晦黑,求治于余。诊其脉沉数有力,谓曰:此阳邪陷入于阴之症也。吾以法治之,尚可痊愈,明日吾自袖药来面治。于是以人参败毒散本方煎好,用厚被围椅上坐定,置火其下,更以布条卷成鹅蛋状,置椅褥上,垫定肛门,使内气不得下走,然后以前药滚热与服。良久又进前药,遂觉皮间有津津微润,再溉以滚汤,教令努力忍便,不得移身。如此约二时之久，皮间津润总未干，病者心躁畏热，忍不可忍，始令连被卧于床上。是晚止下痢二次，以后改用补中益气汤，一昼夜止下三次，不旬日而全愈。盖内陷之邪，欲提之转从表出，不以急流挽舟之法施之，其趋下之势，何所底哉！(《寓意草·辨痢疾种种受症不同随证治验》)

【参考文献】

1. 何祖旺.逆流挽舟法治疗小儿秋季腹泻 100 例[J].江西中医药,2002,33(1)：46.

2. 喻昌.喻嘉言医学三书[M].北京：中医古籍出版社,2004.

3. 陈熠.喻嘉言医学全书[M].北京：中国中医药出版社,2005.

4. 童延清,任继学.喻嘉言《寓意草》中的循证医学思想[J].上海中医药杂志,2005,39(6)：39—40.

5. 刘丹,黄湘,杨少华.喻嘉言早期生活经历对其医学思想的影响[J].辽宁中医药大学学报,2012,14(12)：115—116.

20

傅　山

傅山重视气血,深入探讨带下病与产后病的病因病机,善治带下及产后病,对后世产生了巨大影响。辨治不孕症、血崩症亦有丰富经验,给后世以很大启示。

学习要求:

掌握重视气血,治疗带下病、产后病的经验,应用生化汤的特色;熟悉治疗不孕症、血崩症的方法;了解生平、代表著作及学术成就对后世的影响。

一、概说

傅山(1607~1684年),字青主,号公他,别号石道人,明末清初山西太原人。

傅氏家族以学行师表晋中,其生而颖异,读书十行并下,过目成诵,博学多才,对经、史、诸子、道教、佛教、书画、音韵、训诂、金石、考据、杂剧以及医学,靡不深究,均有较深造诣,著述甚多。明清交替之际,绝意功名,弃青衿,为黄冠,着朱衣,自名朱衣道人,择披草履,身负药笼,遨游四方,名重于世。

傅氏治学主张理论结合实践,勿拘泥于古人之说,创制许多新方;还向铃医和道士等收集医方,通过临床验证而从中吸取经验,并在方后注明服用效果。如《产后篇·血块》"此症勿拘古方,妄用苏木、蓬、棱,以轻人命"。定经汤治疗月经先后无定期,"服二剂而经水净,四剂而经期定矣"。

傅氏代表著作是《傅青主女科》;还有《傅青主男科》等。现有最新版本《傅山临证医书合编》。

二、学术特色与临证经验

(一)重视气血

妇人以血为本,肝为女子之先天而主藏血,脾为生血之源而主统血,血赖肝藏,血赖脾统,血赖气行,气血调和,冲任充盛,经脉通畅。傅氏认为,气血不足,冲任损伤,肝不藏血,脾虚失统,肝不藏则郁而反乘脾,带脉失约,湿邪下注,导致带下,月经不调,崩漏,妊娠伴随病变,生产及产后病等。故临证注重益气养血,调补肝脾,顾护胃气,用药偏于温补;固本止崩强调补气摄血而少用止血药,善用生化汤加减治疗产后病,调经少用疏肝理气药,活血化瘀药应用也较少。益气健脾多用人参、黄芪、白术、茯苓、山药、莲子、薏苡仁、甘草,尤其是人参、黄芪、白术最为常用,最大剂量用至 60 g,但最小剂量仅为 1.2~2.4 g。补血善用当归、生熟地、白芍、山茱萸、阿胶,尤其是当归、生熟地最为常用,当归最大剂量用至 60 g,生熟地最大剂量用至 30 g。如治疗产后血崩的救败求生汤用人参、当归、白术各 60 g,熟地 30 g,配合山茱萸、山药、酸枣仁各 15 g,附子 3 g,大补气血,健脾补肾,回阳固脱;补气解晕汤用人参、黄芪、当归各 30 g,气血双补治疗正产气虚血晕;黄芪补气汤用黄芪 60 g,当归 30 g,大补气血,治疗畏寒腹疼小产;安老汤用人参、黄芪、白术、甘草健脾补气摄血,熟地、当归、阿胶、山茱萸等滋阴养血,治疗年老经水复行等,均体现了傅氏注重补气养血的思想。

另外,为了配合养血止血,傅氏在 24 个方剂中兼用荆芥穗或炒炭,以加强止血作用,如治疗郁结血崩的平肝开郁止血汤、治疗经水先后无定期的定经汤、治疗经水过多的加减四物汤、治疗产后少腹疼的散结定疼汤;还有治疗带下的完带汤等。

(二) 辨治带下病特色

傅氏极其重视带下病,故《傅青主女科》将带下病列为首篇,概述带下病机,强调"湿"为关键。

傅氏认为带下病因是行房放纵,或饮酒过度,加之脾气虚、肝郁、湿侵、热逼等,损伤任脉与督脉,使带脉不能约束所致,"惟尼师、寡妇、出嫁之女多有之,而在室女少也"。并根据带下颜色分为白带、青带、黄带、黑带、赤带五种,但俱是湿证。白带属于脾虚湿盛,方用完带汤;青带属肝经湿热,方用加减逍遥散;黄带乃任脉湿热,方用易黄汤;赤带为火热,方用清肝止淋汤;黑带为火热之极,方用利火汤。其完带汤、易黄汤对后世影响很大。

1. **完带汤** 用于治疗带色白如涕如唾,绵绵不断,难以禁止,甚则秽臭的虚寒带下证。此"乃湿盛而火衰,肝郁而气弱,则脾土受伤,湿土之气下陷,是以脾精不守,不能化荣血以为经水,反变成白滑之物,由阴门直下"。治疗应抓住脾虚、湿盛、肝郁病机关键,治"宜大补脾胃之气,稍佐以舒肝之品,使风木不闭塞于地中,则地气自升腾于天上。脾气健而湿气消,自无白带之患矣"。(《傅青主女科·白带下》)故完带汤中重用白术、山药为君健脾渗湿束带;人参、甘草补气健脾;苍术、车前子燥湿利水,邪有出路;稍佐柴胡、陈皮、白芍,一则疏肝解郁,防治克伐脾土,二则升阳举陷助脾除湿,三则防止健脾补气影响气机升降;配伍少量黑荆芥穗助山药收涩止带;"此方脾、胃、肝三经同治之法,寓补于散之中,寄消于升之内";通过健脾、醒脾、运脾,疏肝解郁,达到化湿止带目的。傅氏并在方后注之说,服"二剂轻,四剂止,六剂白带全愈"。由于本方标本兼顾,重在治本,可以杜绝生带之源,因而成为后世治疗脾虚带下的首选方剂。

2. **易黄汤** 用于带下色黄,宛如黄茶浓汁,其气腥秽,此乃任脉湿热,不独责之于脾。"法宜补任脉之虚,而清肾火之炎,则庶几矣"。(《傅青主女科·黄带下》)易黄汤中重用炒山药、炒芡实各 30 g 为君,健脾益气,"专补任脉之虚,又能利水";"黄柏清肾中之火也,肾与任脉相通以相济,解肾中之火,即解任脉之热矣",稍佐车前子既能利水,又可助黄柏清热燥湿;银杏引药入任脉,助芡实收涩止带。本方补中有清,涩中有利,标本兼顾,成为后世治疗湿热带下的代表方。故傅氏指出:"连服四剂,无不全愈……此不特治黄带方也,凡有带病者,均可治之,而治带之黄者,功更奇也"。

傅衍魁《医方发挥》解释易黄汤时说:"本方具有健脾除湿,清热止带功效。主治脾虚湿热带下,症见带下黏稠量多,色白兼黄,其气腥臭,头晕且重,乏力,舌淡苔白,脉濡微者。方中五味药,山药为健脾的主要药物,黄柏、车前子为清热祛湿之品,而芡实、银杏为敛涩之性。本方滑涩并用,互相制约,使滑而不泄,涩而不滞,为清热除湿止带之有效方剂。"

(三) 应用生化汤经验

1. **生化汤功效** 生化汤是原为产后恶露中夹有血块而设,由当归、川芎、桃仁、黑姜、炙甘草组成,酒、童便各半煎服;具有温经活血,养血通络,祛瘀生新之功;《傅青主女科·血块》谓:"生化汤系血块圣药。"方中"当归以养血和血;川芎、桃仁活血行气祛瘀,协助当归化瘀,使瘀血祛则新血生;黑姜、甘草则行中有补,化中有生,此方五味药配合,寓补血于行血之中,生新于化瘀之内,使生新不致于留瘀,化瘀不至于损害阴血,不愧为产后主剂,血块圣药。"

2. **生化汤加减** 傅氏根据产后多虚多瘀的特点,结合其临床实践经验,在此生化汤基础上,又衍生出许多加味生化汤、加减生化汤等方剂,以用于治疗临床常见的产后病。

如加参生化汤(川芎、当归、桃仁、炙甘草、人参)用于产后血晕,血崩气脱,发厥等;安神生化汤(川芎、当归、桃仁、炙甘草、黑姜、人参、柏子仁、茯神、益智仁、陈皮)主治产后块痛未止妄言妄见;木香生化汤(川芎、当归、陈皮、黑姜、木香)主治产后忿怒块痛又作;加参安肺生化汤(川芎、人参、知母、桑白皮、当归、杏仁、甘草、桔梗、半夏、橘红)治产后虚弱,外感风寒,咳嗽声重有痰,或身热头痛及汗多者;参归生化汤(川芎、当归、炙甘草、人参、黄芪、肉桂、马蹄香)治疗腰臀足关节之处,或漫肿,或结块,久则肿起作痛,肢体倦怠;健脾消食生化汤(川芎、人参、当归、白术、炙甘草)治血块已除,服此消食;参苓生化汤(川芎、当归、黑姜、炙甘草、人参、茯苓、白芍、益智仁、白术、肉果)治产后三日内块已消,谷不化,胎前素弱患此症者;生化六和汤(川芎、当归、黑姜、炙甘草、陈皮、藿香、砂仁、茯苓、生姜)治产后血块痛未除,阴阳升降失常,清浊乱于脾胃之呕吐泄泻。

还有五个加味生化汤,如治产后外感风寒咳嗽及鼻塞声重的加味生化汤(川芎、当归、杏仁、桔梗、知母);治疗产后气血两虚,阴阳不和的发热头痛的加味生化汤(川芎、防风、当归、炙甘草、桃仁、羌活);治产后半月血块日久不消的加味生化汤(川芎、当归、黑姜、桃仁、三棱、延胡索、肉桂、炙甘草);治疗胃脘疼痛的加味生化汤(川芎、当归、黑姜、肉桂、吴茱萸、砂仁、炙甘草)。

又有五个加减生化汤,如治产后痢疾的加减生化汤(川芎、当归、炙草、桃仁、茯苓、陈皮、木香);治疗产妇呕逆不食的加减生化汤(川芎、当归、黑姜、砂仁、藿香、淡竹叶、姜汁);治疗产后汗多发痉的加减生化汤(当归、川芎、桃仁、炙甘草、麻黄根、桂枝、人参、羌活、天麻、附子、羚羊角);治疗产后泄泻的加减生化汤(川芎、茯苓、当归、黑姜、炙甘草、桃仁、莲子);治疗产后或遇风冷腹痛的加减生化汤(川芎、当归、黑姜、炙甘草、防风、吴茱萸、白蔻、桂枝)。

由此可以看出,生化汤在治疗产后病中的重要价值。后世受其影响,将其广泛应用于产后病;当代用于产后子宫复旧不良、产后子宫收缩痛、胎盘残留、人工流产后等。但本方终是化瘀为主,且药性偏温,应以产后受寒而致瘀滞者为宜,若产后血热而有瘀血者,则非本方所宜,否则贻害无穷。王士雄极力反对滥用生化汤,指出:"凡产后,世俗多尚生化汤,是以一定之死方,疗万人之活病,体寒者固为妙法,若血热之人,或兼感温热之气者,而一概投之,骤则变证蜂起,缓则痼损渐成。"

【医案举例】

李右,年二十三,产后二十四天,营血已虚,恶露未楚,腹痛隐隐,纳谷减少,畏风祛冷,有汗不解,旬日未更衣,舌无苔,脉象濡细。卫虚失于外护,营虚失于内守,肠中津液枯槁,腑垢不得下达也。仿傅青主加参生化汤意,养营祛瘀,和胃润肠。参须一钱,丹参三钱,砂壳八分,生、熟谷芽各三钱,当归三钱,红花四分,全瓜蒌四钱,益母草一钱五分,川芎四分,

炮姜三分,火麻仁四钱。如是,则气血充,瘀血化,胃气和,腑气通,诸症悉平。(《丁甘仁医案·卷七》)

(四) 其他经验

1. **不孕症**　妇女不孕原因极其复杂,《傅青主女科》对其进行了较为深入的研究,对当今治疗不孕症或有启示。

(1) 嫉妒不孕:傅氏分析其原因说:"妇人有怀抱素恶,不能生育者。人以为天心厌之也,谁知是肝气郁结乎! 夫妇人之有子也,必然心脉流利而滑,脾脉舒徐而和,肾脉旺大而鼓指,始称喜脉。未有三部脉郁而能生子者也。若三部脉郁,肝气必因之而更郁,肝气郁则心肾之脉必致郁之急而莫解。盖子母相依,郁必不喜,喜必不郁也。其郁而不能成胎者,以肝木不舒,必下克脾土而致塞。脾土之气塞,则腰脐之气必不利。腰脐之气不利,必不能通任脉而达带脉,则带脉之气亦塞矣。带脉之气既塞,则胞胎之门必闭,精即到门,亦不得其门而入矣。"(《傅青主女科·嫉妒不孕》)故用开郁种玉汤(白芍、香附、当归、白术、牡丹皮、茯苓、天花粉)疏肝解郁,调经种子。

(2) 肥胖不孕:身体肥胖,痰多,不能受孕,乃脾虚湿盛之故。《傅青主女科·肥胖不孕》云:"不知湿盛者,多肥胖;肥胖者,多气虚;气虚者,多痰涎,外似健壮而内实虚损也。内虚则气必衰,气衰则不能行水,而湿停于肠胃之间,不能化精而化涎矣……且肥胖之妇,内肉必满,遮隔子宫,不能受精,此必然之势也。"故用加味补中益气汤(人参、黄芪、柴胡、当归、白术、升麻、陈皮、茯苓、半夏、杜仲、续断)健脾益气,升阳除湿,理气化痰,补肾助孕,而"不必用消化之品以损其肥,而肥自无碍;不必用浚决之味以开其窍,而窍自能通。阳气充足,自能摄精,湿邪散除,自可受种。何肥胖不孕之足虑乎!"

(3) 身瘦不孕:妇人形体偏瘦,"久不孕育,一交男子,即卧病终朝"。此乃血虚肝木失濡波及肾水,阴虚火旺,不能受孕。故用养精种玉汤(熟地、当归、白芍、山茱萸)填精而补血,大补肾水而平肝木,水旺则血旺,血旺则火消,坚持服用三个月,并同时节欲,方可身健种子。

(4) 胞寒不孕:下体冰冷,胞寒不孕。方用温胞饮(白术、巴戟天、人参、杜仲、菟丝子、山药、芡实、肉桂、附子、补骨脂)温补肾阳,益气散寒,先后并补。

(5) 阴虚不孕:骨蒸夜热,口干舌燥,咳嗽吐沫,难于生子。方用清骨滋肾汤(地骨皮、牡丹皮、沙参、麦门冬、玄参、五味子、白术、石斛)补肾中之精,凉骨中之热,壮水之主,以制阳光。

2. **血崩**　《傅青主女科》专列血崩篇,对其病因病机及治疗方药进行了较为详细的阐发。

(1) 气血两虚:突然血崩,两目黑暗,昏晕倒地,不省人事。急用固本止崩汤(熟地、白术、黄芪、当归、黑姜、人参)益气健脾,滋阴养血,兼以止血;若以收敛止血为主,独用止崩之药,虽能取效于一时,但可随时复发出血,而且有经年累月不愈之虞。因此傅氏论述说:"方妙在全不去止血而惟补血,又不止补血而更补气,非惟补气而更补火……然单补气则血又不易生;单补血而不补火,则血又必凝滞,而不能随气而速生。"　还告诫,倘畏药味之重而减半,则力薄而不能止。

(2) 瘀血阻络:因坠落,或闪挫受伤,瘀血阻络,新血不能归经,出血量多如崩,腹痛不休;久之面色萎黄,形容枯槁。当用逐瘀止血汤(生地、大黄、赤芍、牡丹皮、当归、枳壳、龟板、桃仁)重用生地,配以活血行滞之品,养血活血,去瘀生新,为不止血而止血之法。还可以用于跌打损伤致唾血、呕血等。

(3) 肝气郁结:血崩,口干舌渴,呕吐吞酸,多因怀抱甚郁,肝郁气结,血不能藏所致,方用平肝开郁止血汤(白芍、白术、当归、牡丹皮、三七、生地、甘草、黑荆芥穗、柴胡)滋阴养血,活血祛瘀,疏肝解郁。

(4) 房事不当:因不慎房帏,或交合出血所致的血崩,傅氏则根据不同年龄与病因分别治之。少妇妊娠 3 个月以内因"行房不慎"所致的血崩,应用固气汤(人参、白术、熟地、当归、茯苓、甘草、杜仲、山茱萸、远志、五味子)补气养血,兼以安胎,寓止血于补气之中;"妊妇因行房致小产血崩不止",此乃气脱为本,故用固气填精汤(人参、黄芪、白术、熟地、当归、三七、黑荆芥穗)益气健脾,补血止血。产后不慎房帏之血崩用救败求生汤(人参、当归、白术、熟地、山茱萸、山药、酸枣仁、附子)大补气血,健脾补肾,回阳固脱。老年不慎房帏之血崩用加减当归补血汤(当归、黄芪、三七、桑叶),待血止后再增入白术、熟地、山药、麦门冬、五味子,需服用百剂以防复发;若是老年嫠妇血崩,乃气冲血室,可加白芍炭、贯众炭。妇人因交合所致的出血,则用清海丸(熟地、山茱萸、山药、牡丹皮、五味子、麦门冬、白术、白芍、龙骨、地骨皮、桑叶、玄参、沙参石斛)滋阴降火,以清血海之热,但需服用半年,绝欲三月。

另外,傅氏指出,妇人天癸竭后忽然经水复行,或下紫血块,乃血崩先兆,病机为肝不藏血,脾失统摄,应用安老汤(人参、黄芪、熟地、白术、当归、山茱萸、阿胶、黑荆芥穗、甘草、香附、木耳炭)益气健脾,滋补肝肾,养血止漏。

3. **产后用药禁忌** 《傅青主女科》专列"产后用药十误",包括因肝气不舒误用枳实、厚朴耗气顺气等药,反增饱闷;因伤气误用枳壳、大黄、莪术、三棱、神曲、厚朴消导,而反损胃气,甚至绝谷;因身热而误用黄芩、黄连、黄柏、栀子、升麻、柴胡寒凉,损胃增热;产后未服生化汤而误用人参、黄芪、白术影响恶露血块下行消散;误用枳壳、牛膝、枳实、苏木、三棱、莪术消散恶露中血块;误用大黄、芒硝治疗产后便秘;误用山楂汤以攻块定痛而反损新血;误用芍药伐气;误用地黄而滞恶露。还主张产后应禁膏粱,远厚味。

但是,《傅青主女科·产后总论》中记有麦芽治产后病的经验,如"因食而嗳酸恶食,六君子加神曲、麦芽为良"。"加参生化汤治产后形色脱晕,或汗多脱晕。加减法……伤饭食面食,加炒神曲一钱,麦芽五分炒";滋荣益气复神汤治疗产后发厥用麦芽等,因麦芽有回乳作用,建议临证时慎用。

【参考文献】

1. 王智惠.《傅青主女科》制方用药特色[J].河南中医,1994,14(3):172.

2. 傅山.傅青主女科[M].北京:人民军医出版社,2007.

3. 张玲.《傅青主女科》从肝论治妇科疾病特色探讨[J].山西中医,2007,23(3):45.

4. 傅山.傅青主男女科[M].北京:学苑出版社,2009.

5. 王占利,李坤寅,冯尧伟等.《傅青主女科》益经汤对治疗卵巢早衰的启示[J].中国中医基础医学杂志,2012,18(5):492—493.

（21）

张　璐

张璐阐发血证病因病机,总结了血证治疗经验;其对腹胀及产后急症的处理亦有丰富经验,对后世影响较大。

学习要求:

掌握张璐论治血证、腹胀的特色;熟悉治疗产后急症方法;了解生平、代表著作及学术成就对后世的影响。

一、概说

张璐(1617～1700年),字路玉,晚号石顽老人,清代江南长洲(今江苏苏州)人。

张氏少而颖悟,文思敏捷,攻举子业,因明清交替,乃专心于"性命之学",隐于洞庭山中十余年,著书自娱。迨至顺治十六年(1659年),赋归故园,专事医业;提出医门十诫,作为行医规范。张氏极其重视伤寒研究,其学宗方有执、喻嘉言,崇尚三纲鼎立之说,以"阴阳传中"为纲,分辨六经经腑及表里寒热,辨治伤寒病,正如《张氏医通·伤寒》云:"夫治伤寒之法,全在得其纲领,邪在三阳,则当辨其经府,病入三阴,则当分其传中,盖经属表,宜从外解,府属里,必须攻下而除。传属热……中属寒。"辨治杂病,崇尚温补,虽出入于李杲、朱震亨、薛己、张介宾、王肯堂、李中梓之间,但又不为诸家之说所拘束,善于在散漫纷繁之中寻出条理,临证投药,必参酌古今,断以己意,反复推论,积累了丰富的临床经验,因而声名卓著,被誉为"国手",与喻昌、吴谦并称为清初三大家。

张氏治学主张博采众长,理论联系实际,如撰写《张氏医通》,采集历代60余家著述,参考131种著作。重视培养中医人才,开门授徒,诲人不倦,甚至在年逾古稀,行走不便之时,仍"跌坐绳床",为弟子解疑答难。其长子张登,字诞先,著《伤寒舌鉴》,门人有丁振公、丁绣原;次子张倬,字飞畴,"著《伤寒兼证析义》,并著录四库",(《清史稿·列传》)门人有王寓九;三子张以柔给康熙进表,使《张氏医通》得以刊行。从张璐之学者有郭友三、施元倩、邹恒友、邹鹤坡、黄采芝、汪舜年、黄二乾、汪楚文、袁觐宸、朱丹臣等10人,私淑张璐之学者有周学海等。参阅《张氏医通》者有马元仪、汪琥等48人,可见张氏影响之大。

张璐代表著作是《张氏医通》,另有《伤寒缵论》《伤寒绪论》《本经逢源》《诊宗三昧》《千金方衍义》等。

二、 学术特色与临证经验

(一) 辨治血证特色

血证是临床常见多发病,张璐详细阐发了衄血(鼻衄、舌衄、齿衄、耳衄、眼衄、肌衄),吐血(呕血、唾血、咳血、咯血),溲血,下血,蓄血的病因病机、辨证要点、治疗方药,及其善后注意事项等,给后世以借鉴。

1. **血的生理** 张氏认为“血主濡之”,但血不能与气截然两分,二者各司其守,阴平阳秘,则血无上溢下脱之虞。《张氏医通·诸见血症》云:“《经》言血之与气,异名同类,虽有阴阳清浊之分,总由水谷精微所化……气主煦之,血主濡之,虽气禀阳和,血禀阴质,而阴中有阳,阳中有阴,不能截然两分。”

2. **出血病因** 人体阴阳偏胜偏衰,脏腑之气乖逆,大量饮酒伤胃均可导致出血。其阐发说:“缘人之禀赋不无偏胜,劳役不无偏伤,其血则从偏衰偏伤之处而渗漏焉。夫人之禀赋既偏,则水谷多从偏胜之气化,而胜者愈胜,弱者愈弱。阳胜则阴衰,阴衰则火旺,火旺则血随之上溢;阴胜则阳微,阳微则火衰,火衰则血失之统而下脱。”(《张氏医通·诸血门》)

3. **诊断要点** 根据脏腑特点、出血部位与出血颜色,分辨其病变脏腑及虚实寒热。如血色鲜紫浓厚为火盛,血色晦淡无光属阳衰。而血出于肺,咳逆,血呈粉红色并多带痰沫;血出于脾,色鲜紫浓厚;血出于胃,吐血量大,且多兼水液痰涎。

4. **辨治特色** 以温健脾阳为主,辨证用方,灵活化裁,用药偏于温补;治疗前后应用归脾汤调理。如脾胃虚寒,不能统血失血者,用黄土汤或大剂理中汤温之;积劳伤脾,中气受损,出血不止,用补中益气汤倍黄芪、当归,或归脾汤加童便、藕节;失血导致气脱,急者用独参汤加橘皮益气固脱,缓者用玉屑膏(人参、黄芪、白莱菔)。而“归脾汤一方,三经之药也。远志、枣仁补肝以生心火,茯神补心以生脾土,参、芪、甘草补脾以固肺气,木香者,香先入脾,总欲使血归于脾,故曰归脾,凡有郁怒伤肝,思虑伤脾者尤宜,火旺者,加山栀、丹皮,火衰者,加肉桂、丹皮,又有八味丸以培先天之根。治无余法矣”。(《张氏医通·诸血门》)

张氏治疗血证还反对偏执一端,滥用寒凉或专用人参,以及不鉴其偏辄投不寒不热之方。因为黄芩、黄连、栀子、知母、黄柏等虽可取效于一时,但终致虚阳愈衰变生他证;专用人参,易伤肺助热,加剧咳嗽;而平和之方难以达到补偏救弊之目的。故张氏指出:“但证有虚中挟实,治有补中寓泻、从少从多之活法,贵乎临病处裁。大抵血气喜温而恶寒,寒则泣不能流,温则消而去之,此轩岐密旨。但世之名于医者,一见血海,每以寒凉济阴为务,其始非不应手,而取效于一时,屡发屡折,而既病之虚阳愈衰,必致呕逆喘乏,夺食泄泻;尚以为药力未逮,猛进苦寒,在阴不济阳而上溢者尚为戈戟,况阳不统阴而亡脱者,尤为砒鸩。盖因阳药性暴,稍有不顺,下咽立见其害,不若阴柔之性,至死不知其误,而免旁人讥谤也。”(《张氏医通·诸见血症》)

如治疗衄血根据脉浮大数、脉大而虚、脉小而数、脉弦涩等不同情况,分别选用发汗、补气、摄火、行滞等治疗大法。证属实热,便秘,脉实大,用犀角(芍药)地黄汤加木香、大黄;心火亢盛,心动面赤,善惊上热,六脉俱大,按之空虚,用三黄补血汤(四物汤加生地黄、黄芪、升麻、柴胡、牡丹皮);因瘀积停留,衄血不尽,大便黑色,宜犀角地黄汤;证属内虚寒外假热,宜千金当归汤(当归、炮干姜、芍药、阿胶、黄芩)标本兼治;大衄不止,面浮肿,用苏子降气汤(肉桂为关键);证属大寒,色白不泽,六脉弦细而涩,按之空虚,用理中汤加黄芪;误用凉血药,瘀热内结,胸中作痛,木香酒磨顿服;因于七情喜怒,劳役过度者,宜茅花煎汤调止衄散(黄芪、当归、茯苓、白芍药、地黄、阿胶),或四物汤加牡丹皮、沉香等;因内伤劳役,喘咳面赤、发热头痛,以当归补血汤加薄荷、荆芥,不应,用补中益气汤倍黄芪,慎不可用辛热之药;证属卫气大虚,不能固其营血,至夜发衄,多汗,用当归补血汤,或加木香,或用大剂保元汤;热在下焦血分,久衄不止用六味地黄丸加五味子。

5. **血证预后**　失血,脉微弱细小而和缓者易治;衄血脉数实或坚劲,或急疾不调,难治;洪数实大弦急不治;呕血胸满引背,脉小而疾;衄血身热,久衄脉虚大,头额痛甚,鼻流淡黄水;溲血日久,形枯色痿,癃闭如淋,二便引痛,喘急虚眩,行步不能,均预后不良。

【医案举例】

石顽治朱圣卿,鼻衄如崩,三日不止,较之向来所发之势最剧,服地黄、芩、连、知、柏、石膏、栀子之属转盛,第四日邀余诊之。脉弦急如循刀刃,此阴火上乘,载血于上,得寒凉之药,转伤胃中清阳之气,所以脉变弦紧。与生料六味加五味子作汤,另用肉桂末三钱,飞罗面糊,分三丸,用煎药调下。甫入喉,其血顿止,少顷,口鼻去血块数枚而愈,自此数年之患,绝不再发。(《张氏医通·诸血门》)

石顽治刑部汤元洲,年八十二,而痰中见血,服诸宁嗽止血药不应,脉得气口艽大,两尺微紧,面色槁白,屡咳痰不得出,咳甚方有黄色结痰。此精气神三者并亏,兼伤于热,耗其津液,而咳动肺胃之血也。因其平时多火,不受温补,遂以六味丸合生脉散加葳蕤,煎膏服之,取金水相生,源流俱泽,而咳血自除,不必用痰血药也。(《张氏医通·诸血门》)

(二) 治疗腹胀经验

腹胀是临床常见病,张氏认为其偏寒者多,属热者少,治疗也应从辨证入手,选方用药。

1. **火盛伤阴**　症见腹胀而不甚,按之益坚,小便黄赤,大便秘涩,夜则微热,脉数实而细小。因火盛阴虚,热乘血分,气机失于畅达,可用当归龙荟丸(黄连、黄芩、大黄、当归、龙胆草、芦荟、栀子、青黛、木香、麝香)苦寒清热,滋阴养血;或用四物汤加黄连、胡黄连、芦荟。而“不可误作食积湿热治。盖消导则阴愈伤,去湿则津愈涸矣”。

2. **气虚血散**　腹胀,大便不坚,或时结时溏,溏则稍减,结则渐加,小便清利,甚则浑如泔,脉缓大而滞。此为气虚不能统血,宜四君子去白术,加木香、泽泻、当归、芍药,以固气中之血。而“慎不可用辛温耗气之药”。

3. **血虚气散**　腹胀,烦热便燥,小便黄数,脉浮数而弦。此为血虚不能敛气,宜用四物汤去地黄,加黄芪、肉桂、甘草、煨姜,以和血中之气。而“慎不可用苦寒伤胃之药”。

4. **湿热伤脾阴**　腹胀如斗,尿血,便血,用利药腹胀加重,脉数而涩。此为湿热蕴积,伤耗脾阴,不能统血;或胃虽受谷,脾不输运,多见于嗜酒之人。宜选用枳实、黄连、炮姜、半夏、茯苓、当归、芍药、阿胶、乌梅、砂仁祛湿热,理脾气,补营血,泻胀满;白芍、乌梅收脾阴;黄连、枳实泻胀满;归、胶补营血;半夏、茯苓去涎饮,砂仁醒脾气。

5. **寒热错杂**　腹胀中满,坚硬如盘,不能坐卧,大小便涩滞,上气喘促,面色萎黄,通身虚肿。此为寒热错杂,胶固于中,营卫血气凝滞,治用分消汤(半夏、厚朴、黄连、黄柏、川乌、干姜、吴茱萸、草豆蔻、木香、人参、茯苓、泽泻、生姜),或分消丸(厚朴、半夏、黄连、黄芩、枳实、白术、干生姜、茯苓、猪苓、泽泻、人参、炙甘草),并根据寒热多少,或加减用之。

另外,张氏还指出,因六淫引起的腹胀用藿香正气散;因七情引起的腹胀用沉香降气散;因忧思过度损伤脾胃引起的腹胀、喘促、烦闷、肠鸣漉漉有声、大小便不利、脉虚而涩,用《局方》七气汤;因脾胃虚寒,不能腐熟水谷引起的腹胀,用附子理中汤;肾阳不足,不能生化脾土引起的腹胀,用济生肾气丸;食积引起的腹胀,恶心饱闷,口干,脉紧滑,用枳实导滞丸;怒甚气逆引起的腹胀,脉弦,用青皮、陈皮、木香、栀子、柴胡、枳壳、当归、桃仁、芍药等。

【医案举例】

飞畴治谢元海,因夏月常饮火酒,致善食易饥,半月后,腹渐胀满,大便艰涩,而食亦日减,医用削克清火俱不效,左脉细数,右脉涩滞,此始为火助胃强而善食,继为火灼胃液而艰运,艰运则食滞而胀满,胀满则食减,今宜断食辛烈,乘元气未漓,祛其滞而回其液,日久则费调理也。因用枳实导滞汤去黄连、白术,加葛根,一服大便通利而滞行,又用健脾理气,三日后以小剂生脉加葳蕤、煨葛根,不半月而愈。(《张氏医通·诸气门》)

(三) 辨治产后急症经验

产后亡血伤津,正气亏损,百节空虚,恶血或败血妄行,外感六淫,内伤饮食,兼之房事过早,极易导致多种疾病。张氏在《张氏医通·妇人门》中,详细论述了产后诸禁、血晕、三冲、三急、三审、呕吐、呃逆、饱闷、谵语、如见鬼神、不语、发痉、发热、寒热、中风、咳嗽、发喘、瘕痕、颤振、伤风、伤寒、疟、痢、蓐劳、虚烦、惊悸、多汗、麻木、大小便诸证、诸痛、泄泻、浮肿、诸血、月水不通、诸淋、乳汁等。尤其是产后三冲、三急、三审对后世影响较大。

1. 三冲　张氏认为产后气血亏虚,若恶血排出不畅或败血不去,瘀血留阻胞宫,气机升降障碍,可影响心肺胃,出现败血冲心、败血冲胃、败血冲肺。张氏还指出:"大抵冲心者,十难救一;冲胃者,五死五生;冲肺者十全一二。"

(1) 败血冲心:症见神志狂乱,或歌舞谈笑,或怒骂坐卧,甚者越墙上屋,口咬拳打,山腔野调,号佛名神等。用花蕊石散化瘀止血;或用琥珀黑龙丹(五灵脂、当归、川芎、地黄、高良姜)养血活血,化瘀通络;若症状较轻,仅见闷乱而无颠狂,可用失笑散加郁金。

(2) 败血冲胃:症见饱闷呕恶、腹满胀痛。可用平胃散加姜、桂,温中健脾,理气行滞;不效可送来复丹;若呕逆腹胀,用《金匮要略》下瘀血汤(大黄、桃仁、地鳖虫)活血化瘀通络。

(3) 败血冲肺:症见面赤呕逆。用二味参苏饮(人参,苏木)益气活血;甚者加芒硝荡涤。

2. 三急　张氏认为产后诸病,惟以呕吐、盗汗、泄泻为急,若三者并见则更为危急,因产后气血大伤,再加上吐、下泻、汗出,益亡其津液,必致虚脱,危及生命。

(1) 产后呕吐:用抵圣散(人参、半夏、赤芍药、泽兰、橘皮、甘草)去芍药加炮姜、茯苓;伴有恶露不行,可用二陈汤加当归、莪术、肉桂、干姜;或因伤食胸腹胀满,可用二陈汤加丁香,或加人参、炮姜、泽兰、藿香,或用理中汤加藿香。

(2) 产后多汗:产后气阴两虚,卫外不固,津液外泄,宜用抵圣散加乌梅,慎用浮小麦、芍药、五味子,防止酸收敛汗阻滞恶露下行。产后身热自汗,用逍遥散加熟酸枣仁、乌梅,不可用补气药;因外感而汗者,用黄芪建中汤;气血俱虚,用十全大补汤,或加附子。

(3) 产后泄泻:或因胎前泄利未止,或因临产过伤饮食,或因新产骤食肥腥,或因新产烦渴恣饮,或因新产失护,脘腹受冷,致使中气虚寒,传化失职。宜用理中汤为主,根据发病原因酌加枳实、山楂,或肉桂、茯苓,或肉桂、附子、倍干姜;久泻肾虚,可加肉桂、附子;瘀结不行,可加山楂、当归;若小便混浊如泔,或大便中有白沫如肠垢,乃元气下陷,宜用补中益气加桂、苓、炮姜升举之;若完谷不化,色白如糜,属于脾胃大虚,元气虚脱之候,十有九死,当用桂、附、参、甘、姜、苓、术,或可收功。但应慎用酸枣仁。

3. **三审**　诊新产妇之患,应先审少腹痛与不痛,以征恶露之有无;次审大便通与不通,以征津液之盛衰;再审乳汁行与不行以及饮食之多少,以征胃气之充馁。故张氏临证,"必先审此三者,以脉参证,以证合脉,脉证相符,虽异寻常,治之必愈,脉证相反,纵无危候,必多变端"。(《张氏医通·三审》)

(1)少腹疼痛:张璐认为"产后恶露,常以弥月为期,然间有六七朝即净者,又未可一概论也。"但若产后败血不去或恶血排出不畅,瘀血留阻胞宫,则可导致少腹疼痛,故而张氏将其作为辨别产后瘀血排出是否正常的重要体征。

(2)大便通畅:产后血虚津伤,肠失濡润,大便排除艰涩,但随着正气恢复,几日后即可畅通。若血虚火燥,腹满觉胀,大便欲自去而不能,宜用蜜煎导通便;甚者用四物汤加鲜何首乌润下通便;若气血俱虚,大便数日不通,但饮食如常,腹中如故,用八珍汤加桃仁、苏子、熟蜜益气养血,润肠通便;若大便不通,或伴发热谵语,脉滑实,当急用承气汤、大柴胡汤急下救津。张氏还告诫说,血虚津亏便秘,禁用苦寒药攻通,否则损伤中焦,或愈结难通,或通泻不止,必成败证。

(3)乳汁与饮食:产后饮食正常,3日之内乳汁自行,说明胃气充盛,气血生化有源。若乳汁不下者,可用通草炖猪蹄汤饮之;乳汁不行,或无乳汁,不伴有寒热,宜用内补当归建中汤(肉桂、白芍、炙甘草、生姜、大枣、当归、胶饴);气血亏虚乳汁少或乳汁不下,可用八珍汤加黄芪、麦门冬;肺胃虚寒,乳不通者,用千金钟乳汤。若产后乳汁自出不止,乃胃气虚,宜服五味异功散加黄芪、五味子收摄。若产后乳汁多,乳房胀满急痛,用温帛熨之;新产儿未能吮乳,乳汁蓄结,与血气相搏,壮热大渴,通乳胀硬掣痛,当以手捋去宿乳,或吮去尤妙,并以贝母、栝蒌实、甘草、木通煎服。产后因子不育,乳房疼痛,身发寒热,以四物汤加炒麦芽断乳,以防蕴成乳痈溃脓而成危候;对于吹乳肿痛,则速用栝蒌、甘草、乳香,温酒服,外敷醋调天南星末,以手揉之可自散。

【参考文献】

1. 易法银.张璐的脾胃观探析.湖南中医学院学报[J].1989,9(1):32.

2. 张民庆,王兴华,刘华东.张璐医学全书[M].北京:中国中医药出版社,1999.

3. 张蕾.《张氏医通》附录医案考.山东中医药大学学报[J].2003,27(3):211.

4. 周正明.张璐治疗血证的温通思想.青海医药杂志[J].2005,35(9):61.

5. 孙化萍,李丽,袁惠芳等.清代名医张璐生平探析[J].河南中医,2007,27(5):24.

22

叶　桂

叶桂博览群书，虚心求教，汲取诸家之长，融会古今，重视临床实践，勇于创新，创立温病卫气营血辨证纲领，为温病学的发展壮大奠定坚实的基础；并提出肝风内动、久病入络说，总结治疗胃阴不足及虚损症经验。

学习要求：

掌握治疗肝风内动、胃阴不足及虚损病经验；熟悉卫气营血辨证纲领，久病入络说，创新精神与创新思想；了解生平、代表著作及学术成就对后世的影响。

一、概说

叶桂(1667～1746年)，字天士，号香岩，别号上津老人，清代江苏吴县人。

叶氏出身中医世家，祖、父皆医，幼承庭训，白天习儒，夜晚博览医书。14岁因父丧，乃从学于父之门人朱某。不拘于门户之见，凡有擅长医术，无不虚心讨教。10年间先后拜周扬俊和马元仪等名师17人，汲取诸家之长，融汇古今，立方遣药，灵活变通前人成法，自出机杼，勇创新说，成为一代名医。由于忙于诊务，无暇著书立说，门人顾景文根据叶氏对温病的论述，辑成《温热论治》，并经唐大烈润色，首刊于《吴医汇讲》；《临证指南医案》将其改为《温热论》置于篇首，《医门棒喝》将其更名为《叶天士温热论》收录，《温热经纬》收载时又更名为《叶香岩外感温热病篇》，对后世治疗温热病产生了重大影响。门人华岫云、李翰圃、邵新甫等将叶氏临证治验医案与用药心得收集整理编注成《临证指南医案》十卷。

叶氏治学主张博采众长，重视学术创新。

叶桂代表著作是《温热论》与《临证指南医案》；另有《叶氏医案存真》《幼科要略》《未刻本叶氏医案》。

二、学术特色与临证经验

（一）创立卫气营血辨证纲领

叶桂在继承前贤论治温病理论与经验基础上，深入系统研究温病的病因病机、传变途径、病邪侵犯部位与深浅、发病规律、临床特征，将温热病分为卫气营血四个阶段辨证施治，从此治疗温病有了系统的理论与治疗方法，并对吴瑭、章楠、王士雄等产生了重要影响。

叶氏认为，温热之邪从口鼻而入，侵犯肺卫，症见发热，微恶风寒，无汗或汗出不畅，头痛，咳嗽,咽红或痛,口微渴,舌边尖红,舌苔薄白,脉浮数,宜用辛凉轻剂,透解表邪。若热传气分,正邪俱盛,症见大热,不恶寒而反恶热,汗出,口渴饮冷,舌苔黄燥,脉数有力,治当寒凉之品清泄里热。若热邪深入营分,或卫分热邪逆传心包,症见身热夜甚,口反不甚渴,心烦躁扰,甚或有谵语,或见斑点隐疹,舌红绛无苔,脉细数;或神昏谵语,或昏愦不语,四肢厥逆,身热灼手,舌苔黄燥,脉细滑数等,宜用玄参、羚羊角等清营凉血,养阴生津。热邪深入血分,身热,心烦,躁扰昏狂,出血,舌质紫绛,脉数,宜用生地黄、牡丹皮、赤芍药、阿胶等凉血活血,清热解毒。正如叶氏总结说,"温邪上受,首先犯肺,逆传心包";"卫之后方言气,营之后方言血。在卫汗之可也,到气才可清气。入营犹可透热转气,入血就恐耗血动血,直须凉血散血"。

(二)肝风内动

1. 病因病机及临床表现 叶氏认为肝风的主要病机在于"阳化内风",而非外邪袭扰。所谓"阳化内风",即指"身中阳气之动变",以致"内风震动"。这里所说的"身中阳气之动变",实为肝阳偏亢。因此,"阳化内风"是叶氏阐述肝风病机的主要观点。叶氏认为或由于肾液少,水不涵木,虚风内动;或由于平昔怒劳忧思,五志气火交并于上,肝胆内风鼓动盘旋,上盛而下虚;或由于肝血肾液两枯,阳扰风旋,主要表现为眩晕、肢麻、耳鸣等;或由于中阳不足,阳明络脉空虚,而内风暗动等,多表现为肢体麻木或痿废,口眼㖞斜,不饥不纳等。总之,与厥阴肝木有关。盖肝为风木之脏,有相火内寄,体阴用阳,其性刚,主动主升,全赖肾水以涵之,血液以濡之,肺金清肃下降之令以平之,中宫敦阜之土气以培之,则使其刚劲之质,得为柔和之体,而遂其条达畅茂之性。否则,肾水不涵,心血失濡,脾土失培,肺金失平,则导致肾精愈亏,肝阴不足,血燥生热,热则风阳上升,窍络阻塞,因此,肝风内动总以头目不清,眩晕跌仆,甚则瘛疭痉厥诸证为主要表现。

2. 治疗经验 常用滋肾、养血、益气、养阴之法培补正气,再用镇阳、和阳、潜阳之品以调和阳气之变动,从而达到熄风的目的。至于全蝎、蜈蚣、地龙、钩藤等熄风之品,反而少用,这正体现了叶氏治病求本的思想。若真阴虚用生地、熟地、何首乌、玄参等滋肾平肝;真阳虚用肉苁蓉、枸杞子、巴戟天等温润之品;心气心血亏耗,营液内损,虚阳内动,常用酸枣仁、远志、山茱萸、柏子仁、丹参、茯神等"益心气以通肝";心阴心血亏损,少阴君火与厥阴相火充炎于上,常用玄参、生地黄、天门冬、竹叶、连翘、菖蒲等,"先拟清血分之热,继当养血熄其内风";肺失肃降而致痰火风诸证者,选用沙参、人参、黄芪养肺平肝,燥痰多加浙贝母、柿霜、鲜竹沥、知母等;"阳明脉虚,加以愁烦,则厥阴风动,木横土衰",选用黄芪、人参、白术、茯苓等培中健脾,佐以平肝熄风之药;湿痰挟风者,选用半夏、橘红、茯苓、姜汁、胆南星、竹沥之类;肝火盛而胃阴亏虚者,选用白扁豆、沙参、玉竹、麦门冬、天花粉、桑叶、石斛等,佐清肝之品。叶氏在方药的运用上,不仅辨证用药,灵活变通,对于前人的名方,亦加减化裁,如其运用复脉汤、地黄饮子、虎潜丸、镇阴煎诸方,大多去其温燥之品,而保留其滋阴、潜阳、和阳诸药,受到了后世医家的推崇。

【医案举例】

席 脉来弦动而虚,望六年岁,阳明脉衰,厥阴内风暗旋不熄,遂致胃脉不主束筋骨以利机关,肝阳直上巅顶,汗从阳气泄越。春月病发,劳力病甚,此气愈伤,阳愈动矣。法当甘温益气,攻病驱风,皆劫气伤阳,是为戒律。人参,黄芪,当归,炙甘草,桑叶,麦门冬,地骨皮,天花粉。(《临证指南医案·肝风》)

卢 嗔怒动阳,恰值春木司升,厥阴内风乘阳明脉络之虚,上凌咽喉,环绕耳后清空之地,升腾太过,脂液无以营养四末,而指节为之麻木。是皆痱中根萌,所谓下虚上实,多致巅顶之疾。夫情志变蒸之热,阅方书无芩连苦降、羌防辛散之理。肝为刚脏,非柔润不能调和也。鲜生地,玄参,桑叶,牡丹皮,羚羊角,连翘。又生地黄,阿胶,牡蛎,石斛,知母。(《临证指南医案·中风》)

(三) 养胃阴经验

《内经》强调人以胃气为本,李杲认为脾胃是元气之本,详论脾阳,治疗偏于升补。缪氏阐发脾胃,重视脾阴,主张调理脾胃,需要区分阴阳,用药甘润清灵。叶桂在此基础上,并结合温病容易损耗胃阴的特点,系统探讨胃阴虚的病因病机、临床表现及其治疗方药,丰富了脾胃学说。

1. **病因病机** 一是素体阳盛,五志化火伤及胃阴;二是五味偏胜,过食辛辣温燥之品使胃阴损伤;三是素体阴虚,或年老液衰,复加外感温热燥邪,劫耗胃阴;四是热病后期肺胃阴伤。胃阴虚常见于温病、咳嗽、肺痿、血证、泄泻、呕吐、虚损、不食、便秘、失音等多种病证。

2. **脾胃分治** 叶氏临证不囿东垣之说,不概用升阳益气法,而是主张脾胃分治。《临证指南医案·脾胃》"阳土喜柔偏恶刚燥,若四君、异功等,竟是治脾之药,腑宜通即是补,甘濡润,胃气下行"。首先从脾胃的脏腑属性上区分:"脏宜藏,腑宜通,脏腑之体用各殊"、"纳食主胃,运化主脾"、"脾宜升则健,胃宜降则和";进而从脾胃生理特性上区分:"脾喜刚燥,胃喜柔润"、"太阴湿土得阳始运;阳明阳土得阴自安"。总之,叶氏是从三方面分论脾胃:一是认为胃属戊土,脾属己土,戊阳己阴,脾与胃的属性不同;二是认为脾属脏宜藏,胃属腑宜通,脾主运化,胃主纳食,脾宜升则健,胃宜降则和,脾与胃的功用不同;三是认为李杲升补阳气,重在治脾,仲景急下存阴,重在治胃。

3. **用药经验** 叶氏治疗胃阴不足,主张以甘平或甘凉濡润为主濡养胃阴,以恢复胃之通降功能。因为"胃宜降则和者,非用辛开苦降,亦非苦寒下夺,以损胃气,不过甘平,或甘凉甘寒濡润,以养胃阴,则津液来复,使之通降而已矣"。在具体用药上,常用麦门冬汤化裁,喜用沙参、麦门冬、石斛、天花粉、玉竹、山药、生扁豆、生甘草等。

【**医案举例**】

胃阴不足:王。数年病伤不复,不饥不纳,九窍不和,都属胃病。阳土喜柔,偏恶刚燥,若四君、异功等,竟是治脾之药。腑宜通即是补,甘濡润,胃气下行,则有效验。麦冬一钱、火麻仁(炒)钱半、水炙黑小甘草五分、生白芍二钱,临服,入青甘蔗浆一杯。(《临证指南医案·脾胃》)

肝胃阴伤:苏。向来翻胃,原可撑持。秋季骤加惊扰,厥阳陡升莫制,遂废食不便,消渴不已。如心热,呕吐涎沫,五味中喜食酸甘,肝阴胃汁,枯槁殆尽,难任燥药通关。胃属阳土,宜凉宜润;肝为刚脏,宜柔宜和。酸甘两济其阴。乌梅肉、人参、鲜生地、阿胶、麦冬汁、生白芍。(《临证指南医案·噎膈反胃》)

(四) 辨治虚损病经验

虚损又称虚劳,是以脏腑功能衰退,气血阴阳不足为主要病机的多种慢性虚弱症候的总称。《金匮要略·血痹虚劳病脉证并治》首先提出虚劳病名。《诸病源候论·虚劳病诸候》比较详细地论述了虚劳的原因及各类症状,对五劳、六极、七伤的具体内容做了说明。金元医家对虚损的理论认识及临床治疗又有较大的发展,如李杲重视脾胃内伤虚损,长于甘温补中;朱震亨重视肝肾精血亏虚,善用滋阴降火。明代薛己喜用六味、八味与补中益气汤治疗虚证。张介宾站在阴阳互根的角度,论述先天命门水火不足所致的虚损,在治疗肾阴虚、肾阳虚的理论及方药方面有新的发展。李中梓在先后天根本论的基础上强调脾、肾在虚损病治疗上的重要性。《理虚元鉴》对虚劳的病因、病机、治疗、预防进行了较为系统的论述;清代姜礼著《风劳臌膈四大证治》援引绮石之论,并进一步强调说:"肺为五藏之天,脾为百骸之母,水为万物之源,治肺治脾治肾,治劳之道毕矣。"尤怡《金匮翼》阐发说:"虚劳,一曰虚损。盖积劳成虚,积虚成弱,积弱成损也。虚者,空虚之谓。损者,破散之谓。"叶桂博采众长,融会贯通,重视扶正,总结出甘药培中、血肉填下,中下兼顾以治疗虚损病的用药经验,提出静养节欲、饮食调养的虚损病康复措施。之后,吴澄集《内经》《难经》及历代名贤有关虚损证治经验,著虚损专书《不居集》,提出虚损当分内损和外损,首创外损之称。

叶氏治疗虚损的经验如下。

1. **甘药培中** 因为甘药能益气健脾,化生精血,"培生生初阳,是劳损主治法则"。培中则主张脾胃分治,脾阳虚以温补为宜,升阳为先;胃阴虚以养阴为宜,降胃为要。配用陈皮、半夏、茯苓、厚朴、麻仁等,务使补中有通。温补药中"少济以柔药",如粳米、木瓜之类,以防劫阴。

2. **血肉填下** 常用猪骨髓、牛骨髓、羊骨髓、紫河车、龟板、鳖甲、鹿茸、鹿角胶、阿胶、牛乳、人乳、羊肉、鸡子黄等血肉有情之品,填补精气。若偏于肾阴虚佐以生地黄、熟地、麦门冬、天门冬、枸杞子、何首乌、女贞子、旱莲草、牡丹皮、知母、黄柏等凉润之品;偏于肾阳虚佐以肉苁蓉、菟丝子、沙苑子、巴戟天、补骨脂、杜仲等柔剂阳药,而少用肉桂、附子等辛热之品以防劫伤阴精。另外,还配用敛补药物,如芡实、五味子、莲子、覆盆子、桑螵蛸等,以防肾精外泄。

3. **中下兼顾** 叶桂认为肾阳自下涵蒸,而脾阳始能运筹;后天脾胃健旺,而先天精气得充。肾阳下损,久必延及中宫;反之,脾气中乏,久则亦会殃及下元。由此,叶氏提出治疗虚损要中下兼顾、脾肾双补,如在补脾药中常加菟丝子、沙苑子、肉苁蓉、熟地、女贞子等;在补肾药中常加用人参、茯苓、山药、陈皮等,或早服八味、六味,晚服异功散等。

4. **静养节欲** 叶氏认为虚损的形成皆是"因病致偏,偏久致损",或"因烦劳伤气,纵欲伤精,他症失调,蔓延而致",而"诵读身静心动,最易耗气损营","损怯之症,不加静养,损不肯复"。故主张"劳损之症,急宜静养","远房帏,独居静室","山林静养","务宜怡悦开怀",调节机体阴阳平衡,协助药物更好地发挥疗效,从而达到恢复精气神的目的。

5. **饮食调养** 叶氏对"药难奏功"的虚损患者,主张以饮食调养促其康复为主,并提出"食物自适,即胃喜为补"的观点,通过饮食调养使虚损患者的胃气得以恢复,以辅药力直达病所。并最终实现"饮食增而津血旺,以致充血生精而复其真元之不足"的目的。

【医案举例】

华 春深地气升,阳气动,有奔驰饥饱,即是劳伤。《内经》劳者温之,夫劳则形体震动,阳气先伤。此温字,乃温养之义,非温热竟进之谓。劳伤久不复元为损,《内经》有损者益之之文。益者,补益也。凡补药气皆温,味皆甘,培生生之初阳,是劳损主治法则。春病入秋不愈,议从中治。据述晨起未纳水谷,其咳必甚,胃药坐镇中官为宜。金匮麦门冬汤去半夏。(《临证指南医案·虚劳》)

赵 虚不肯复谓之损。纳食不充肌肤,卧眠不能着左,遇节令痰必带血,脉左细,右劲数。是从肝肾精血之伤,延及气分。倘能节劳安逸,仅堪带病永年。损症五六年,无攻病之理。脏属阴,议平补足三阴法。人参、山药、熟地、天冬、五味、女贞。(《临证指南医案·

吐血》》

(五) 久病入络说

《难经·二十二难》指出:"气留而不行者,为气先病也;血壅而不濡者,为血后病也,故先为是动,后为所生。"叶桂指出"初病在经,久病入络,以经主气,络主血","初为气结在经,久则血伤入络","病久痛久则入血络","经年宿疾,痛必在络……痰因气滞,气阻血瘀作痛"。此即"久病入络"及"久痛入络"理论。叶氏所言之"络病",多指一些气血沉困、隐伏幽深的沉疴痼疾,多因阳气受损、嗔怒动肝、七情郁结等导致气血阻滞损伤经络。叶氏在此理论指导下,治疗二十多种疾病,如淋浊、肿胀、噎膈、反胃、呕吐、中风、郁证、头痛、心痛、胁痛、腹痛、肩臂背痛、腰腿足痛、癥瘕等。

叶氏治疗络病以"通"为主,《临证指南医案·胁痛》王案云:"久病在络,气血皆窒,当辛香缓通。"因为"辛散横行入络",辛通之药能使血络瘀滞得行,气机调畅,邪去正安。因此叶氏在使用活血化瘀药通络的同时,常配伍辛散、温通、香窜之理气之品,从而达到行气、散结、止痛的目的。对使用辛咸通络的虫蚁类药,如地鳖虫、全蝎、地龙,蜂房等,更是叶氏治疗络病的独到之处,他认为虫蚁类药"灵动迅速……以搜剔络中混处之邪",使"血无凝著,气可宣通"。叶氏认为"飞者升,走者降,灵运迅速",功效专注而迅猛。

【参考文献】

1. 潘华信,朱伟常.叶天士医案大全[M].上海:上海中医药大学出版社,1994.

2. 陆如春.叶天士治痰学术思想探讨[J].中医杂志,1995,36(12):713.

3. 易法银.叶桂论治络病特色[J].中医杂志,1996,37(12):713.

4. 黄志英.叶天士医学大全[M].北京:中国中医药出版社,2004.

5. 王继明,倪世秋.叶天士奇经病证用药特色探析[J].中国中医基础医学杂志,2005,11(10):776.

6. 曹洪欣.温病大成[M].福州:福建科学技术出版社,2007.

7. 马可迅,杨进.浅论叶天士应用炙甘草汤的规律[J].中医杂志,2012,53(5):440—441.

23

徐大椿

徐大椿尊经崇古,博学多才,重视中医理论研究,阐发元气学说,悉心研究中药药性,强调用药如用兵;善于审证求因,辨病论治,喜用古方,提倡主方主药,轻药愈病,用药勿拘泥于归经。

学习要求:

掌握元气学说;熟悉辨病论治及用药特色;了解生平、代表著作及学术成就对后世的影响。

一、 概说

徐大椿(1693～1772年),又名大业,字灵胎,因隐居洄溪,自号洄溪老人,清代江苏吴江人。

徐氏聪敏过人,好古博学,喜欢道家书籍,通晓天文、地理、音律、武术等。弱冠时,"家多疾病,先世所藏医书颇多,因随时翻阅,不过欲稍识方药而已"。二十岁县庠入泮,更名为大业,后因多位亲人连年患病而死,遂弃科举之志,专习岐黄之术,"上追《灵》《素》根源,下沿汉唐支派",迨至金、元、明各家之书,广求博采,旁搜远绍,阐发元气学说,深入探讨《伤寒论》辨证论治规律和制方用药法度,辨治奇症痼疾,皆获效验,远近求治者,络绎不绝,声誉传遍大江南北,患者莫不感颂其德,同道皆能心折诚服。诊余著书立说,从医50年间,"批阅之书约千余卷,泛览之书约万余卷",(《慎疾刍言·序》)如《评定外科正宗》《评定叶氏临证指南医案》,见识独到,别具一格,颇有特色,给后世留下了大量的医学著作。袁枚在《小仓山房文集·徐灵胎先生传》中称其"聪明过人,凡星经、地志、九宫音律,以至舞刀夺槊、勾卒嬴越之法,靡不宣究,而尤长于医"。徐氏虽然学验俱丰,由于受尊经崇古思想的影响,其对中医学术发展的看法欠于全面。为纠正温补时弊,著《医贯砭》,措词未免失之过激;但在尊经文,重考据之风盛行的清代,活跃了学术的争鸣气氛,而且对纠正滥用温补的流弊起到了一定的作用。

徐氏治学主张寻本溯源,从源及流,熟读《内经》《伤寒论》等经典著作,博览《备急千金要方》《外台秘要》以下群书,打好理论基础。孜孜研读,锲而不舍,寝食俱废;重视纠正温补时弊,强调审证求因,按因施治,用药不可拘泥于某药独入某经之说。

徐大椿代表著作是《医学源流论》。另有《难经经释》《神农本草经百种录》《伤寒类方》《慎疾刍言》《兰台轨范》《洄溪医案》《医贯砭》及《徐批叶氏临证指南医案》《徐评外科正宗》。

二、 学术特色与临证经验

(一) 阐发元气学说

《难经》首先提出"元气"一词,认为元气即是肾中精气,关系到人的生死存亡。李杲认为元气是胃气之异名,脾胃为元气之本,元气是健康之本,脾胃健则元气盛,元气盛则病无从生。明代汪机临证皆以元气为本,重视参芪的运用,常以甘温之味扶养脾胃而蠲除病邪。龚廷贤认为元气对人体至关重要,元气主运化,司呼吸,是元神的外在表现,其谓:"夫人之一身,有元神,有元气,神官于内,气充乎体,少有不保,而百病生矣。余谬为《保元》云者,正欲保其元神,常为一身之主,保其元气常为一身之辅,而后神固气完,百邪不能奸,百病无由作矣。"(《寿世保元·自序》)汪机再传弟子孙一奎,十分重视三焦元气的保护与治疗,对于三焦元气不足的下元虚寒,制"壮元汤",脾肾同治温补下元,对于后世影响很大。张介宾认为元气功能可通过命门之火表现出来,命门为元气之根,"命门之火,谓之元气","元阳者即无形之火,以生以化神机是也,性命系之,故亦曰元气"。徐大椿继承和发展张介宾之说,提出命门元气论,认为元气原于先天,根于命门,附于气血,布于五脏,是人体生命活动的动力。后世王清任阐发说:"若元气足则有力,元气衰则无力,元气绝则死矣。"并指出元气亏损可导致半身不遂。

1. 元气作用 徐氏认为,元气原于先天,根于命门,附于气血,布于脏腑,是人体生命活动的动力,脏腑的功能活动必赖元气的充养才能发挥其正常的生理功能。人自出生以后,元气渐盛,至四十岁达到顶峰后,渐渐减少而至于死。元气可通过神气反映出来,故神气是元气的外观,因此,元气的盛衰是人生命存亡的关键,元气充则神气旺,元气衰则病,甚则死。《医学源流论·元气存亡论》阐发说:"所谓定分者,元气也,视之不见,求之不得,附于气血之内,宰乎气血之先。"

2. 保护元气 由于元气盛衰关系到人体生死存亡,所以,徐氏指出"医家第一活人要义"就是保护元气。临证立方用药,应时时虑及不伤元气,避免因寒热攻补不当造成"实其实而虚其虚"之误。未病之时应小心谨护元气;患病之后,应根据病情或攻邪保护元气,或培补元气。故《医学源流论·元气存亡论》云:"若夫预防之道,惟上工能虑在病前,不使其势已横而莫救,使元气克全,则自能托邪于外。若邪盛为害,则乘元气未动,与之背城而一决,勿使事后生悔,此神而明之之术也。"

3. 判断预后 徐氏认为元气是判断疾病生死存亡的重要依据,若元气自尽,则无病而终,"此所谓终其天年者也";患病后元气未伤,虽病甚不死;"有因病而伤元气者,此不可不预防者也。亦有因误治而伤及元气者,亦有元气虽伤未甚,尚可保全之者,其等不一"。(《医学源流论·元气存亡论》)元气或伤,虽病轻亦预后欠佳。"故诊病决死生者,不视病之轻重,而视元气之存亡,则百不失一矣。"

4. 注意事项 临证保护元气,徐氏强调邪气未尽之时,不可轻投补剂,因为"邪未尽而轻用补者,使邪气内入而亡"。反对滥用峻补,尤其是病后滥用温补,"邪盛而投大剂参附,一时阳气大旺,病气必潜藏,自然神气略定。越一二日,阳气与邪气相并,反助邪而肆其毒,为祸尤烈";(《医学源流论·劫剂论》)"大补之后,邪未全退,又不察病气所伤何处,即用附子、肉桂、熟地、麦冬、人参、五味、萸肉之类,将邪火尽行补涩。始若相安,久之,气逆痰升,胀满昏沉,如中风之状,邪气与阳气相并,诸药无效而死"。(《医学源流论·病情传变论》)

(二) 辨病论治及用药特色

1. 注重辨病 徐氏认为临床诊治,首先要明确病症概念。"欲治病者,必先识病之名,而后求其病之所由生,知其所由生,又当辨其生之因各不同,而病状所由异,然后考其治之之法"。(《兰台轨范·序》)"凡人之所苦谓之病"。(《医学源流论·病同因别论》)而一病之中,必有数症;所谓"症者,病之发观者也"。数症合之则为病,分之则为症。

其次是审证求因,对于病同症异,症同病异,病症相应,病症不应等,需要详审病因。如同一身热,有风有寒,有痰有食,有阴虚火升,有郁怒忧思,有劳怯虫疰等不同病因,则不能专主寒凉清热。

再者,由于病又非一症,必有其他兼证,故还要结合年龄、体质、情志变化、饮食等,详加辨析,才能准确诊断,恰当用药。如"身热而腹痛,则腹痛又为一症。而腹痛之因,又复不同,有与身热相合者,有与身热各别者。如感寒而身热,其腹亦因寒而痛,此相合者也。如身热为寒,其腹痛又为伤食,则各别也。又必审其食为何食,则以何药消之,其立方之法,必切中二者之病源而后定方,则一药而两病俱安。若不问其本病之何因,及兼病之何因,而徒曰某病以某方治之,其偶中者,则投之或愈,再以治他人,则不但不愈,而反增病"。(《医学源流论·病同因别论》)还有"七情六淫之感不殊,而受感之人各殊。或气体有强弱,质性有阴阳,生长有南北,性情有刚柔,筋骨有坚脆,肢体有劳逸,年力有老少,奉养有高粱、藜藿之殊,心境有忧劳和乐之别。更加天时有寒暖之不同,受病有深浅之各异"。"故医者必细审其人之种种不同,而后轻重、缓急、大小、先后之法,因之而定"。(《医学源流论·病同人异论》)

【医案举例】

嘉兴朱亭立,曾任广信太守,向病呕吐,时发时愈,是时吐不止,粒米不下者三日,医以膈证回绝,其友人来邀诊。余曰:此翻胃证,非膈证也。膈乃胃腑干枯,翻胃乃痰火上逆,轻重悬殊,以半夏泻心汤加减治之,渐能进食,寻复旧,从此遂成知己。每因饮食无节,时时小发,且不善饭,如是数年,非余方不服,甚相安也。后余便道过其家,谓余曰:我遇武林名医,谓我体虚,非参附不可。今服其方,觉强旺加餐。余谓此乃助火以腐食,元气必耗,将有热毒之害。亭立笑而腹非之,似有恨不早遇此医之意。不两月遣人连夜来迎,即登舟,抵暮入其寝室。见床前血汗满地,骇问故,亭立已不能言,惟垂泪引过,作泣别之态而已。盖血涌斗余,无药可施矣,天明而逝。十年幸活,殒于一朝,天下之服热剂而隐受其害者,何可胜数也。(《洄溪医案·翻胃》)

2. **遣药制方** 徐氏临证重视药性,强调配伍。因为方和药,虽有密切关系,但不能混为一谈,方中每一味药,并非按原有性能发挥作用。其《神农本草经百种录·凡例》:"原以辨明药性,阐发义蕴,使读者深识其所以然,因此悟彼,方药不致误用。"而古人制方,有兼治,有相辅,有相反,有相制等,其目的是切合病情,更好地发挥功效,这就是配伍的精髓所在。正如《医学源流论·药石性同用异论》云:"盖古人用药之法,并不专取其寒热温凉补泻之性也。或取其气,或取其味,或取其色,或取其形,或取其所生之方,或取嗜好之偏,其药似与病情之寒热温凉补泻若不相关,而投之反有神效。古方中如此者,不可枚举。"如"按病用药,药虽切中,而立方无法,谓之有药无方;或守一方以治病,方虽良善,而其药有一二味与病不相关者,谓之有方无药"。(《医学源流论·方药离合论》)"全不知病之各有定名,方之各有法度,药之各有专能"。因此,徐氏强调,在临床制方遣药时,务必切合病情,谨守法度,使所制之方,"分观之而无药弗切于病情,合观之则无方不本于古法"。(《医学源流论·方药离合论》)

(1)一病一方:徐氏认为,临证首先确定病名,继之确定治疗主方,有利于选主药,这样才具有针对性,有的放矢。《医学源流论·单方论》阐发说:"一病必有一方,专治者名曰主方。而一病又有几种,每种亦各有主方,此先圣相传之法,莫之能易也。""古人治法,无一方不对病,无一药不对症,如是而病犹不愈,此乃病本不可愈,非医之咎也。"

(2)一症一方:诸症之中,又各有数症,各有定名,各有主方。如中风病,舌喑不能言,足废不能行的风痱用地黄饮子;大风,四肢烦重,心中恶寒不足者用侯氏黑散;口眼㖞斜,失音不语,时时吐涎者用豨莶草丸。

(3)喜用单方:使用单方,应详辨药物之性,明其功用,内外之感,传变之道,虚实之殊,久暂之别,深浅之分,体质各殊,天时之异等。因为"单方者,药不过一二味,治不过一二症,而其效则甚捷"。"凡人所患之症,止一二端,则以一药治之,药专则力厚,自有奇效"。(《医学源流论·单方论》)如用单味大黄治愈杨秀伦外感停食,用西瓜治疗暑邪热呃等。但若病兼数症,则必合数药而成方。若皆以单方治之,则药性专而无制,偏而不醇,用而不中,亦能害人。

【医案举例】

新郭沈又高,续娶少艾,未免不节,忽患气喘厥逆,语涩神昏,手足不举。医者以中风法治之,病益甚。余诊之曰:此《内经》所谓痱证也。少阴虚而精气不续,与大概偏中风、中风、痰厥、风厥等病,绝不相类。刘河间所立地黄饮子,正为此而设,何医者反忌之耶?一剂而喘逆定,神气清,声音出,四肢展动。三剂而病除八九,调以养精益气之品而愈。余所见类中而宜温补者,止此一人。识之以见余并非禁用补药,但必对证,乃可施治耳。(《洄溪医案·痱》)

东山席士后者,暑月感冒,邪留上焦,神昏呃逆,医者以为坏证不治,进以参附等药,呃益甚。余曰:此热呃也。呃在上焦,令食西瓜,群医大哗。病者闻余言即欲食,食之呃渐止,进以清降之药,二剂而诸病渐愈。(《洄溪医案·暑邪热呃》)

3. 轻药愈病 徐灵胎治疗"偶有小疾"主张用"轻淡"之药,"随症饮之,则服药而无服药之误,不服药而有服药之功",不至于出现大害,因药误所杀,此即所谓的小药能治大病,这对后世颇有启发。如偶感风寒,用葱白苏叶汤,取微汗;偶伤饮食,则用山楂、麦芽等汤消食;偶感暑气,用六一散、广藿汤清暑;偶伤风热,用灯心竹叶汤清火;偶患腹泻,用陈茶佛手汤和肠胃。但应用轻药治病也要辨证,"又有其药似平常,而竟有大误者",不可不知。"如腹痛呕逆之症,寒亦有之,热亦有之,暑气触秽亦有之。或见此症,而饮以生姜汤,如果属寒,不散寒而用生姜热性之药,至寒气相斗,已非正治,然犹有得效之理。其余三症,饮之必危"。徐氏曾见有人中暑,而服浓姜汤一碗,覆杯即死。故总结说,轻药"虽极浅之药,而亦有深义存焉"。

【医案举例】

余尝于某年夏,治一同乡杨兆彭病。先,其人畏热,启窗而卧,周身热汗淋漓,风来适体,乃即睡去。夜半,觉冷,覆被再睡,其冷不减,反加甚。次日,诊之,病者头有汗,手足心有汗,背汗不多,周身汗亦不多,当予桂枝汤原方:桂枝三钱,白芍三钱,甘草一钱,生姜三片,大枣三枚。又次日,未请复诊。后以他病来乞治,曰:前次服药后,汗出不少,病遂告瘥。药力何其峻也?然安知此方乃吾之轻剂乎?(《经方实验录·桂枝汤证其二》)

4. 善用古方 徐氏尊经崇古,十分推崇古方,尤其是经方。其在《医学源流论·古方加减论》云:"古人制方之义,微妙精详,不可思议。盖其审察病情,辨别经络,参考药性,斟酌轻重,其于所治之病,不爽毫发,故不必有奇品异术,而沉痼艰险之疾,投之辄有神效。"但由于临床症状不尽相同,因而需进行加减,不必更立一方。如《伤寒论》中治太阳病用桂枝汤,若见项背强几几,则用桂枝加葛根汤;若喘者,则用桂枝加厚朴杏子汤;下后脉促胸满,桂枝去芍药汤等。并在《医学源流论·执方治病论》强调说:"欲用古方,必先审病者所患之证,悉与古方前所陈列之证皆合,更检方中所用之药,无一不与所现之症相合,然后施用。否则须加减,无可加减,则另择一方,断不可道听途说,闻某方可以治某病,不论其因之异同,症之出入,而冒昧施治,虽所用悉本于古方,而害益大矣。"因而临床常用大承气汤、真武汤、泻心汤、小续命汤、地黄饮子、苇茎汤、竹叶石膏汤、二陈汤、六君子汤等。

【医案举例】

苏州柴行倪姓,伤寒失下,昏不知人,气喘舌焦,已办后事矣。余时欲往扬州,泊舟桐泾桥河内,适当其门,晚欲登舟,其子哀泣求治。余曰:此乃大承气汤证也,不必加减,书方与之。诚之曰:一剂不下则更服,下即止,遂至扬,月余而返,其人已强健如故矣,古方之神效如此。凡古方与病及证俱对者不必加减;若病同而证稍有异则随证加减,其理甚明。而人不能用,若不当下者反下之,遂成结胸,以致闻者遂以下为戒。颠倒若此,总由不肯以仲景《伤寒论》潜心体认耳。(《洄溪医案·伤寒》)

5. 勿泥归经　掌握中药归经,有利于对病用药,但徐氏却提出不可完全拘泥于某药独入某经之说,临证才能够知常达变。若"以某药为能治某经之病则可,以某药为独治某经则不可;谓某经之病当用某药则可,谓某药为独治某经则不可;谓某经之病当用某药则可,谓某药不复入他经则不可"。"故不知经络而用药,其失也泛,必无捷效;执经络而用药,其失也泥,反能致害。总之,变化不一,神而明之,存乎其人也"。(《医学源流论·治病不必分经络脏腑论》)这是对张元素归经学说的发挥,也体现了辨证用药的观点。

另外,徐氏治病主张博采众法,凡行之有效的各种治法,不管针灸、按摩、薄贴等无不悉心研究,广泛应用。特别对内科疾病不限于汤剂,常采取内病外治以充分发挥疗效。他在《医学源流论·汤药不足尽病论》中指出汤剂的局限性:"汤者荡也,其行速,其质轻,其力易过而不留。惟病在营卫、肠胃者其效更速。其余诸病有宜丸、宜散、宜膏者……视其病之所在而委曲施治……"在《洄溪医案》中载其用气厚力重之药敷、熏、蒸、摩,深入病所,提邪外出以治筋骨、肌肉之病;用针灸、熨、榻、煎,施治瘀留经络之病,不泥一格,曲尽其妙。如治湖州副总戎穆廷弼,体极壮,牙紧不开,不能食,绝粒五日,视其齿上下止开一缝,抚其两颊,皮坚如革。徐用蜈蚣头、蝎子尾及朴硝、硼砂、冰、麝等药擦其内,又以大黄、牙皂、川乌、桂心等药涂其外,顿奏显效,翌晨即能食粥数碗,后以驱风养血之剂善其后。此例顽痹,徐氏用药匠心独具。

【参考文献】

1. 刘洋.徐灵胎医学全书[M].北京:中国中医药出版社,1999.
2. 徐大椿.徐灵胎医书全集[M].太原:山西科学技术出版社,2001.
3. 徐景藩,吴国良,俞志高.徐灵胎研究文集[M].上海:上海科学技术出版社,2001.
4. 胡龙才.徐大椿诊治老年病经验拾萃[J].中国中医基础医学杂志,2002,8(7):71.
5. 叶险峰,李成文,张会芳.徐灵胎针灸思想探讨[J].中国中医基础医学杂志,2007,13(7):545.
6. 董永悦,刘淑娥.谈徐灵胎在本草学方面的成就[J].辽宁中医学院学报,2005,7(4):350.
7. 张琳叶,徐伟,焦振廉.《洄溪医案》述要[J].福建中医药,2007,38(2):56.
8. 徐大椿.徐灵胎医学四书[M].太原:山西科学技术出版社,2009.
9. 徐大椿.徐灵胎医话医案选[M].沈阳:辽宁科学技术出版社,2012.

24 王清任

王清任重视脏腑，注重解剖，勇创新说，阐发瘀血理论，提出"灵机记性在脑不在心"观点，详论气虚中风病机与治疗，创制许多活血化瘀方剂，其血府逐瘀汤、通窍活血汤、少腹逐瘀汤、补阳还五汤对后世产生了重大影响。

学习要求：
掌握瘀血理论、气虚中风论治特色；熟悉脑髓说的学术价值；了解生平、著作及学术成就对后世的影响。

一、概说

王清任(1768～1831年)，又名全任，字勋臣，清代直隶玉田(今河北玉田县)人。

王氏少年时喜好拳勇，曾为武庠生。20多岁时开始行医，曾游历滦州(今河北省唐山市)、奉天(今辽宁省沈阳市)。后久居北京行医，开办"知一堂"药铺，医技名噪京师。

王氏治学主张一是解剖尸体，明白脏腑，认为："著书不明脏腑，岂不是痴人说梦；治病不明脏腑，何异于盲子夜行？"因而著《医林改错》纠正古人解剖之错；二是注重实践，勇于创新，提出灵机记性在脑不在心的脑髓理论，并创立许多活血化瘀方剂，对后世脑学说及瘀血理论产生了重大影响。尤其是阐发气虚中风病因病机，治疗原则，所发明的补阳还五汤成为后世中风病治疗上的里程碑。

王清任的著作是《医林改错》，自1832年至今再版40余次。故后世评价说，其"言简意赅，朴实无华。一反大量引证，谈奥理，繁琐考证的不良风气"。

二、学术特色与临证经验

(一)瘀血学说

瘀血一词，始见于《伤寒杂病论》，《内经》对瘀血病机、临床表现、治则进行了论述，奠定了瘀血学说理论基础。《五十二病方》有胸痛、心痛等血瘀证及化瘀治疗的记载。武威汉简《治百病方》记载有当归、牡丹皮、大黄、牛膝、川芎、地鳖虫等活血化瘀中药。《神农本草经》记载有丹参、桃仁、牡丹皮、赤芍、牛膝、红花、水蛭等30余种常用活血化瘀药，为瘀血学说奠定了药物学基础。张机创制桂枝茯苓丸、下瘀血汤、桃核承气汤、抵当汤、鳖甲煎丸等用来治疗瘀血证。宋金元时期瘀血学说有了新发展，《太平圣惠方》《圣济总录》《局方》收集不少活血化瘀方剂；《仁斋直指方》提出血瘀气必滞的因果关系,治疗必须兼理气分的原则;陈无择提出大怒伤肝而致瘀产生胁痛的病因病机;张从正善用汗、吐、下三法疏通气血;李杲强调"恶血必归于肝",并创复元活血汤治疗坠损恶血蓄积于胁下之两胁疼痛;《丹溪心法》尤重气血之郁,创六郁汤。滑寿每用补剂加桃仁等破血疏络之品获效最捷。《本草纲目》立血瘀药专篇。清代叶桂提出"初为气结在经,久则血伤入络","百日久恙,血络必伤"、"久病入络"、"久痛入络"、"痛久入血络,胸痹引痛",常以辛润通络、辛香通络、辛温通络、虫蚁通络法治疗络病。王清任创制活血化瘀方剂对后世产生了巨大影响。唐宗海著《血证论》详细论述各种血证,探讨瘀血与出血的关系、祛瘀与生新的关系,并评价说:"王清任极言瘀血之症最详。"

1. **病因病机** 王氏从气血立论,将瘀血的病因分为虚实两类。

(1) 人之元气虚衰,无力推动血行,致使血停留于血管内而为瘀。他说:"元气既虚,必不能达于血管;血管无气,必停留而瘀。"

(2) 邪气与血所结而为瘀,包括寒邪、热邪和瘟毒之邪。"血受寒则凝结成块,血受热则煎熬成块","受瘟疫至重,瘟毒在内烧炼其血,血受烧炼,其血必凝"。这也为辨治特殊瘀血病证提供了理论依据。

2. **临床表现** 王氏通过长期临床观察发现,血瘀病证甚多,大约有 50 种。除了白眼红赤、牙床变紫、癥瘕痞块、臌胀、痛处不移等瘀血证外,还有病情特殊的瘀血证,如通窍活血汤所治头发脱落、糟鼻子、耳聋年久、白癜风、紫癜风、紫黑印脸、牙疳、出气臭、小儿疳疾、交节病作等;血府逐瘀汤所治之胸痛、头痛、胸不任物、胸任重物、天亮出汗、心里热、瞀闷、急躁、夜睡梦多、呃逆、饮水即呛、小儿夜啼、不眠、心慌心跳、夜不安、无故爱生气、干呕、晚发一阵热等;膈下逐瘀汤所治之卧则腹坠、肾泻久泻、身痛逐瘀汤所治久痹、癫狂梦醒汤所治之哭笑不休、骂詈不避亲疏等证;少腹逐瘀汤所治之妇女月经紊乱、经色改变、痛经、崩漏、小产等通常不被当作血瘀的病证,扩展了活血化瘀法的临床应用范围。

3. **治疗方法** 王氏根据瘀血部位不同而采用不同方药治之,可称之为分部治疗法。他将人身分为内外两部分,在外为头面、四肢和周身血管;在内以膈膜分为上下两段,膈膜以上为胸中,又称为血府;膈膜以下为肚腹。立通窍活血汤主治头面四肢和周身血管血瘀之症,立血府逐瘀汤主治胸中血府血瘀之症,立膈下逐瘀汤主治肚腹血瘀之症。此外又立少腹逐瘀汤主治妇人少腹积块、痛经崩漏及调经种嗣,立补阳还五汤治疗气虚中风等,这是王氏临床治疗瘀血证最为常用的方剂。

【医案举例】

杨氏妇,年三十许,得一疾,医莫之识,人皆传为笑柄,在病者亦莫能言其所以。一日,其夫来云:拙荆现无他症,但云胸中窒塞无聊,短气,难于语言,有时呼吸亦殊艰阻,予偶以手按摩之,稍舒,后因卧以足抵其胸,觉甚快,后遂日夜不可刻离,甚以为苦,至今三月,医药罔效。临诊,舌无苔而色暗,脉涩。沉吟久之,偶忆《金匮》有肝著症,与之相合,即以旋覆花汤与之,方中新绛易以茜草,进三服,症不甚减。因念原方新绛,不知究系何物;药店茜草,是否真假,猝难辨别。乃用《医林改错》中通窍活血汤,三服,症减大半,又三服而瘳。(《邃园医案·卷下》)

(二) 治疗气虚中风经验

1. **中风先兆** 王氏认为中风皆有先兆,有发生在头面五官者,有发生在心胸四肢者,既有感觉异常者,也有运动异常者,主要表现在三个方面。

(1) 神智异常:记忆力、言语表达能力降低;平素聪明,忽然无记性;说话少头无尾,语无伦次。

(2) 感觉异常:如偶尔一阵头晕,头无故一阵发沉,头项无故一阵发直,耳内无故一阵响或蝉鸣,眼睛一阵发直,眼前常见旋风,常觉冷气攒鼻,指缝透出冷气,两膝透冷气,睡卧觉身沉,心口一阵堵或一阵发空,气不接续,无故一阵气喘。

(3) 肌肉肢体活动异常:如下眼皮常跳动,一只眼渐小,上嘴唇一阵跳动,上下嘴唇相凑发紧,睡卧口角流涎,一支手或两支手常颤抖,大指无故自动,无名指每日有一时屈而不伸,上肢或下肢无故发麻,肌肉无故跳动,踝骨发软,走路两腿不稳如拌蒜,腿无故抽筋等。

2. 临床表现　半身不遂,口眼歪斜,语言謇涩,口角流涎,大便干燥,小便频数。

3. 病因病机　王氏认为元气亏损是导致半身不遂的本源,倡导"无风"论。因为元气一亏则经络空虚,气向一处归并,当全身原本"十成"的元气亏损过半,出现"半身无气"充养时,就会发生半身不遂。因为"元气藏于气管之内,分布周身,左右各得其半,人行坐动转,全仗元气,若元气足则有力,元气衰则无力,元气绝则死矣"。"元气既虚,必不能达于血管,血管无气,必停留而瘀"。另外,王氏在《医林改错》中不用"中风"病名,而以"半身不遂"四字代之。

4. 治疗用药特色　王氏主张诊治中风应"审气血之荣枯,辨经络之通滞"。根据元气不足,无力推动血行的病机,在创制补阳还五汤(黄芪、当归、赤芍、川芎、桃仁、红花、地龙)时以补气为主,活血居次,标本同治。重用生黄芪,大补元气,畅通经络,促进血行;但"有专用补气者,气愈补而血愈瘀";因而辅以少量当归、赤芍、川芎、桃仁、红花、地龙活血化瘀通经之品,共奏补气活血,逐瘀通络功效。

王氏还提出应用补阳还五汤的具体注意事项:① 初得半身不遂,本方加防风一钱,服四五剂后去之。② 如患者畏惧黄芪量大可开始用一二两,渐加至四两,至微效时,日服两剂,五六日后日服一剂。③ 前医如用寒凉药过多,加附子四五钱;如用散风药过多,加党参四五钱。④ 如果病久元气大亏,肩膀脱落二三指缝,胳膊曲而搬不直,脚孤拐骨向外倒,哑不能言一字,虽不能愈,常服可保病不加重。⑤ 服此方愈后,不能间断,隔三五日或七八日服一剂,不服恐得气厥之症。

【医案举例】

一徽州客,年五十许。忽一日右半身如瘫痪,卧床不能转动,筋脉不拘急,亦无痛苦。召余诊之。右脉沉细如丝,虚软无力,左脉和缓无病。细审毫无风象。体肥肌丰,又非痰火。乃气血两虚,归并一偏之病也。仿王清任补阴还五汤(应为"补阳还五汤"之误)法。用黄芪四两,当归五钱,赤芍二钱,干地龙、川芎各一钱,续断、忍冬藤各三钱,红花一钱,丹参三钱。服三剂。而右脉渐大,手足略能展动。八剂而起居如常矣。方信归并之说为不谬。后以归、芍、参、芪、苓、草、丹参、桂枝、木瓜、红花、川芎、牛膝、续断、狗脊等养血补气,舒经活络。嘱其浸酒常服。〔《珍本医书集成(十四)杂著类·一得集·卷中医案·气血两虚半身不遂治验》〕

(三) 灵机记性在脑说

脑为奇恒之府,深藏于头部,又名髓海,与肾密切相关;《黄帝内经》却并未论述脑与神明的关系。但后世从未间断或舍弃对脑及其主神明的探讨,不少医家从临床需要出发,不断反思传统的"心主神明"说。如西汉《春秋元命苞》有"人精在脑"、"头者神之所居"记载。《杂病源流犀烛·身形》载有"盖六腑清阳之气,五脏精华之血,皆朝会于头"。孙思邈说:"头者,身之元首,人神之所法,气口精明,三百六十五络皆上归于头。"《普济方·方脉总论》云:"髓者,精之根,命之元也。"明代《本草纲目》指出"脑为元神之府";《医学入门》认为人有"血肉之心"和"神明之心",并指出"脑者髓之海,诸髓皆属于脑,故上至脑,下至骨骶,皆精髓升降之道路也"。清代汪昂《本草备要》引金正希语曰:"人之记性,皆在脑中。小儿善忘者,脑未满也;老人健忘者,脑渐空也。凡人外见一物,必有一形影留于脑中","今人每记忆往事必闭目上瞪而思索之。"《彻剩八编内镜》明确指出脑与脊髓的连续性。程杏轩《医述》论述说:"盖脑为神脏,谓之泥丸宫,而精髓藏焉……脑脏伤,则神志失守。"

王氏通过解剖,结合临床实践,在《医林改错》中立"脑髓说"专篇,提出灵机记性不在心而在于脑的观点,质疑心主神明理论,对后世产生了重大影响。王氏明确指出:"灵机记性在脑者,因饮食生气血,长肌肉,精汁之清者化而为髓,由脊骨上行入脑,名曰脑髓。盛脑髓者,名曰髓海。"因为"两耳通脑,所听之声归于脑";"两目系如线,长于脑,所见之物归于脑";"鼻通于脑,所闻香臭归于脑。"对脑的功能、脑与五官的联系作出了明确结论。说明脑为髓海,可以主管人的精神、意识、思维活动,这是对《内经》脑髓、髓海理论的发展。由于《内经》没有明确提出"脑髓"主管人的感觉、语言、思维等,只着重论述了肾与脑髓有密切关系,肾精是产生脑髓的先天之源,肾精充盛与否影响着听觉、记忆等,以至于后世有"补肾就是补脑"观点。王清任则直接论证了脑的听觉、记忆作用,从解剖学的角度佐证了"脑为髓之海"的理论,为后世医家运用"填精补髓"法治疗脑病奠定了理论基础。

(四) 活血化瘀法用药特色

王清任创制了大量活血化瘀方剂,为后世推广应用活血化瘀大法奠定了良好的基础。《医林改错》载方33首,除抽胡芦酒、刺猬皮散、小茴香散、木耳散4方为单味药组成,玉龙膏为外治方,不予计算外,在其余28方中,具有活血化瘀作用的方剂有22方之多,占78.6%,各方因功效不同,配伍亦各有特色。血瘀证常兼有气滞、气虚、热毒、亡阳等,因此,活血化瘀法与其他治法配伍,可以更好地发挥活血化瘀治法的功效。

1. **与行气通络药物配伍** 血府逐瘀汤(桃仁、红花、当归、生地、川芎、赤芍、枳壳、柴胡、桔梗、牛膝、甘草)治在膈上胸中,以活血化瘀的桃红四物汤配以疏通胸中气机的柴胡、枳壳、桔梗、牛膝;膈下逐瘀汤(当归、川芎、桃仁、牡丹皮、赤芍、乌药、延胡索、甘草、香附、红花、五灵脂、枳壳)治肚腹之血瘀证,用桃红四物汤配以善调肝脾之气的香附、乌药、延胡索、枳壳;通窍活血汤(赤芍、川芎、桃仁、红花、老葱、麝香、红枣、鲜姜、黄酒)治在周身血管、头面之络窍,以桃红四物汤配以辛香走窜力强,善能透窍通络的麝香、葱、姜、黄酒;少腹逐瘀汤(小茴香、干姜、延胡索、没药、当归、川芎、肉桂、赤芍、蒲黄、五灵脂)主治妇人经血之瘀,以四物汤去地黄合失笑散,再加温经调气的小茴香、肉桂、延胡索、没药、干姜。上述四方的配伍规律充分体现了王氏辨治血瘀证的基本思路,即"治病之要诀在明白气血。只要能使周身之气通而不滞,血活而不瘀,气通血活,何患疾病不除"。

2. **与补气药配伍** 如补阳还五汤重用黄芪大补元气,与当归、赤芍、川芎、地龙、桃仁、红花等相配伍,组成补气活血之方,主治半身不遂,口眼㖞斜,属元气虚而挟瘀者;类似的方剂还有止泻调中汤(黄芪、党参、白术、甘草、当归、白芍、川芎、红花、附子、高良姜、官桂),主治痘后泄泻不止;助阳止痒汤(黄芪、桃仁、红花、赤芍、皂刺、穿山甲),主治痘后瘙痒不止兼音哑失音;

定卫和荣汤(黄芪、党参、白术、甘草、当归、白芍、桃仁、红花、枣仁),主治痘后抽风及周身溃烂;黄芪赤风汤(黄芪、赤芍、防风),主治瘫腿;黄芪桃红汤(黄芪、桃仁、红花)主治妇人产后抽风,均为气虚挟瘀而设。

3. 与清热解毒药配伍　如治疗霍乱初起上吐下泻的解毒活血汤(连翘、柴胡、葛根、当归、生地、赤芍、桃仁、红花、枳壳、甘草),治疗痘疮作痒的通经逐瘀汤(桃仁、红花、赤芍、穿山甲、皂刺、连翘、地龙、柴胡、麝香),治疗痘后饮水发呛的会厌逐瘀汤(桃仁、红花、生地、当归、赤芍、玄参、柴胡、枳壳、甘草、桔梗)等,皆以活血化瘀药与清热解毒药相配伍,对辨治温病危重证不无启示。

4. 与回阳救脱药配伍　如主治霍乱吐泻抽筋,身凉,汗多,已成亡阳的急救回阳汤(四逆汤加党参、白术,与桃仁、红花相配伍),为临床救治阳脱危证提供了新的辨治思路。

其他配伍方法还有身痛逐瘀汤(秦艽、川芎、桃仁、红花、甘草、羌活、没药、当归、五灵脂、香附、牛膝、地龙),以活血化瘀药和通络止痛药相配伍;癫狂梦醒汤(柴胡、赤芍、甘草、桃仁、香附、苏子、木通、半夏、青皮、陈皮、腹皮、桑白皮)于行气化痰药中加入活血化瘀之品等,对临床辨治思路均有所启发。

【医案举例】

江西巡抚阿霖公,年七十四,夜卧胸露可睡,盖一层布压则不能睡,已经七年。召余诊之,此方(血府逐瘀汤)五付痊愈。(《医林改错·卷上》)

一妇人,十七岁,自二七出嫁,未见行经。先因腹、胁作疼求为诊治,投以活络效灵丹立愈。继欲调其月事,投以理冲汤三剂,月经亦通,三日未止。尤恐瘀血未化,改用王清任少腹逐瘀汤,亦三剂,其人从此月事调顺,身体强壮矣。(《医学衷中参西录·医方·治女科方·理冲汤》)

【参考文献】

1. 王清任.医林改错[M].北京:人民卫生出版社,1991.
2. 李如奎.中医对脑的解剖生理的认识[J].上海中医药杂志,1992,26(12):9.
3. 林谦,于友华.王清任的脑髓说及其哲学贡献[J].医学与哲学,1999,20(2):38.
4. 黄信初.《内经》对"脑与神"的认识及后世的发挥[J].贵阳中医学院学报,2000,22(3):5.
5. 刘保和."脑主神志"论阻碍中医发展[J].亚洲医药,2001,(6):30.
6. 邓铁涛.心主神明论的科学性[J].新中医,2003,35(3):17.
7. 陈士奎.对中医学"心主神明"和"脑主神明"的再认识[J].上海中医药杂志,2003,37(1):3.
8. 高新彦.血府逐瘀汤现代研究与应用[M].北京:人民军医出版社,2005.
9. 李晴,陈利国.王清任"方效论错"管见[J].中医杂志,2011,52(21):1876—1878.
10. 李素云.王清任的经络实质研究及其影响[J].中国中医基础医学杂志,2011,17(5):476—477.
11. 贾磊,陈德兴,文小平.基于关联规则的王清任桃仁用药配伍挖掘[J].上海中医药大学学报,2011,25(4):86—88.
12. 欧志斌,叶瑜.王清任气血辨证中治未病学术思想探讨[J].中国中医基础医学杂志,2013,19(4):371—372.

25

王泰林

王泰林精通内外科,深入探讨肝病的病因病机,以肝气、肝风、肝火为纲辨治肝病,总结治疗肝病大法三十种。其治疗心腹疼痛,以九痛为提纲,涉及寒、热、虚、实、气、血,对后世颇有启发。

学习要求:

掌握肝气、肝风、肝火的辨证与用药特点;熟悉心腹九痛的辨证与治疗;了解生平、著作及学术成就对后世的影响。

一、概说

王泰林(1798~1862年),字旭高,晚号退思居士,清代江苏无锡人。

王氏幼读经书,秉资聪慧,弱冠赴江阴南菁书院乡试,因试卷溅墨而未能得第,乃慨然弃儒习医,师承其舅父,疡科心得派代表高秉钧学医,尽得其传。悬壶问世,先以疡科行,渐浸及内科,求诊者日益增多,名闻江浙。对"肝病"颇有研究,以肝气、肝风、肝火为纲,总结"治肝三十法",对后世影响很大。王氏年近不惑之时,开门授徒,教学认真负责,亲自编写教材,如《医学刍言》《外科证治秘要》等,并将部分医学典籍编成歌诀,便于诵读记忆,尤其是方剂歌诀概括了方剂的源流考证、病机分析、辨证用药、类方联系、临证经验等内容。昼则带领学生随诊抄方,夜则于书斋西溪书屋传道解惑,门人有缪礼和、顾灿卿等。王氏医德高尚,遇有贫者求诊不计诊金,无力购药则代付全资;有远道而来者,察其病之浅深,精心处治,自初病至病愈,改方不取分文。晚年学行益谦,身为名医而不骄矜自持,自号退思居士,称住所为环溪草堂,读书斋为西溪书屋,勤勉依然,颇受人尊重。

王氏治学主张研求古训,分别疑似,去粗取精;"读书须识正旨,眼光着纸,勿为纸上陈言所瞒,庶几有益"。临床治病,喜用古方,每病必先揣定一主方,然后随证加减变化;即"明理必须遵古训,见机也要合时宜"、"技巧多由规矩生,巧中规矩是精英"。但临证并不拘泥,举凡同道学验、民间秘法,也都穷搜博采,如曾将同道黄乐亭用资生丸加味治疗湿热牙漏方、无锡东门杨氏用瓜蒂末搐鼻治水肿、黄疸之秘法等都记录在他的著作中。

王泰林代表著作是《西溪书屋夜话录》,可惜残缺过半,只余《肝病证治》一篇。另有《医学刍言》《王旭高临证医案》(方耕霞参订)《环溪草堂医案》(见柳宝诒《柳选四家医案》)及《退思集类方歌注》《医方证治汇编歌诀》《增订医方歌诀》《医方歌括》《薛氏湿热论歌诀》,周小农将后五种与《西溪书屋夜话录》辑为《王旭高医书六种》，流行较广。

二、学术特色与临证经验

(一)论治肝病经验

《黄帝内经》较详细地论述了肝的生理、病机及治疗方法，如"肝受血则能视"，"诸风掉眩，皆属于肝"；"肝苦急，急食甘以缓之"，"肝欲散，急食辛以散之，用辛补之，以酸泻之"。《金匮要略》提出"见肝之病，知肝传脾"观点，并完善了《内经》肝病之五味治疗理论，"夫肝之病，补用酸，助用焦苦，益用甘味之药调之。"唐代孙思邈《备急千金要方》提出肝病寒热虚实治疗纲领，并将方剂按肝实热、肝虚寒、胆实热、胆虚寒、肝胆俱实、肝胆俱虚罗列；后世张元素更使之系统化。《丹溪心法》之六郁汤、越鞠丸等使治疗肝郁方法渐趋完善。明代张介宾把肝病分成肝气、肝血两个方面，提出肝气郁则疏，肝气逆则泻，肝血虚则补，补肝血还可有滋肾水之法。清代叶桂提出辛温通络、甘缓理虚、温柔通补、辛泄宣瘀治疗肝郁胁痛，以及治疗精血衰耗，肝阳偏亢，阳化内风的中风。

王泰林继承前贤理论与治疗肝病经验，结合自己的临证心得，总结治疗肝病大法三十种。王氏认为，肝病有本脏自病与干犯他脏致病的不同，本脏自病多始于气郁，继之化而为火，盛则为风；肝气、肝风、肝火是肝病过程中的三种不同表现，同源而异流，常交错出现，虽互为因果，但各有特点；干犯他脏者常"侮脾乘胃，冲心犯肺"，并有"挟寒、挟痰，本虚标实，种种不同。"因此，王氏感叹说："肝病最杂而治法最广。"

1. **肝气证治** 王氏认为肝气郁结多为郁怒伤肝，木失调达，疏泄无权，阻碍气机所致。肝病初起，首见气郁之证，进而可由气及血，或可由本脏而累及他脏。临床常见闷、胀、痛、呕恶、嗳气、吐酸等；肝气横逆，则可冲心、犯肺；肝气久郁，则见血行瘀阻。

(1) 本脏病变：

1) 疏肝理气：肝气自郁于本经，症见两胁胀或疼痛。宜用香附、郁金、紫苏梗、青皮、橘叶辛香调气，疏肝解郁；兼寒加吴茱萸；兼热加牡丹皮、栀子；兼痰加半夏、茯苓。

2) 疏肝通络：若肝郁较甚，疏肝不应，营气痹窒，络脉瘀阻，已由气及血，宜在疏肝理气基础上用旋覆花、新绛、当归、桃仁、泽兰叶等兼通血络。

3) 柔肝：肝气胀甚，疏肝反而加重，这是由实转虚。宜用当归、枸杞子、柏子仁、牛膝柔肝；兼热加天门冬、生地；兼寒加肉苁蓉、肉桂等。

(2) 肝气波及他脏：

1) 缓肝：肝气胀甚，横逆犯胃，恃强侮脾，中气虚弱。宜用炙甘草、白芍、大枣、橘饼、淮小麦缓肝扶脾。

2) 培土泄木：肝气乘脾，或中气先虚，又遇肝气横逆，出现脘腹胀痛。宜用六君子汤加吴茱萸、白芍、木香培土为主，兼以泄肝。

3) 泄肝和胃：肝气乘胃，胃失和降，症见胃脘疼痛，呕吐吞酸。用二陈汤和胃，合左金丸或川楝子、白豆蔻泄肝。

4) 泄肝：肝气上冲于心，发为热厥心痛。宜用川楝子、延胡索、吴茱萸、黄连、白芍，苦、辛、酸之法以泄肝；兼寒去黄连，加花椒、肉桂。

5) 抑肝：肝气上冲于肺，猝然胁痛，上气而喘。宜用吴茱萸汁炒桑白皮、苏梗、杏仁、橘红抑肝下气，以安肺金。

6）散肝：用于肝郁血虚脾弱，依据《内经》"木郁则达之"之法，选用逍遥散，亦即"肝欲散，急食辛以散之"之义。

（3）临证特色：王氏治疗肝气郁结喜用香附、郁金、苏梗、青皮、橘叶疏肝解郁，而少用柴胡；用吴茱萸、川楝子、桑白皮肃金制木，抑制横逆肝气；善用旋覆花散结通络。

【医案举例】

肝气与饮邪相合为病，脘腹作痛，呕吐酸水。拟苦辛泄木，辛温蠲饮。川连（吴萸炒）、香附、川楝子、延胡索、木香、陈皮、丁香、蔻仁、干姜、川椒。（《增评柳选四家医案·评选环溪草堂医案·脘腹痛门》）

杨×× 女 30岁。初诊1969年11月7日。少腹偏左弦痛，喜温喜按，脉弦，苔滑。用疏肝理气行瘀法。当归三钱，白芍三钱，柴胡一钱，枳实炭一钱，炒川楝子二钱，炒延胡一钱半，橘叶核各三钱，失笑散三钱（包煎），广艾叶八分，二剂。二诊：前症较减，又见小溲频数。原方出入。肉桂心五分，炒白芍三钱，枳实炭一钱，炒川楝子二钱，炒延胡一钱，乌药一钱，益智仁一钱，桃仁一钱半，橘叶核各三钱，二剂。三诊：少腹弦痛已瘥，小溲频数亦减。软柴胡一钱，炒白芍一钱半，枳实炭一钱，炙甘草一钱，益智仁一钱，乌药一钱，炒川楝子二钱，橘叶一钱半，橘核四钱，二剂。（《程门雪医案·腹部疾病》）

2. 肝风证治 王氏认为肝风内动的病机是肝阳亢盛，化火生风；或阴亏血少，肝木失养，虚风内动。"肝风一证，虽多上冒巅顶，亦能旁走四肢。上冒者，阳亢居多；旁走者，血虚为多"，且"内风多从火出"。症见眩晕，虚烦，扰，瘈疭，筋惕肉瞤，肢体麻木，口眼㖞斜，舌强不语，甚则拘挛或抽搐，昏仆等。

（1）肝风治法：

1）熄风和阳：肝风初起，肝阳亢盛不甚，肝阴未伤的实证，症见头目昏眩。用羚羊角、牡丹皮、甘菊、钩藤、决明子、白蒺藜凉肝熄风。

2）熄风潜阳：肝风症状进一步加重，肝阴已伤，阴血渐亏，证属本虚标实，用熄风和阳之法无效。当用牡蛎、生地、女贞子、玄参、白芍、菊花、阿胶等滋养肝阴，平熄肝风。

3）培土宁风：胃阴不足，中气虚馁，肝风上逆，饮食减少。宜用人参、麦门冬、甘草、白芍、甘菊、玉竹等益气养阴，培土泄肝宁风。

4）养肝：血虚肝木失养，肝风走四肢，经络牵掣、麻木者，宜养血熄风。药用生地、当归、枸杞子、牛膝、天麻、何首乌、胡麻。

5）暖土以御寒风：脾胃虚寒，症见头重，眩晕，食不知味。宜用白术附子汤（白术、附子、姜、枣、甘草）温中健脾，扶正达邪。

6）平肝：用于肝气或肝风上逆，药选川楝子、蒺藜、钩藤、橘叶。

7）搜风：肝风门中，内外风夹杂，既可是外风引动内风，也可是内风招致外风。故搜风之药亦当引用，如天麻、羌活、独活、薄荷、蔓荆子、防风、荆芥、僵蚕、蝉蜕、白附子。

（2）临证特色：王氏治疗肝风初起，肝阳亢盛多用牡丹皮、甘菊、钩藤、白芍、玄参、生地等滋阴清火，凉肝平肝；取白芍之酸与阿胶、生地之甘以酸甘化阴，女贞子、玄参以补肾滋肝，共奏滋养肝阴之效；肝血不足多用当归、何首乌、枸杞子、生地、胡麻补养阴血，并辅以牛膝活血，天麻平肝熄风。

【医案举例】

两手关脉，皆见一粒厥厥动摇之象。此土虚木胜，内风动跃之候也。左半肢体麻木不仁,头眩面麻,病属偏枯,虑延仆中。首乌、当归、白芍、天麻、钩钩、石决明、刺蒺藜、菊花、陈皮、茯苓、桑枝、秦艽。再诊:动摇之脉大减,内风有暗熄之机,左手屈伸稍安,左足麻木未和。拟补肾生肝,为治本之计。地黄饮子去桂附。(《增评柳选四家医案·评选环溪草堂医案上卷·中风门》)

3. **肝火证治**　肝火是由肝气郁久化火,或肝阳亢盛化火,有虚实之分,实火责之阳亢,虚火本于阴亏。实火症见肌肤燔灼,目红颧赤,烦躁易怒,呕吐吞酸,胁痛,善饥烦渴,便秘尿黄,舌红苔黄,甚则狂躁痉厥,出血等;虚火可见五心烦热,头晕目眩,口咽干燥,胁痛目涩,失眠多梦,舌红少苔等。治疗要分清虚实,还应考虑肝和其他脏腑的关系,才能取得较好的效果。

(1) 本脏实火:

1) 清肝:肝火为病,在上在外宜清,药用羚羊角、牡丹皮、栀子、黄芩、竹叶、连翘、夏枯草。

2) 泻肝:肝火之证,在下在内者宜泻,方如龙胆泻肝汤、泻青丸、当归龙荟丸之类。

3) 化肝:郁怒伤肝,气逆动火,火郁肝经,可见烦热、胁痛、胀满、出血等。宜用化肝煎(青皮、陈皮、栀子、泽泻、芍药、牡丹皮、贝母)清肝泻火,疏肝理气,化痰散瘀。

(2) 肝火波及他脏:

1) 清金制木:肝火上炎,清肝与泻肝治之不效,可改用清肺金之法,以制木火之亢逆。药用沙参、玉竹、麦门冬、天门冬、石斛、枇杷叶、石决明。

2) 泻子:肝火亢极,泻其本脏而不能获效时,应当兼泻心火,这是"实则泻其子"之义。宜用甘草、黄连。

3) 补母:若因水亏导致肝火旺盛,用清金仍然不能平木者,则取乙癸同源之义,重补肾水,是"虚则补母"之法,方如六味丸、大补阴丸之类。

(3) 临证特色:王氏治疗肝火主张区分上下,分别治之;肝郁化火则用牡丹皮、栀子清泻肝火,同时配合青皮、陈皮以开郁结。

【医案举例】

先呕数日,呕止而发痉厥,日三五次。此乃肝逆犯胃,聚液成痰,内风焮动,阳气偏张,痰亦从之为患。拟清熄风阳,兼和其胃。羚羊角、钩钩、菊花、石决明、山栀、玄参、半夏、陈皮、茯苓、竹茹。(《增评柳选四家医案·评选环溪草堂医案上卷·内风门》)

肝经郁火,乘犯阳明,牙龈痒痛出血而发牙疳,舌红碎裂,头眩心烦,营阴内亏;而纳谷气撑,又属脾气虚也。犹喜大便燥结,可用清滋,先平其炎上之火。羚羊角、鲜生地、鲜石斛、元参、麦冬、茯苓、石决明、女贞子、枣仁。(《增评柳选四家医案·评选环溪草堂医案下卷·外疡门》)

4. **肝寒肝虚等证治**　王氏根据肝病病机错综复杂,虚实互见的特点,另立八法,以示后人。

(1) 温肝:用于肝经虚寒之呕酸上气,药选肉桂、吴茱萸、花椒。如兼中虚胃寒,加人参、干姜,即大建中汤法。

(2) 补肝:用于肝体不足,药选何首乌、菟丝子、枸杞子、酸枣仁、山茱萸、芝麻、沙苑蒺藜。

(3) 镇肝:用于肝阳亢盛,药选石决明、牡蛎、龙骨、龙齿、代赭石、磁石等。

(4) 敛肝:用于阴虚风动,药选乌梅、白芍、木瓜以补之柔之。

(5) 补肝阴:用生地、白芍、乌梅等酸甘化阴补肝阴不足。

（6）补肝阳：用肉桂、肉苁蓉、川椒补肝阳之不足。

（7）补肝血：用当归、川芎、续断、牛膝补肝血之不足。

（8）补肝气：用天麻、菊花、细辛、生姜、白术、杜仲、羊肝补肝气虚。

5. 肝病兼夹证用药经验 王氏认为，肝病常有挟寒、挟痰等种种不同病变，且积有丰富经验，其处方融洽，用药灵巧。

肝气挟感寒者，药用炮干姜、花椒、吴茱萸等温阳散寒。

肝气挟饮邪者，药用干姜、花椒、白豆蔻辛温蠲饮。

气血两虚而见肝风挟痰者，药用肉苁蓉、生地、天门冬、牛膝、天麻、玄参、陈皮、茯苓、菖蒲、黄柏、西洋参等清阳明以利机关，养肝肾以滋阴血，运脾气以化湿痰。

肝火亢盛而致遗精者，是相火扰乱君火，当制肝之亢，益肾之虚，药用黄连、焦栀子、延胡索、鲜生地、赤茯苓、沙参、川楝子、知母、黄柏、龟板、芡实。

（二）治疗心腹疼痛经验

心腹疼痛是临床常见病与多发病，病因是外寒饮冷、过食肥甘、忧思恼怒、劳倦伤中、感受异气、蛔虫等，临床上每多虚实兼见，寒热错杂。王氏继承前贤经验，结合自己的临床实践，整理归纳治疗心腹疼痛九种方法。

1. **气痛** 胃脘气痛，脉沉而涩。宜用四七汤。

2. **血痛** 胃脘痛如刀刺，或大便黑。宜用失笑散。

3. **痰痛** 咳嗽，或脘痛连胁下，脉滑。轻则二陈汤加瓜蒌、白芥子等；重则用礞石滚痰丸。

4. **火痛** 脘痛或作或止，口渴，面赤，身热，便闭，脉数。宜用川楝子、延胡索、姜汁炒黄连、吴茱萸、黑栀子、半夏、茯苓、黄芩等。

5. **冷痛** 脘痛绵绵不休，手足冷，脉沉细。宜附子理中汤加吴茱萸、肉桂、当归。

6. **虚痛** 心下悸而痛，喜按，得食稍安，二便清利，脉虚细涩。宜用归脾汤加石菖蒲，或当归肉桂建中汤，或黄芪建中汤加吴茱萸、花椒。

7. **注痛** 感阴气或异气而痛，语言错乱，其脉乍大乍小，两手之脉若出两人。宜用平胃散加藿香、石菖蒲、麝香少许，或送下苏合香丸，以辟邪魅阴气。

8. **虫痛** 痛忽来忽去，闻肥甘之味更痛，按摩稍止，唇红，舌上有白花点，脉平。宜用附子理中汤加黄连、乌梅、花椒、黄柏、肉桂、当归；或用乌梅丸。

9. **食痛** 其痛或有一条扛起，嗳腐吞酸，恶食腹胀，脉实滑。宜用平胃散加谷麦芽、山楂、半夏、莱菔子。如初起食在膈间，即以指探吐之；如腹胀满拒按，大便不通，宜用承气汤加消导药下之。

【医案举例】

某 饮停中脘，脘腹鸣响，攻撑作痛。大便坚结如栗，但能嗳气而无矢气，是胃失下行而气但上逆也。和胃降逆，逐水蠲饮治之。二陈汤去甘草，加代赭石、旋覆花、神曲、干姜、白芍、川椒、甘遂、泽泻。（《王旭高临证医案·脘腹痛门》）

又 脘胁之痛虽除，脾胃之气大惫。面浮足肿，土衰水泛，脉细少神，虑其腹满。急宜温补中阳以消水湿，又当自知节爱为上。六君子汤去草，加炮姜、熟附子、神曲。另金匮肾气丸朝暮各服一钱五分。（《王旭高临证医案·痰饮门》）

【参考文献】

1. 王泰林.王旭高医书六种[M].上海：上海科学技术出版社,1979.

2. 王泰林.王旭高临证医案[M].北京：人民卫生出版社,1987.

3. 王泰林.王旭高医书全集[M].北京：学苑出版社,2001.

4. 胡方林,刘仙菊.清代名医王旭高肝病辨证特点[J].湖南中医药导报,2002,8(9)：512.

5. 徐燕立,朱飞叶.王旭高肝气治法在肝癌治疗中的应用[J].中医杂志,2010,51(4)：379—380.

26

吴师机

吴师机阐发内病外治理论,系统总结外治经验与用药方法,倡导"三焦分治法";详述膏药含义、膏方来源、膏药功效、组方与配伍规律、制膏方法与注意事项、贴敷部位,应用三焦通治膏与专主膏的要点,成为著名的外治学家。

学习要求:

掌握内病外治的理论依据、应用膏药的特色;熟悉外治法的具体应用方法;了解生平、著作及学术成就对后世的影响。

一、概说

吴师机(1806～1886年),原名樽,又名安业,字尚先(或杖仙),晚年自号潜玉老人;清代浙江钱塘人,寓居江苏扬州。

吴氏幼年随父吴笏庵居住扬州,咸丰三年(1853年)为避战乱,举家迁至江苏泰州。吴氏自幼习儒,曾中举人,后淡于功名,以诗文自娱,并致力于医学。同治四年(1865年)重返扬州,建立存济堂药局。吴氏有感于中医外治法疗疾,方便易行,疗效满意,加之有不肯服药之人与不能服药之症,并受叶桂用外治法治疗内科病的影响,因而深入系统研究外治理论基础、外用给药方法与剂型,并以膏药为主,兼用其他外治法,分上焦、中焦、下焦论治,成为中医外治学家。由于其外治法具有简、廉、验的优点,又可避免某些内服药引起的不良反应,所以受到病人普遍欢迎,"凡远近来者,日或一二百人,或三四百人,皆各以时聚,拥塞于庭,待膏之救,迫甚水火"。但吴氏以外治疗病,并非是为了取代口服药,其"意在补前贤内治之所不及,非以内治为不然也"。并强调说:"以外治佐内治,能两精者,乃万无一失尔。"

吴氏治学主张精益求精,历时二十载,易稿十余次,撰写外治法专书《理瀹骈文》,为发展中医外治法作出了巨大贡献。医德高尚,对患者一视同仁,不分贵贱,不乘人之急而挟货居奇,穷苦之人或以赠药。并谦虚地告诫说:"学者欲制膏行道,勿以余为法,当于古汤中求之,一则取法乎上者,斯得其中;二则自得者,有逢源之妙。"

吴氏著作《理瀹骈文》,初名《外治医说》,后根据《子华子》"医者,理也,理者,意也;药者,瀹也,瀹者,养也"之义,加之书以骈文体裁写成,故更名《理瀹骈文》。

二、 学术特色与临证经验

(一)外治理论

中医外治法历史悠久,早在《殷墟卜辞》《山海经》中就有外治法内容;《内经》记载有桂心渍酒熨寒痹及砭石、九针、导引、按摩、灸、熨、渍、浴、蒸、涂、嚏等外治法;《五十二病方》有外敷方70余首;《神农本草经》有水银外用治疥疮的记载;《伤寒杂病论》有火熏、噀、纳鼻、蜜煎导等外治法;《肘后方》收集续断膏、丹参膏、雄黄膏、五毒膏等大量急救外治方药;《刘涓子鬼遗方》有外治膏方与薄贴方75首,其中以水银膏治疗皮肤病比其他国家早6个世纪。《备急千金要方》《外台秘要》收集了大量的外治方药。宋金元时期,钱乙应用外治方药治疗小儿惊风、疳证、夜啼、鼻塞、疮癣等;《妇人大全良方》载有外治方药70多个。《太平圣惠方》《圣济总录》《局方》等载有大量的外治方药与膏药,如云母膏、万金膏、神仙太乙膏等;张从正应用灸、蒸、渫、洗、熨、烙、针刺、砭石、导引、按摩等治疗多种疾病。明代不少医籍中记载有许多外治方法与方药,如《普济方·风门》有治疗瘙痒的外治方药10余首;《幼幼集成》专列神奇外治法,如疏表、清理、解烦、开闭、引痰、暖痰、纳气等。《本草纲目》对许多中药的外治作用论述较详,如地骨皮治疗金疮、配红花治疗鸡眼等;陈实功《外科正宗》有加味太乙膏、琥珀膏、阿魏化痞膏等外用方法与方药。清代《串雅外编》专列灸法、熏法、贴法、熨法、吸法、洗法等外治方法;叶桂则用平胃散炒熨治痢,常山饮炒嗅治疟;《外科全生集》以膏药治里证,为医家所重视;《医宗金鉴》收集膏药方剂更多,如观音膏、金丝万应膏、五养膏、万灵膏等;程鹏程《急救广生集》总结前人外治经验和方法。吴师机系统阐发了内病外治理论,撰《理瀹骈文》收外治方达1 500首,以膏药为主,因"膏可以统治百病",并兼用敷、熨、涂、熏、浸、擦、嚏、吹、吸、坐等其他外治法,为外治理论的系统化和完善做出了重要贡献,至今对中医临床有积极的指导意义。有人统计历代膏药有852种,其中外科疾病应用率高达42%而居首位,而吴氏用膏药治疗包括内、外、妇、儿、皮肤、五官科等疾病,极大地扩展了应用范围。《医学源流论》评论说:"今所用之膏药,古人谓之薄贴,其用大端有二,一以治表,一以治里……凡病之气聚血结而有形者,薄贴之法为良。"

1. 外治法理论基础

(1)理同法异:吴氏认为,外治与内治都是以中医基本理论为指导,依照辨证论治原则,根据疾病的临床表现分析其病因、病机,做出诊断,确立治则,遣方用药;所不同的是给药方法由口服改为外用,而且以膏药为主,或配合其他外治方法,通过皮肤孔窍给药,以达到口服中药治愈疾病的效果或目的,二者是殊途同归。正如《理瀹骈文》所云:"外治之理即内治之理,外治之药亦即内治之药,所异者法耳。医理药性无二,而法则神奇变幻。""膏方取法,不外于汤药。""大凡外治用药,皆本内治之理,而其中有巧妙之处,则法为之也。"

(2)辨证用药:吴氏认为,外治同内治一样,抓住疾病阴阳变化的本质,根据"热者寒之"、"寒者热之"、"虚者补之"、"实者泻之"的原则,按照君臣佐使配伍规律,辨证用药,阳证用清凉之品,阴证用温经散寒之品,并添加"拔病外出之品为引"制成膏药或其他剂型外用。

(3)作用途径:吴氏认为外治中药由皮肤毛窍或五官九窍吸收,通过经络布达全身与病所,从而发挥其治疗作用。由于"膏药不经脾胃,故不致伤脾胃,"受到不肯服药之人或不能服药之症患者的青睐。

(4)用药部位:外治方法与外用药剂,根据病邪与病位的不同,分别用于局部皮肤、黏膜、腧穴部位。并"视病所在,上贴心口,中贴脐眼,下贴丹田,或兼贴心俞与心口对,命门与脐眼对,足心与丹田应","贴穴不过前后身上中下三部,大约心口脐眼为多"。上部多选择鼻、眼、耳,下部多选择肠道及阴道。

2. **外治法种类**　膏药外贴,嗜鼻、灌耳、点眼、滴舌、吹、塞、含、吸、坐、导等(用于五官孔窍),敷、填、罨、权、缚、洗、熏、浴、熨、喋、照、围、兜、裹、枕、烘、夹、佩、发泡等(用于体表皮肤);还有拍、搨、擦、抹、刷、扫、掐等手法及握掌、扎指(趾)、脚踏、敷足心等。

3. **外治方法**　根据疾病的表里寒热虚实性质,以上焦(头至胸,心肺居之)、中焦(胸至脐,脾胃居之)、下焦(脐至足,肝肾大小肠居之)为纲,分别采用嗜鼻取嚏、缚脐、坐于身下三法治疗,又称为三焦分治法。并可根据实际情况,灵活应用。上焦之症可以下治,下焦之症亦可以上治,中焦之症可以上下分治,或者治中焦而上下相应,更可以上、中、下三焦并治。

(1)上焦病变:主要应用嗜鼻取嚏、涂顶、覆额、罨眉心、点眼、塞耳、擦项及肩和扎指、握掌、敷腕、涂臂等法;膻中、背心是用药要穴。其中嗜鼻取嚏发散为第一捷法,"取嚏用药多以皂角、细辛为主,藜芦、踯躅花为引,随症加药",并将其研细末纳入鼻中,连嚏数十次,则腠理自松,即汗法也;涕泪痰涎并出,胸中闷恶亦宽,即吐法也。盖一嚏法实兼汗、吐二法,达到"病上者从上出"的目的。

(2)中焦病变:主要应用布包缚脐、熏脐、蒸脐、填脐等;脐部为用药部位。其中将辨证所用中药切为粗末后炒香,布包缚脐上为第一捷法;用于治疗痞积、吐泻、腹痛、风寒、泄痢、黄疸等多种疾病。葱、姜、麦麸、食盐、酒、醋等也是治疗中焦病变的常用之品。

(3)下焦病变:主要应用坐法,摩腹、暖腰、兜肚、针刺命门、脐下、膝盖、腿弯、腿肚、脚跟、脚趾、足心等。但以药或研或炒布包坐于身下为第一捷法,使药物通过前后阴吸收发挥功效。用于治疗"内服药不能达到"、"恐伤脾胃"、"治下无须犯上中者"、"上病宜釜底抽薪者"的水肿、水泻不止、小便不通、疝气等。

(二)应用膏药特色

吴师机总结前人经验,结合自己临床实践,对膏药的含义、膏方来源、膏药功效、组方与配伍规律、制膏方法与注意事项、应用膏药要点、贴敷部位等进行了系统地阐发。

1. **膏方来源**　受前人外治法的影响,尤其是叶桂的影响,吴氏认为临床所用内治有效之方,只要应用得当,外治也必然有效,并根据"热者寒之"、"寒者热之"、"虚者补之"、"实者泻之"的原则,将内服之药改汤为膏,便于应用。《理瀹骈文》云:"膏方取法,不外于汤丸,凡汤丸之有效者皆可熬成膏。不仅香苏、神术、黄连解毒、木香导滞、竹沥化痰,以及理中、建中、调中、平胃、六君、六味、养心、归脾、补中益气等,为常用之方也。"但并不是所有的内服方药都能熬膏,必须结合外治用法的特点随症而变,将内服有效之汤丸制成膏药或其他剂型外用。但"膏中用药味,必得通经走络,开窍透骨,拔病外出之品为引。"

2. **膏药功效**　吴氏总结膏药功用有两点:"一是拔,一是截。凡病所结聚之处,拔之则邪自去,无深入内陷之患;病所经由之处,截之则邪自断,无妄行传变之虞。"

3. **膏药组方特点**

(1)多法合用:病有寒热错杂,虚实兼挟,内外并见,故治疗应针对病情,或寒热并用,或消补兼施,多法合用,辨证用药。

(2)气味俱厚:包括药性峻猛的毒药生药(乌头、草乌、生附子、生半夏、生南星、斑蝥、砒),辛辣温热药(生姜、干姜、花椒、吴茱萸),活血化瘀药(红花、桃仁、大黄、川芎),以及大葱、槐、柳、木鳖、蓖麻、菖蒲、穿山甲、轻粉、酒、蒜、桃、芥、艾、延胡索、木通、细辛、威灵仙、木香等,有利于刺激体表与穴位,增加渗透能力,畅通经络,发挥膏药的功效。而药性平和之品,非膏药之首选。

（3）喜用大方：吴氏常用的五大膏（清阳膏、散阴膏、金仙膏、行水膏、云台膏）中，平均每膏用药110味之多，药量则动辄以两计，草药则以斤论计。膏方用药虽庞杂，然并非杂乱拼凑，而是有理有据，故能取"物以杂而得全，功以协而成和"的效果。

（4）重视引药：吴氏制膏在辨证论治基础上，尤其是药性较为平和的外治方中，常加入苏合香、冰片、麝香、乳香、没药、穿山甲、姜、葱、韭、白芥子、花椒、槐、柳、桑、蓖麻子、凤仙草等芳香辛透，通经走络，拔病外出之品为引，"率领群药，开结行滞，直达病所"。

（5）膏面掺药：膏与药本分为二，古人于熬者为膏，撮者为药，吴氏则"合而两全"，配合使用。他认为"膏，纲也；药，目也。膏判上、中、下三焦，五脏六腑，表里寒热虚实，以提其纲；药随膏而条分缕析，以为之目"。膏是针对病之共性，而膏面掺药一则可假猛药、生药、香药，率群药开结行滞，直达病所，二则可针对病的特殊性灵活加用生药，以对症祛邪。

另外，膏药热者易效，凉者次之。攻者易效，补者次之。此乃热性急而凉性缓、攻药力猛而补药力宽之故。同时膏药多用于祛邪，外用补虚则难以发挥补益功效。

4. 通用膏与专主膏相结合

（1）三焦通治膏：吴氏在三焦分治理论指导下，对于上焦内外热证多用清阳膏，如外感风热初起头痛者贴太阳和风门，内热兼贴膻中，夹食并贴金仙膏；中焦郁结多用金仙膏（又名开郁消积膏），贴胸口或脐上用于治疗气痛、腹痛、痢疾、疟疾等；下焦寒湿及风寒湿痹多用散阴膏。这三种膏临床用量最大。

（2）专病专膏：如行水膏通利水道，治三焦肠胃湿热为病，与金仙膏相辅而行。健脾膏补脾温肾，治脾阳不运，饮食不化，或噎塞饱闷，或泄痢腹痛，或为湿痰、水肿、黄疸、鼓胀。还有养心安神膏、清肺膏、健脾膏、滋阴壮水膏、扶阳益火膏等。

5. 膏药贴法　根据病情选择贴膏部位，不专主一穴，如治太阳经外感，初起以贴两太阳、风池、风门、膻中穴；更用药敷天庭，熏头面腿弯，擦前胸后背，两手足心，分杀其势。其余诸经，可做此推广。若脏腑病，则视病所在，上贴心口，中贴脐眼，下贴丹田；或兼贴心俞与心口对，命门与脐眼对，足心与丹田应。如属重症，酌用掺末，专治尤应。如属外科病，除患处外，用一膏贴心口以护其心；或用开胃膏使进饮食，以助其力，可以代内托法治外症，亦不必另服药。

另外，吴氏详述其熬制黑膏药的经验与过程。"每干药一斤，约用油三斤或二斤半；鲜药一斤，约用油斤半或一斤。先浸后熬，熬枯后去渣，将油再炼至滴水成珠，秤之视前油约七折上下。每净油一斤，下炒黄丹六两收。盖膏蒸一回则老一回，嫩则尚可加丹，老则枯而无力，且不能黏也"。"膏成后将锅取起，俟稍温，以皮胶一二两，醋酒炖化，乘热和入，则膏黏，勿炒珠，炒珠无力也。先以一滴试之，不爆下之。须搅千余遍，令匀，愈多愈好，浸水中出火毒"。强调制膏的关键在于防止膏的"嫩"及"老"，嫩则膏药太软，黏性过强；老则膏药黏性小，易于脱落。适当的稠度是油熬炼至滴一点于冷水中时，油滴不在水面扩散，即所谓"滴水成珠"。

【参考文献】

1. 邹存淦.外治寿世方［M］.北京：中国中医药出版社，1992.

2. 魏蓉，吴鸿洲.古代中医外治方药源流纪略［J］.南京中医药大学学报，1999，15（1）：43.

3. 吴师机.理瀹骈文［M］.北京：人民军医出版社，2006.

4. 程鹏程.急救广生集［M］.北京：人民军医出版社，2009.

5. 谢青云，徐世杰.吴师机外治法中的三焦分部思想［J］.中国中医基础医学杂志，2011，17（1）：20—23.

6. 邵素菊，刘瑞芳，许琬茹.外治大师吴师机学术思想探析［J］.中国针灸，2012，32（5）：468—470.

27

王士雄

王士雄纵论温病,集温病学之大成。其阐发暑性、暑病临床特征,创制新的清暑益气汤,对后世产生了重要影响。善于从痰论治,注重甘寒养阴,重视食疗在防治疾病中的重要作用。

学习要求:
掌握暑邪性质、暑病临床特征以及治疗暑病方法;熟悉伏气温病和从痰论治特色,饮食疗法;了解生平、著作及学术成就对后世的影响。

导学

一、概说

王士雄(1808～1868 年),字孟英,号潜斋,又号梦隐、半痴山人、睡乡散人、随息居隐士、海昌野云氏,清代浙江海宁人,咸丰年间徙居上海。

王氏祖先为海宁望族,出身中医世家,学有渊源。曾祖王学权倡导中西医汇通,著《重庆堂随笔》;祖父王国祥、父亲王升均为良医。王氏十四岁丧父,家境贫寒,后蒙父亲挚友金履思帮助,到金华充任盐行会计,因酷嗜医学,稍有余暇辄披阅方书。"舅父俞公桂庭,谊笃亲亲,力肩家事,赠余斋名曰'潜',属潜心学问,勿以内顾为忧"。(《随息居饮食谱·后序》)苦读未及十载,声名鹊起。王氏重视温热病研究,并"以轩岐仲景之文为经,叶薛诸家之辨为纬",收辑各家医论,集温病学之大成,编纂《温热经纬》,成为清代著名的温病学家。其一生经历多次霍乱流行,不避秽恶,尽力救治,并深入探讨霍乱病因、病机与辨证治疗方法,将霍乱病分为寒性霍乱和热性霍乱,著成《随息居重订霍乱论》,曹炳章评价说"实为治霍乱最完备之书"。据《王氏医案三编·卷一》记载,其门人有汪兆兰、姜人镜等。

王氏治学主张博采众长,刻苦攻读,手不释卷,著书立说,从其撰写 10 本书,评注 7 本书就可窥见一斑。《海宁州志》称赞说:"究心《灵》、《素》,昼夜考察,直造精微。"重视临床,不但善治温病,还精于治疗内科与妇科疾病,注意从实践中总结经验,与沿袭旧说、空发议论者迥然有别。

王士雄代表著作是《温热经纬》《随息居饮食谱》《王氏医案》。另有《随息居重订霍乱论》《四科简要方》《潜斋简效方》《归砚录》《王氏医案续编》《王氏医案三编》《乘桴医影》。并评注沈尧封《女科辑要》、裴一中《言医选评》、史缙臣《愿体医话》、徐大椿《洄溪医案》,还将魏玉璜《续名医类案》中按语评注后易名为《柳洲医话》、徐大椿《慎疾刍言》评注后易名为《医砭》、俞震《古今医案按》评注并加以增补发明辑为《古今医案选》。

二、学术特色与临证经验

(一) 阐发暑气

王士雄在《温热经纬》中详细辨析六气属性,尤其对暑的性质、特点以及暑病的治疗有其独到的见解,自成一家。

1. **暑邪性质** 暑为夏之令,有明显的季节性,暑为天之热气,流金铄石,纯阳无阴,虽与火热同类,但火热可由他邪郁遏化生,这是暑邪所不具备的。王氏认为,暑为日气,暑字从日,日为天气,曰炎暑,曰酷暑,皆指烈日之气而言。"暑统风火,阳也;寒统燥湿,阴也……至暑乃天之热气,流金铄石,纯阳无阴……《经》云:热气大来,火之胜也。阳之动,始于温,盛于暑。盖在天为热,在地为火,其性为暑,是暑即热也,并非二气"。"况夏秋酷热,始名为暑,冬春之热,仅名为温,而风、寒、燥、湿皆能化火……惟暑独盛于夏令,火则四时皆有"。(《温热经纬·叶香岩外感温热篇》)

2. **暑病特征** 暑为阳邪,暑能伤气,暑多挟湿;王氏反对暑必挟湿、湿热相合为暑及暑分阴阳之说。因暑为天气,其性纯阳,湿为地气,其性属阴,本为二气,绝非暑中本有湿。强调暑与湿虽易兼感,实非暑中必定有湿。对于湿热相合为暑之说,王氏客观分析说:"长夏湿旺之令,暑以蒸之,所谓土润溽暑,故暑湿易于兼病,犹之冬月风寒每相兼感。暑令湿盛,必多兼感,故曰挟,犹之寒邪挟食,湿证兼风,俱是二病相兼,非谓暑中必有湿也。故论暑者,须知为天上烈日之炎威,不可误以湿热二气并作一气,始为暑也。"(《温热经纬·叶香岩三时伏气外感篇》)王氏认为暑病不分阴阳,质疑明代张介宾将暑分为阴暑与阳暑,并纠正说:"若知暑为热气,则不可冠以阴字,其实彼所谓阴者,即夏月之伤于寒湿者耳。设云暑有阴阳,则寒亦有阴阳矣。"

3. **暑病治疗** 孙思邈用生脉散(人参、麦门冬、五味子)治疗暑月热伤元气,气短倦怠,口渴多汗,肺虚而咳者。李杲用清暑益气汤(黄芪、苍术、升麻、人参、泽泻、神曲、橘皮、白术、麦门冬、当归、甘草、青皮、黄柏、葛根、五味子)清暑化湿,益气生津,治疗暑湿伤气的身热而烦,四肢困倦,精神短少,胸满气促,肢体沉痛,口渴自汗,大便溏薄,小便短赤,舌苔腻,脉虚等。王士雄根据暑邪的性质、临床特征,提出治疗原则,在李杲的基础上创制新的清暑益气汤。

(1) 治疗原则:首用辛凉,继用甘寒,再用酸泄酸敛。其谓:"暑病首用辛凉,继用甘寒,再用酸泄酸敛,不必用下。"并强调:"暑是火邪,心为火脏,邪易入之。故治中暑者,必以清心之药为君。此证初起,大忌风药。"(《温热经纬·叶香岩三时伏气外感篇》)

(2) 清暑益气汤:由于暑邪耗气伤津,可导致身热汗出,神疲乏力,头胀如蒙,口渴,四肢困倦等,因而再用李杲之方已不合辙,"虽有清暑之名,而无清暑之实"。但因方名一目了然,故王氏借其名,将人参易为西洋参,保留麦门冬、甘草,加石斛、黄连、竹叶、荷梗、知母、粳米、西瓜翠衣,适应治疗暑热症的需要,"以清暑热而益元气,无不应手取效也"。

另外,王氏对于暑热深入则用白虎汤,暑热伤气用竹叶石膏汤。湿温又感(或兼)暑,邪在气分,主张用叶桂甘露消毒丹(滑石、茵陈、黄芩、菖蒲、贝母、木通、藿香、射干、连翘、薄荷、白豆蔻)清热解毒,利湿化浊。若邪热耗液伤营,逆传内陷,痉厥昏狂,谵语发斑,舌色干光,或紫绛,或黑苔者,用神犀丹(菖蒲、黄芩、生地、金银花、连翘、板蓝根、豆豉、玄参、天花粉、紫草等)凉血化斑,解毒开窍。

(二)辨析伏气温病

温病可分为新感温病和伏气温病两种,伏气温病源于《内经》,历代多有阐发,清代叶桂《温热论治》重视新感,而王氏详细辨析伏气温病的传变方式、临床表现及治疗方法。

1. 传变方式 王氏认为,伏气温病传变方式不同于新感,自里内发,由深而浅,正如《温热经纬·叶香岩外感温热篇》所云:"伏气温病,自里出表,乃先从血分,而后达于气分……不比外感温邪,由卫及气,自营而血也。"

2. 临床表现 起病之初,口不渴,心烦,恶热,舌润而无苔垢,脉软或弦,或微数。若伏邪重,初起即见咽干,舌绛,甚有肢冷脉伏之假象。邪伏深沉,不能一齐外出者,即使治之得法,但苔退舌淡之后,逾一二日,舌复干绛,苔复黄燥。

3. 治疗 王氏根据伏气温病的特点,主张治疗当先治血分后治气分;初起宜投清解营阴之药,迫邪从气分而化,舌苔开始渐布,再清气分热邪;伏邪较重,亟宜大清阴分伏邪,待厚腻黄浊之苔渐生后,再解气分。还告诫说:"余之医案中,凡先治血分后治气分者,皆伏气病也,虽未点明,读者当自得之。"

【医案举例】

壬辰八月,范蔚然患感旬余,诸医束手,乃弟丽门恳请孟英治之。见其气促音微,呃忒自汗,饮水下咽,随即倾吐无余。曰:伏暑在肺,必由温散以致剧也。盖肺气受病,治节不行,一身之气,皆失其顺降之机,即水精四布,亦赖清肃之权以主之,气既逆而上奔,水亦泛而上溢矣,但清其肺则诸恙自安。乃阅前服诸方,始则柴、葛、羌、防以升提之,火藉风威,吐逆不已,犹谓其胃中有寒也。改用桂枝、干姜以温燥之,火上添油,肺津欲绝,自然气促音微,疑其虚阳将脱也。径与参、归、蛤蚧、柿蒂、丁香以补而纳之。愈补愈逆,邪愈不出,欲其愈也难矣。亟摒前药,以泻白散合清燥救肺汤,数服而平。(《王氏医案·卷一》)

(三)重视饮食疗法

民以食为天,食可治病疗疾,养生保健。以食代药,来源广泛,处处皆有,人人可服,物异功优,久服无弊;食疗"药极简易,性最平和,味不恶劣,易办易服"。而且可以"食借药威,药助食性"。王氏受其曾祖王学权《重庆堂随笔》影响,结合个人治病经验,广泛收集整理具有防病治病作用的食物332种,分为水饮、谷食、调和、蔬食、果食、毛羽、鳞介等七大类,编纂成《随息居饮食谱》,并对各种食物性味、功用以及相关方剂进行了阐发,还记录了许多应用食疗方法治疗疾病的医案。

1. 详论食物功效 王氏论述食物功效、食用价值、应用方法与禁忌时,能在前人基础上有所发明,有所创造。如其曾祖父王学权论述莱菔说,"生用,能解风火温燥湿热之邪,故烟毒、煤毒、酒毒、火毒、失音、痰闭中风、咽喉诸病,无不立安神效。熟用,补脾肺,和肠胃,耐风寒,肥健人,可以代粮救荒,诚蔬圃中之一路福星也。本草既没其丰功,更诬以耗渗,岂不冤哉。然薄海蕃滋,乡人广种以充粮食,终身啖之,而康强寿考,且有垂老而发白者"。(《重庆堂随笔·论药性》)而王氏则更加全面地进行了阐发,"俗名萝卜。生者辛甘凉。有去皮即不辛者,有皮味亦不辛,生啖胜于梨者,特少耳。润肺化痰,祛风涤热。治肺痿吐衄,咳嗽失音,涂打扑、汤火伤,救烟熏欲死,噤口毒痢,二便不通,痰中类风,咽喉诸病。解酒毒、煤毒并捣汁饮……熟者甘温,下气和中,补脾运食。生津液,御风寒,肥健人,已带浊,泽胎养血,百病皆宜。四季有之,可充粮食……荤肴素馔,无不宜之。亦可腌晒作腊,酱制为脯"。(《随息居饮食谱·蔬食类》)

2. **采撷食疗验方** 王氏论述每味食物时,还后附验方,方便实用。

如龙眼肉,"甘温。补心气,定志安神,益脾阴,滋营充液。果中神品,老弱宜之。以核小、肉厚、味纯甘者良。然不易化,宜煎汁饮。外感未清,内有郁火,饮停气滞,胀满不饥诸候均忌"。龙眼核研末,名骊珠散,外用治疗刀刃、跌打诸伤,止血定痛,愈后无瘢。龙眼壳研细,治汤火伤。所附玉灵膏(一名代参膏)制作方法是:将剥好的龙眼肉一两,盛竹筒式瓷碗内,加入白糖一钱,素体多火者再加入西洋参一钱。碗口幂以丝绵一层,于饭锅上蒸百次。用于衰羸老弱,别无痰火、便滑之病,每以开水瀹服一匙,大补气血,力胜参、芪。产妇临盆服之尤妙。(《随息居饮食谱·果食类》)

藕类食品后附的单验方有:补心脾用砂锅缓火煨藕至极烂,入炼白蜜收干食之;阴虚肝旺,内热血少及诸失血证熬浓藕汤饮;劳心吐血,用莲子心七枚,糯米二十一粒为末,酒下;心动精遗,莲子心研末,入朱砂,淡盐汤下;莲花研末酒服,治跌打呕血;阴肿痛痒,荷叶、浮萍、蛇床子,煎汤日洗。(《随息居饮食谱·果食类》)

【医案举例】

一妇患证年余,药治罔效。初夏延孟英视之,发热甚于未申,足冷须以火烘,痰嗽苔黄,间有呓语,渴饮无汗。亟令撤去火盆,以生附子捣贴涌泉穴,且嘱恣啖梨、蔗,方用人参白虎汤投之。七帖而年余之热尽退,继与养阴药而瘳。(《王氏医案续编·卷三》)

(四) 临证用药特色

1. **喜用甘寒养阴** 热为阳邪,最易伤津耗液,阴液的存亡,决定疾病的转归。王氏继承喻昌、叶桂、吴瑭诸家治疗温病经验,临床善用凉润清解,甘寒养阴之剂。其谓"喻氏云:人生天真之气,即胃中津液是也。故治温热诸病,首宜瞻顾及此。董废翁云:胃中津液不竭,其人必不即死。皆见到之言也"。他认为胃中津液不竭,人必不死;若耗尽而阴竭,如旱苗之根,叶虽未枯,亦必死无疑。因此,"凡治感证,须先审其胃汁之盛衰,如邪渐化热,即当濡润胃腑,俾得流通,则热有出路,液自不伤,斯为善治"。用药主张"专宜甘寒以充津液,不当参用苦燥"。临证多选石斛、沙参、西洋参、天花粉、麦门冬、玄参、生地、熟地等甘寒养阴;尤喜用梨汁、甘蔗浆、西瓜汁、藕汁等果汁,甘凉生津。

【医案举例】

栖流所司药陈芝田,于仲夏患感,诸医投以温散,延至旬日,神昏谵妄,肢搐耳聋,舌黑唇焦,囊缩溺滴,胸口隐隐微斑,一望而知其危矣。转邀孟英诊之,脉细数而促。曰:阴亏热炽,液将涸矣。遂用西洋参、玄参、生地、二冬、知、柏、川楝子、石斛、白芍、甘草、金银花、木通、菖蒲,大剂投之。次日复诊,其家人云:七八日来小溲不过涓滴,昨药服六七个时辰后,解得小溲半杯。孟英曰:此即转机也。然阴气枯竭,甘凉濡润,不厌其多。于前方再加龟板、鳖甲、百合、天花粉,大锅煎之,频灌勿歇。如是者八日,神气始清,诸恙悉退,纯用滋阴之药,调治匝月而瘳。(《王氏医案·卷二》)

2. **善于从痰论治** 王氏认为"痰之为病,最顽且幻","凡脉证多怪,皆属于痰"。故临床治疗疾病,或以治痰为主,或兼用祛痰之药,取得了显著效果,在王氏医案中记载的300多个从痰论治医案中,涉及温病、咳嗽、哮喘、痰饮、肺痈、呕吐、泄泻、胃脘痛、惊悸、不寐、中风、眩晕、肿胀、痹证、淋浊、疟疾、吐血、发颐、瘰疬、月经延期、带下等多种病证。多选用瓜蒌薤白汤、橘皮竹茹汤、苇茎汤、小陷胸汤、温胆汤、当归龙荟丸、雪羹汤等方,常用瓜蒌、薤白、旋覆花、枳壳、橘红、贝母、雪羹、莱菔子、丝瓜络、菖蒲、杏仁、紫菀、枇杷叶、冬瓜子等祛痰药。

【医案举例】

张养之令侄女，息汛愆而饮食渐减，于某与通经药，服之尤恶谷，请孟英诊之。脉缓滑，曰：此痰气凝滞，经隧不宣，病由安坐不劳，法以豁痰流气，勿投血药，经自流通。于某闻而笑曰：其人从不吐痰，血有病而妄治其气，胀病可立待也。及服孟英药，果渐吐痰而病遂愈，养之大为折服。（《王氏医案·卷一》）

王雪山令媳患心悸眩晕，广服补剂，初若甚效，继乃日剧，时时出汗，肢冷息微，气逆欲脱，灌以参汤，稍有把握，延逾半载，大费不赀。庄芝阶舍人令延孟英诊视。脉沉弦且滑，舌绛而有黄腻之苔，口苦溲热，汛事仍行。病属痰热留辖，误补则气机壅塞。与大剂清热涤痰药，吞当归龙荟丸，服之渐以向安。仲夏即受孕，次年二月诞一子。惜其娠后停药，去疾未尽，娩后复患悸晕不眠，气短不饥，或作产后血虚治不效，仍请孟英视之。脉极滑数，曰：病根未刈也。与蠲痰清气法果应。（《王氏医案续编·卷四》）

【参考文献】

1. 盛增秀. 王孟英医学全书[M]. 北京：中国中医药出版社，1999.
2. 李赛美，林培政. 王士雄《温热经纬》治学精微述要[J]. 新中医，2005，37(12)：6.
3. 石垣生. 王孟英治疗吸食鸦片致疾的经验[J]. 辽宁中医杂志，2005，32(6)：540.
4. 孙晓生. 王士雄《随息居饮食谱》的五个养生特色[J]. 新中医，2011，43(10)：109—110.
5. 张蕾. 从医案分析王孟英临证特点[J]. 上海中医药杂志，2012，46(8)：39—40.
6. 李永辰. 王士雄字号别称室名解读[J]. 中医药文化，2013，(2)：46—49.
7. 蔡铁如. 王孟英辨治老年病特色[J]. 中国中医基础医学杂志，2013，19(4)：375—376.
8. 宋镇星. 王孟英治疗注重调理气机思维浅析[J]. 中华中医药杂志，2013，28(2)：323—327.

28

唐宗海

　　唐宗海深入阐发水火气血的关系,辨析血证病因病机,提出止血、消瘀、宁血、补血统治血证四法。倡导中西医汇通,成为近代中西医汇通学派的代表人物。

学习要求:

　　掌握血证病因病机和统治血证的四法;熟悉气血水火相互关系,临证用药特色和血证治疗注意事项;了解生平、著作及学术成就对后世的影响。

一、概　说

　　唐宗海(1846～1897年),字容川,清代四川彭州人。

　　唐氏自幼聪敏好学,为诸生时已名闻三蜀。光绪十五年(1889年)考中三甲第35名进士,授礼部主事,后任广西来宾知县。唐氏早年因其父体羸善病,即习方书,有恙辄调治之。后其父"骤得吐血,继复转为下血,查照各书,施治罔效。延请名宿,仍无确见,大约用调停之药,以俟病衰而已"。因此,遍览方书,"每于血证,尝三致意……寝馈于《内经》、仲景之书,触类旁通,豁然心有所得,而悟其言外之旨,用治血证,十愈七八。今先君既逝,而荆妻冯氏又得血疾,视制方剂,竟获安全"。乃著《血证论》,阐发治血精微奥义,或伸古人所欲言,或补前贤所未备,虽"不能延吾父之寿也,然犹幸此书之或可以救天下后世也"。(《血证论·自叙》)唐氏也由此成为晚清一代名医。

　　唐氏治学主张博采众长,不但通读古今典籍,而且还研究传入中国不久的西医学。首先提出"中西汇通"概念,寻找中西医学术之间汇通的途径,并著《中西汇通医经精义》,"因摘《灵》《素》诸经,录其要义,兼中西之说解之,不存疆域异同之见,但求折衷归于一是",以乞发扬光大中医学。同时代的朱沛文认为中医"精于穷理,而拙于格物",西医"专于格物,而短于穷理",主张中西汇通要通其可通,存其互异。恽铁樵主张中西汇通以中医为主兼采西医之长,且中医不能囿于《内经》,必须超越古人,才能继续发展。张锡纯认为中医用药求其因,重在治本;西医用药在局部,其重在治标,二者结合,必获良效,因而主张临证中西药物并用。陆渊雷主张中医科学化,施今墨提倡革新中医。这就是后世所谓的中西汇通派。

　　唐宗海代表著作是《中西汇通医书五种》(《中西汇通医经精义》《血证论》《伤寒论浅注补正》《金匮要略浅注补正》《本草问答》);另有《医易通说》《医学见能》和《痢症三字诀》等。

二、学术特色与临证经验

(一) 血之生理

1. **血的化生** 唐氏在《灵枢·决气》"中焦受气取汁,变化而赤是为血"、《素问·阴阳应象大论》"心生血"的基础上,进一步阐发说,"血生于心火",藏于肝,而脾胃化生的水谷精微又是生血之源。其谓:"食气入胃,脾经化汁,上奉心火,心火得之,变化而赤,是之谓血。""何以言火即化血哉?血色,火赤之色也;火者,心之所主,化生血液,以濡周身。"此乃"火即化血"之意。但火旺与火衰均能影响血的生化,火化太过,反失其化;火化不及,而血不能生。

2. **血的功能** 血液生成后,藏于肝,注于脉,运行周身,滋润濡养五脏六腑、四肢百骸、五官九窍、皮肉筋骨等。故"而血液下注,内藏于肝,寄居血海,由冲、任、带三脉行达周身,以温养肢体……血下注于血海之中,心火随之下济。故血盛而火不亢烈"。"血生于心火,而下藏于肝,肝木内寄相火,血足则能济火,火平则能生血。如火太旺,则逼血妄行"。

3. **血与气的关系** 唐氏研究血证不仅只着眼于血,而且注重探讨与气的关系,认为血与气相互依存,相互为用,血的运行依赖于气的统帅,气的宁谧温煦又依靠血的濡润,共同维持人体正常的生理活动,二者之间关系极为密切。因此,在描述气血关系时说:"一阴一阳,互相维系。而况运血者,即是气;守气者,即是血。"

另外,唐氏还同时论述了气血与水火阴阳的相互联系,指出人的生命及其一切生理活动,都是阴阳二气不断运动的结果,而阴阳就是水火,水火又是化生气血之源,故谓:"人之一身,不外阴阳,而阴阳二字,即是水火,水火二字,即是气血,水即化气,火即化血。"又曰:"血生于心火,而下藏于肝,气生于肾水,而上主于肺,其间运上下者,脾也。"高度概括了气血生化的整个过程,并为治疗血证打下了坚实的理论基础。因此,明晰水火气血之间的生理关系,"治血理气,调阴和阳,可以左右逢源"。

(二) 血证病因病机

唐氏所论血证包括上部出血 14 种,下部出血 6 种,血外渗 7 种,血中有瘀 5 种,失血兼证 39 种,并对其病因病机进行了深入探讨。

1. **气机阻逆** 气为血帅,气机不畅,血行受阻,气逆上冲,则血离常道,上溢为吐血、呕血、咳血等证。

吐血:病因在于"气实",病机为冲脉之气上逆,血随之溢出脉外,病位在胃,治宜调胃降气。

呕血:病机为肝失疏泄,气逆上冲,病位在肝,治宜凉肝血,调胃气。

咳血:病机为肺失清肃,气机阻逆,病位在肺。实证多因外邪郁遏肺气,郁久化火,灼伤脉络;虚证多由肺中津液不足,阴虚火动,肺金失其清肃之令而为咳血。

2. **火热炽盛** 火热亢盛,或气机阻逆化火,灼伤血络,迫血妄行。由于火热所伤病位不同,从而产生不同病证,如热伤阳络为衄血;热伤阴络则便血;"阳明燥热所攻"则目衄;肝胆三焦及小肠相火内动,"挟血妄行",则为耳衄;胃火上炎,血随火动则为齿衄;心火亢盛则舌衄。因而,唐氏指出"气盛即为火盛","血证,气盛火旺者十居八九"。治疗以泻火降气为大法。

3. **瘀血阻络** 唐氏认为,大凡吐、衄、便、漏等离经之血,皆可瘀阻脉络,血行受阻,流通不畅,导致再次出血,并变生他病。"盖血初离经,清血也,鲜血也。然既是离经之血,虽清血,鲜血,亦是瘀血"。"且经隧之中,既有瘀血踞住,则新血不能安行无恙,终必妄走而吐溢矣"。

4. 脾失统摄 脾为统血之官,血之运行上下全身,全赖于脾,脾失统摄,血无归附,发为唾血、血崩等证。故唐氏说:脾"以其能统主五脏,而为阴之守也。其气上输心肺,下达肝肾,外灌溉四旁,充溢肌肉,所谓居中央,畅四方者如是……脾能统血,则血自循经而不妄动,今其血走泄胃中,为唾而出,是脾之阴分受病,而失其统血之常也。"

唾血:病因病机为忧思抑郁,损伤脾阴,脾失统摄,病位在脾。

血崩:病因多由"思虑饥饱"、"劳倦伤脾"或"肝经怒火妄动,木郁克土"所致脾虚。病位在脾。

另外,唐氏在分析血证病机时,还指出血证与脏腑也有密切关系。如吐血主病在胃,呕血主病在肝,咯血主病在肾,唾血主病在脾,咳血主病在肺。而同一血症,也可以与多个脏腑有关,如咳血主病在肺,但是胃热炽盛,火邪上冲乘金,可导致咳血;而肝火上逆犯肺侮金也可导致咳血;肾阴亏虚,阳无所附,虚阳上浮犯肺也可导致咳血。因此,血证论治应结合脏腑辨证,灵活变通,勿拘泥于一方一法。

(三) 通治血证四法

唐氏根据吐血的病因病机总结止血、消瘀、宁血、补血四法,虽是针对吐血而设,但作为通治血证大纲则具有普遍意义。因而阐述说,出血病急,"不暇究治,惟以止血为第一要法。血止之后,其离经而未吐出者,是为瘀血,既与好血不相合,反与好血不相能,或壅而成热,或变而为痨,或结瘕,或刺痛,日久变证,未可预料,必亟为消除,以免后来诸患,故以消瘀为第二法。止吐消瘀之后,又恐血再潮动,则须用药安之,故以宁血为第三法。邪之所凑,其正必虚,去血既多,阴无有不虚者矣,阴者阳之守,阴虚则阳无所附,久且阳随而亡,故又以补虚为收功之法。四者乃通治血证之大纲"。临证可根据各种血证的不同临床表现灵活运用,或止血兼顾消瘀,或宁血补血同用,或补血消瘀共施。

1. 止血 首选泻心汤或十灰散,气火太甚者,宜用当归芦荟丸。

唐氏认为吐血属于实证者十居六七,虚寒者十之一二。而实证多因胃热炽盛,气火上逆所致,故用泻心汤或十灰散,妙用大黄,釜底抽薪,"除暴安良,去其邪以存其正",泻火降逆以止血。虽然出血病急,"不暇究治",但唐氏还是根据治病求本,急则治标的原则,并详"审病之因而分别以止其血"。若出血因于寒盛阳不摄阴,宜用甘草干姜汤;因瘀血留而不去所致者,宜用血府逐瘀汤;嗜好酒及煎炒厚味之物者,宜用白虎汤加茵陈、栀子、大黄、藕节;因于外感,宜用麻黄人参芍药汤;因于瘟疫,宜用升降散加桃仁、牡丹皮、天花粉、生地、瓜蒌仁、石膏、杏仁、甘草或犀角地黄汤;因于暑,宜用升降清化汤加防己、木通、瓜蒌仁;因于怒气逆上,宜用丹栀逍遥散加青皮、牡蛎、蒲黄、龙胆草;因于劳倦困苦,饥饱不匀以及忧思抑郁,宜用归脾汤;因于色欲过度,阴虚火旺者,宜用地黄汤加蒲黄、藕节、阿胶、五味子;因于跌打损伤以及用力努挣者,宜用四物汤加黄芪、人参、续断、桃仁、红花、陈酒、童便;因于刀伤出血,气随血脱危证,宜用独参汤。

2. 消瘀 用花蕊石散,或用圣愈汤加味。

止血易于留瘀,唐氏指出"其经脉中已动之血,有不能复还故道者"即为瘀血,可以攻心乘肺,流注四肢,滞于肌腠,留于经隧,阻滞气机,导致心痛头晕、不省人事、咳逆喘促、胸膈顽硬刺痛、周身作痛、腹痛胁痛、寒热如疟、翕翕发热、自汗盗汗、肿痛、寒热、骨蒸、肌肤甲错、皮起面屑、痨瘵,或发脱不生,或口渴等,甚而影响新血正常运行,可再次出血。故用花蕊石散,或以三七、郁金、桃仁、牛膝、醋炒大黄等代花蕊石祛除瘀血。然而但去瘀血,难以生新血,只有用圣愈汤加桃仁、牡丹皮、红花、枳壳、香附、茯苓、甘草补血去瘀,才能去瘀血而不伤正气。对于热伏阴分,凉药不效,寒凝血滞者,宜用仲景柏叶汤引阳出阴,此为从治之法,方中三药纯温,故临床遇火热较重者,或略加柔药如四物汤调之,或加泻心汤以反佐之。

具体治疗则按部位分治,上焦瘀血选用血府逐瘀汤或人参泻肺汤加三七、郁金、荆芥;中焦瘀血选用甲己化土汤加桃仁、当归、姜黄;下焦瘀血选用归芎失笑散。另外,偏温可选抵当汤、桃仁承气汤,偏寒可选生化汤及牛膝散。

3. 宁血　在血止瘀消之后,还要根据血证病因对症治疗,采用祛邪、调气、凉血、泻火、润燥、清肝等法,以防止出血再发。

若出血因外感风寒,荣卫未和者,宜用香苏饮加柴胡、黄芩、当归、白芍、牡丹皮、阿胶;因胃经遗热,宜用犀角地黄汤,或合白虎汤,或合甘露饮;因肺经燥气,宜用清燥救肺汤,或加生地,或加贝母,或用葛可久《十药神书》中保和汤;因肝经风火,宜用逍遥散,风甚加桑寄生、僵蚕、玉竹、酸枣仁、牡蛎、青蒿,火盛加阿胶、栀子、龙胆草、胡黄连、瓜蒌仁、牛膝、青皮、牡蛎,清泻肝火重剂当归芦荟丸也可应用;因冲气上逆,宜用麦门冬汤加知母、枳壳、白芍、石膏、栀子、黄芩、木通、瓜蒌仁、牛膝;因冲脉挟肾中虚阳,上逆喘急者,宜用四磨汤,肾中阴气大虚,冲阳不能安宅,则加熟地、山茱萸、山药、五味子、枸杞子滋阴配阳;因素有水饮,宜用桂苓甘草五味汤加当归、白芍、牡丹皮、阿胶,或用苏子降气汤,或用小柴胡汤加龙骨牡蛎;因肾阴虚,阳无所附,宜用二加龙骨汤加阿胶、麦门冬、五味子。

4. 补血　首选炙甘草汤。

出血易致血虚,因此止血、消瘀、祛邪宁血之后,首选炙甘草汤补血,因其“大补中焦,受气取汁,并借桂枝入心,化赤为血,使归于肝,以充百脉,为补血第一方”。但同时应结合病变脏腑及其阴阳虚损情况配伍,如吐血损伤肺气,用辛字润肺膏(平时可用生脉散代茶);又如以归脾汤为“以阳生阴,以气统血之总方”,因脾主统血,“五脏皆受气于脾,故凡补剂,无以脾为主”。伴脾虚发热,加牡丹皮、炒栀子;兼肺气燥者,加麦门冬、五味子;胀满而水谷不健运者,加陈皮、煨姜;或加阿胶以滋血;或加柴胡、贝母以解郁。又用《慎柔五书》养真汤、人参固本汤或杨西山甲己化土汤滋补脾阴;用甘露饮、清燥养荣汤、叶氏养胃汤滋养胃津;用地黄汤、肾气丸补益肾之阴阳。

唐氏通治吐血四法与缪希雍治疗阴虚火旺吐血所采用的降气、行血、补肝三法相比,不但标本兼顾,而且适应范围更广,可用于各种血证,对后世治疗血证产生了深远的影响。

【医案举例】

咸左　吐血四天,盈盏成盆,色不鲜红,脉象芤数无力,舌苔淡白。阅前服之方,均是凉血清营,未能应效。今脉舌参看,阴分本亏,阳气亦虚,不能导血归经,而反上溢妄行也。势非轻浅。姑仿金匮侧柏叶汤加味。蛤粉炒阿胶三钱,侧柏叶三钱,炮姜炭六分,丹参二钱,茜草根二钱,怀牛膝二钱,茯神三钱,川贝二钱,竹茹二钱,藕节炭三枚,清童便(冲服)一酒杯。

二诊　前方服二剂,吐血已止。原方加茺蔚子三钱。(《丁甘仁医案·吐血案》)

(四) 注意事项

1. 禁吐　唐氏针对吐血多由气火上逆所致,强调治疗吐血禁用吐法,宜“降其肺气,顺其胃气,纳其肾气。气下则血下,血止而气亦平复”。

2. **忌汗** 吐血之人,气最难敛,发汗则气发泄,血随气溢,则"不可遏抑"、故"血家忌汗"。即使遇到血症兼有表证,非用汗法不可者,只宜敛散之法,不宜用麻黄、桂枝、羌活、独活等药,以免过汗亡阴。

3. **补虚不宜过急** 唐氏强调补虚不能操之过急,过早补虚,或邪气未清,骤用补法,则易留邪为患。并概括所用补法,当补脾者十之三四,当补肾者十之五六,补阳者十之二三,补阴者十之八九;还进一步指出补气摄血法用于气脱者而非气逆者,引火归元法适用于水冷火泛者而非阴虚阳越者。

(五) 血证预后

《血证论》中立"脉证死生论"专篇,从气、脉象、血证伴随症状论述血症的生死和预后。血证脉不数,或浮大革缓,或沉细涩缓,不伴随发热、咳嗽,大便不溏者,说明气平,预后较好。反之,脉数,或浮大革数,或沉细涩数,伴随发热、咳嗽,大便溏者,说明气不平,则为难治之证,"有死无生"。故唐氏根据气、血、水、火的相互关系,阐发说"夫载气者,血也,而运血者,气也。人之生也,全赖乎气。血脱而气不脱,虽危犹生,一线之气不绝,则血可徐生,复还其故。血未伤而气先脱,虽安必死"。而"气之平否"更是判断血证预后的根本之所在。

(六) 临证用药特色

1. **重视和法** 导致血证原因较多,止血实属治标之举,血止后还应审证求因;或调气血,或燮阴阳,或攻补兼施,或寒热并用,这些均属于和法范畴,唐氏认为此乃治疗"血证之第一良法"。正如唐氏所云:"表则和其肺气,里者和其肝气,而尤照顾脾肾之气,或补阴以和阳,或损阳以和阴,或逐瘀以和血,或泻水以和气,或补泻兼施,或寒热互用。"尤其是强调调气和血法对于治疗吐血的重要意义,"其气冲和则气为血之帅,血随之而营运,血为气之守,气得之而静谧,气结则血凝,气虚则血脱,气迫则血走,气不止而血欲止,不可得矣"。"血之所以不安者,皆由气不安故也,宁气即是宁血",故而告诫说:"凡治血者必调气,使气不为血之病,而为血之用","而治一切血证皆宜治气","止血之法虽多,而总莫先于降气",如"降其肺气,顺其胃气,纳其肾气,气下则血下,血止而气亦平复。"常选用沉香、降香、苏子、杏仁、旋覆花、枳壳、半夏、贝母、厚朴、香附等。

2. **喜用大黄** 唐氏认为吐血多因胃热炽盛,气火上逆所致,治疗多用泻心汤或十灰散泻火降逆,尤其是善用大黄。大黄苦寒,既是气药,又是血药,可以直折火势,推陈致新,急下存阴,止血而不留瘀,因而受到唐氏的青睐。其谓:"血证火气太盛者,最恐亡阴,下之正是救阴,攻之不啻补之矣。"然而遗憾的是"此味今人多不敢用,不知气逆血升,得此猛降之药,以损阳和阴,真圣药也,且非徒下胃中之气而已,即外而经脉肌肤,凡属气逆于血分之中者,大黄之性,亦无不达,盖其气最盛,凡人身气血凝聚,彼皆能以其药气克而治之,使气之逆者,不敢不顺。今人不敢用,往往留邪为患,惜哉!"(《血证论·仲景泻心汤》)

需要注意的是,气火正盛之时应用下法最为恰当,如果实邪留存时间已久,正气已衰,或大便溏薄,则慎用大黄。此时只能缓缓调停,"清润降利,以不违下之意,斯得法矣"。

【**医案举例**】

李某某,女,50岁,农民。1951年4月15日初诊。

患者平素性格偏激,不善言辞,常觉胸胁不舒,胃脘痞塞,每予疏肝理气之剂而得减。近因家事不遂,忽盈口吐血不止,前医曾拟平肝疏气剂加棕皮炭、焦侧柏等,连服2剂未效。刻下症见：面赤气粗，逆气频作，时有太息，胃脘刺疼，心烦灼热，意欲凉饮，吐血呈黑红色，大便干燥，已有 2 日未解。舌质红绛，苔黄腻，脉弦数，尤以两尺洪盛。此乃心肝火盛，阳明积热，损伤胃络，迫血妄行所致。治宜清胃泻火，降逆止血。方拟《金匮》泻心汤加味：大黄 12 克，黄连 6 克，黄芩 9 克，竹茹 30 克。服药 1 剂，逆气不作，血未再吐，脉转平和，神情安定。以原方减量：大黄 9 克，黄连 4.5 克，黄芩 6 克，竹茹 15 克。服药 2 剂，诸证皆平，嘱其停药，畅怀悦性，以饮食调养善后。(《当代名医临证精华•血证专辑》)

3. **滋养脾阴**　明代缪希雍《本草经疏》立"脾阴不足之候"，主要表现有脾虚中满、饮食不进、食不能消、夜剧昼静、劳倦伤脾发热、健忘、肢痿、产后失眠、腿痛等，以甘寒滋润益阴为治疗大法；叶桂基于温病后期损伤胃津的特点提出养胃阴主张，弥补了李杲脾胃学说的不足。唐氏在缪叶之论基础上对脾胃进行了深入研究，认为脾分阴阳，二者共同行使统血功能，"脾阳虚则不能统血，脾阴虚又不能滋生血脉"。并比喻说"脾阳不足，水谷固不化，脾阴不足，水谷仍不化也。譬如釜中煮饭，釜底无火固不熟，釜中无水不熟也"。(《血证论•男女异同论》)脾阴虚致血虚津少，肺不得润养，可见唾血，脉数身热，咽痛声哑，睡卧不宁，怔忡劳倦，饮食不健等。治疗应根据不同表现与兼证分别选用《慎柔五书》养真汤，杨西山甲己化土汤加生地、天花粉、人参、麦门冬、藕节、侧柏叶、莱菔汁、枳壳，麦冬养荣汤加蒲黄、阿胶，归脾汤加阿胶、柴胡、炒栀子，人参固本汤，人参清肺汤，炙甘草汤去桂枝加白芍滋养脾阴，而人参、天花粉、生地、麦门冬、藕节、莱菔汁等"皆滋利脾阴之要药"，同时还常用甘露饮、清燥养荣汤、叶氏养胃汤滋养胃津。

【参考文献】

1. 陈如泉.血证证治与现代研究[M].武汉：湖北科学技术出版社,1990.
2. 王咪咪,李林.唐容川医学全书[M].北京：中国中医药出版社,1999.
3. 孙光裕.血症全集[M].北京：人民卫生出版社,2003.
4. 刘渊,黄秀深,周训伦.中医"心生血"理论初探[J].中医杂志,2005,46(3)：163.
5. 李素云,赵京生.唐宗海之经脉气化观浅析[J].中国针灸,2009,29(5)：409.
6. 陈宇谨,潘桂娟.唐容川治疗与病后防复发首重气机观点探讨[J].中国中医基础医学杂志,2011,17(3)：235—236.
7. 唐宗海.唐容川中西汇通医学文集[M].北京：学苑出版社,2012.

29

张锡纯

张锡纯主张沟通中西,取长补短,勇于创新,阐发大气理论与中风病因病机,深入研究中药功效,创制镇肝熄风汤、升陷汤、活络效灵丹、寿胎丸等许多新方,临证擅用小方,喜用生药,中西药并用。

学习要求:

掌握大气理论、治疗中风经验和临证用药特色;熟悉镇肝熄风汤配伍特点,治疗大气下陷经验;了解生平、著作及学术成就对后世的影响。

一、 概说

张锡纯(1860～1933年),字寿甫,清末民国河北省盐山县人。

张氏幼敏好学,攻读经史之余,兼习岐黄之书;长而私塾乡里,悬壶乡梓,医术精湛,常能力排众议,独任其责,疗效卓著,屡起群医束手之沉疴危证,名震遐迩。曾在武汉革命军担任军医。1917年在沈阳创建"立达中医院",因直奉战争回故乡河北沧州行医;1926年移居天津,创办"天津国医函授学校",培养了大批中医人才,《医学衷中参西录》中经常提到的门人有高某、张某、刘某、李某等。其医德高尚,常舍药济贫,并亲自携药到病家督煎,守护达旦。与江苏陆晋笙、杨如侯,广东刘蔚楚同负盛名,又与慈溪张生甫、嘉定张山雷并称名医三张。

张氏治学主张一是沟通中西,取长补短,与唐宗海、恽铁樵等成为近代中西医汇通派的中坚。二是重视实践,深入研究中药药性,强调为医要熟知药性,于是亲尝中药,以体验药物毒性反应、用量和功效。

张锡纯的著作是《医学衷中参西录》。特点是衷中参西,临证实录,治研相长,论案相证,理法方药多有发明创新,问世后风靡全国。

二、 学术特色与临证经验

(一) 阐发大气理论

《素问·五运行大论》曰:"地为人之下,太虚之中,大气举之。"《金匮要略》曰:"营卫相得,其气乃行,大气一转,其气乃散。"清代喻昌认为自然界中有磅礴之大气,人身也有大气,就是胸中阳气,以维持人体生理活动的基本动力,虚则用桂枝去芍药加麻黄、附子治之。张锡纯在前贤基础上,对大气生理,大气下陷的病因病机,临床表现,证候鉴别诊断和治疗进行了深入系统的阐发。

1. **大气功能**　张氏认为,大气即《内经》所言之宗气,源于元气,依靠水谷精微滋养,藏于胸中,为诸气之纲领,主司呼吸,撑持全身,振作精神,"以及心思脑力、官骸动作,莫不赖乎此气"。

2. **大气下陷病因**　劳力过度、久病和误用药物可以导致大气虚而下陷。"其证多得之力小任重,或枵腹力作,或病后气力未复而勤于动作,或泄泻已久,或服破气药太过或气分虚极自下陷"。

3. **临床表现**　大气虚陷,发病急病情重者可突然死亡。张氏阐述说:"大气既陷,无气包举肺外以鼓动其阖辟之机,则呼吸停顿,所以不病而猝死。"而发病速度缓,病情轻者,临床常见呼吸不利,时时酸懒,精神昏愦,脑力、心思为之顿减。"有呼吸短气者,有心中怔忡者,有淋漓大汗者,有神昏健忘者,有声颤身动者,有胸中满闷者,有努力呼吸似喘者,有咽干作渴者,有常常呵欠者,有肢体痿废者,有食后易饥者,有二便不禁者,有癃闭身肿者,有张口呼吸而气不上达,肛门突出者,有女子下血不止,或经血逆行者"等。

张氏在论述大气下陷的同时,还与中气下陷进行了鉴别。大气下陷临床表现以心肺证候为主,兼见脾胃证候。中气下陷以脾胃证候为主,而无心肺证候;但中气下陷重者,可发展至大气下陷,"夫中气诚有下陷之时,然不如大气下陷之尤属危险也。间有因中气下陷,泄泻已久,或转致大气下陷者……"

4. **治疗特色**　张氏根据大气下陷的病因病机,临床表现与兼证,创制升陷汤(生黄芪、知母、柴胡、桔梗、升麻)、回阳升陷汤(生黄芪、干姜、当归、桂枝、甘草)、理郁升陷汤(生黄芪、知母、当归、桂枝、柴胡、乳香、没药)、醒脾升陷汤(生黄芪、白术、桑寄生、续断、山萸肉、龙骨、牡蛎、萆薢、甘草),以升举恢复大气。并强调慎用破气降气药物,以免戕伤大气,这对当今防治心肺疾病颇有启示。

(1) 升陷汤:用于胸中大气下陷,气短不足以息;或努力呼吸,有似乎喘;或气息将停,危在顷刻;或兼寒热往来,或兼咽干作渴,或兼满闷怔忡,或兼神昏健忘;脉沉迟微弱,或六脉不全,或参伍不调。方中重用黄芪为君补气升陷,佐知母凉润以济其之偏,柴胡、升麻升举大气,桔梗为药中之舟楫,载诸药上达胸中。若气虚甚加人参以培气之本,或加山萸肉以防气之涣散;若大气下陷过甚,少腹下坠或疼痛者,酌增升麻用量。

(2) 回阳升陷汤:用于心肺阳虚,大气下陷,心冷、背紧、恶寒、常觉短气。重用黄芪补气并升提下陷之大气,干姜、桂枝温补心肺之阳,当归、甘草补益气血,并监制干姜、桂枝之辛燥。

(3) 理郁升陷汤:用于胸中大气下陷,又兼气分郁结,经络瘀滞,常见胸中满痛,或胁下撑胀、腹痛等。故用生黄芪、知母、当归、桂枝、柴胡、乳香、没药补气升陷,理气止痛,少腹下坠者,可加升麻。

(4) 醒脾升陷汤:用于脾气虚极下陷,小便不禁。方中用黄芪、白术、甘草升补脾气,黄芪同桑寄生、续断升补肝气,龙骨、牡蛎、山萸肉、萆薢固涩收敛止小便不禁。

【医案举例】

天津李××,年三十二岁,拉洋车为业,得大气下陷证。证见呼吸短气,心中发热,懒食,肢体酸懒无力,略有动作即觉气短不足以息。其脉左部弦而兼硬,右部则寸关皆沉而无力。病因乃腹中觉饥,未暇吃饭,枵腹奔走七八里,遂得此病。诊断:此胸中大气下陷,其肝胆又蕴有郁热也。盖胸中大气,原为后天宗气,能代先天元气主持全身,然必赖水谷之气以养之。此证因忍饥劳力过度,是以大气下陷。右寸关之沉而无力,其明征也。其举家数口生活皆赖一人劳力,因气陷不能劳力,继将断炊。肝胆之中遂多起急火,其左脉之弦而兼硬是明征也。治之者当用拙拟之升陷汤,升补其胸中大气,而辅以凉润之品,以清肝胆之热。处方:生黄芪、知母、桔梗、柴胡、升麻、生白芍、龙胆草。效果:将药连服两剂,诸病脱然全愈。(《医学衷中参西录·气病门》)

(二) 治疗中风经验

唐宋以前,治疗中风多从"内虚邪中"立论。金元以后刘完素从火论治,李杲从元气不足论治,朱震亨从痰热论治,缪希雍从阴亏痰阻论治,叶桂从阳化内风立论,王清任从气虚血瘀论治,张锡纯兼蓄并收,用中西医结合观点阐发中风病机,将中风分为脑充血与脑贫血两大类。认为刘完素所论中风乃热极所致,为脑充血之中风;李杲所谓中风乃气虚邪凑,实为脑贫血之中风;王清任补阳还五汤重用黄芪四两,以峻补气分,也是李杲主气之说。张氏创制镇肝熄风汤、加味补血汤、搜风汤、建瓴汤等防治中风方剂,对后世产生了巨大影响。

1. **病因病机**　张氏根据《内经》"血菀于上,使人薄厥"之说,认为脑充血即煎厥、薄厥、大厥,其病位在"肝";病机是肝木失和,风自肝起,加之肺气不降,肾气不摄,胃气上逆,血随气升上注于脑,伤其脑髓神经,神经失其所司。脑贫血所致中风是因胸中大气下陷不能助血上升,脑中之血过少,无以充养脑髓神经,神经失其所司。

2. **临床表现**　头目眩晕,目胀耳鸣,脑部热痛,心中烦热,或时常噫气,或肢体渐觉不利,或面色如醉,口角渐㖞斜,言语蹇涩,甚或昏仆而不知人,移时始醒致成偏枯,或肢体痿废,或神昏健忘,精神短少,脉弦长有力或脉象迟弱。

3. **辨治特色**　张氏治疗中风,脑充血所致者用镇肝熄风汤,脑贫血所致者用加味补血汤。

(1) 镇肝熄风汤:张氏提出治疗脑充血中风原则,应"清其脏腑之热,滋其脏腑之阴,更降其脏腑之气,引脑部所充之血下行","镇肝熄风、引血下行"。创制镇肝熄风汤(怀牛膝、生代赭石、生白芍、天冬、生龙骨、生牡蛎、生龟板、玄参、川楝子、生麦芽、茵陈、甘草),重用牛膝为君引血下行治标,用龙骨、牡蛎、代赭石、龟板、白芍药降胃镇肝熄风潜阳,玄参、天门冬清肺益阴以制肝木,麦芽、茵陈、川楝子清泻肝热,疏肝解郁,助其条达,并引肝气下行,甘草调和诸药,合生麦芽和胃安中,以防金石、介类药物碍胃。全方标本兼治,攻补兼施,重用镇潜,滋阴、疏肝并举,成为后世治疗中风的代表方。

另外,张氏还创制起痿汤(生黄芪、生代赭石、怀牛膝、天花粉、玄参、柏子仁、生白芍、生没药、生乳香、地鳖虫、制马钱子)徐服,用于脑充血治愈,脉象和平,而肢体仍痿废者。养脑利肢汤(人参、生代赭石、怀牛膝、天花粉、玄参、生白芍、生乳香、生没药、威灵仙、地鳖虫、制马钱子)用于服前方若干剂后肢体已能运动而仍觉无力者。

(2) 加味补血汤:用于治疗气血两亏之脑贫血中风。加味补血汤(黄芪、当归、龙眼肉、鹿角、丹参、乳香、没药、麝香、冰片、甘松)方中重用黄芪为君峻补胸中大气,当归、龙眼肉补血养血,鹿角胶填精补髓充脑,丹参、乳香、没药合当归活血通络,麝香、冰片芳香通窍开闭,"用甘松者,为其能助心房运动有力,以多输血于脑。"并告诫说,服之觉热者,酌加天花粉、天门冬;觉发闷者,加生鸡内金。若肢体痿废,或偏枯,脉象极微细无力者,又创制干颓汤(黄芪、当归、枸杞子、山茱萸、乳香、没药、鹿角胶);服药久不愈者,则用补脑振痿汤(黄芪、当归、龙眼肉、胡桃肉、山茱萸、乳香、没药、鹿角胶、地龙、地鳖虫、制马钱子)。

(3) 搜风汤:用于五内大虚,或秉赋素虚,或劳力劳神过度,风自经络袭入,直透膜原而达脏腑,令脏腑各失其职。或猝然昏倒,或言语蹇涩,或溲便不利,或溲便不觉,或兼肢体痿废偏枯的中风。搜风汤(防风、麝香、人参、石膏、僵蚕、半夏、柿霜)方中重用防风引麝香,搜脏腑之风;人参大补元气,扶正胜邪;石膏清脏腑之热,监制人参之热;僵蚕引祛风之药至病所;用半夏、柿霜祛痰。

4. **中风预防** 如果时常头目眩晕,或觉脑中昏愦,或多健忘,或耳聋目胀,时觉烦躁不宁,舌强言语不利,或口眼㖞斜,或半身似有麻木不遂,或行动脚踏不稳,或时欲眩仆,或自觉头重足轻,脚底如棉絮,脉弦长而硬,则为中风先兆。张氏创制建瓴汤(生山药、怀牛膝、生代赭石、生龙骨、生牡蛎、生地黄、生白芍、柏子仁)进行预防。若大便不实者去代赭石,加莲子;若畏凉者,以熟地易生地;初服建瓴汤一两剂时,可酌加大黄;若身形脉象不甚壮实者,可加桃仁、丹参诸药。

【医案举例】

刘某 丁卯来津后,其脑中常觉发热,时或眩晕,心中烦躁不宁,脉象弦长有力,左右皆然,知系脑充血证。盖其愤激填胸,焦思积虑者已久,是以有斯证也。为其脑中常觉热,俾用绿豆实于囊中作枕,为外治法,又治以镇肝熄风汤,于方中加地黄一两,连服数剂,脑中已不觉热。遂去川楝子,又将生地黄改用六钱,服过旬日,脉象和平,心中亦不烦躁,遂将药停服。(《医学衷中参西录·镇肝熄风汤》)

(三) 临证用药特色

1. **精研药性** 张氏认为掌握中药性能极为重要,强调学医要熟悉药性,因此亲尝中药,体验药物毒性反应、用量和功效;在《医学衷中参西录》中专列《药物》篇,对79种常用药物详加解释并附医案佐证,其中对黄芪、山茱萸、代赭石、山药、三七、党参、乳香、没药、三棱、水蛭、牛膝、龙骨、牡蛎、麦芽等阐发得较为详尽。"尝思用药如用兵,善用兵者必深知将士之能力,而后用之所制敌;善用药者亦必深知药性之能力,而后用之以治病"。如张氏认为大麦芽不但能够消食健脾,回乳,而且通过研究还发现生用善舒肝气,兼能通利二便。其谓:"夫肝主疏泄为肾行气,为其力能舒肝,善助肝木疏泄以行肾气,故又善于催生。至妇人之乳汁为血所化,因其善于消化微兼破血之性,故又善回乳。"(《医学衷中参西录·大麦芽解》)

【医案举例】

子××,七岁时,感冒风寒,四五日间,身大热,舌苔黄而带黑。孺子苦服药,强与之即呕吐不止。遂单用生石膏两许,煎取清汤,分三次温饮下,病稍愈。又煎生石膏二两,亦徐徐温饮下,病又见愈。又煎生石膏三两,徐徐饮下如前,病遂全愈。夫以七岁孺子,约一昼夜间,共用生石膏六两,病愈后饮食有加,毫无寒中之弊,则石膏果大寒乎?抑微寒乎?此系愚初次重用石膏也。故第一次只用一两,且分三次服下,犹未确知石膏之性也。世之不敢重用石膏者,何妨若愚之试验加多以尽石膏之能力乎?(《医学衷中参西录·石膏解》)

2. **擅用小方** 张氏临证喜欢用小方,并创制一百多个新方。其中有不少小方,或一味为方,或二味、三味、五味、七味、九味为方。如一味薯蓣饮,治痨瘵发热,或喘或嗽,或自汗,或心中怔忡,大便滑泻;二鲜饮(鲜茅根、鲜藕)治虚劳证及痰中带血;薯蓣半夏粥(生山药、清半夏)治疗胃气上逆,冲气上冲,以致呕吐不止,闻药气则呕吐,诸药皆不能下咽;珠玉二宝粥(生山药、生薏苡仁、柿霜饼)治脾肺阴分亏损,饮食懒进,虚热劳嗽;健脾化痰丸(生白术、生鸡内金)治疗脾胃虚弱,不能运化饮食以至生痰;柴胡、麦芽治疗胁痛;生石膏、薄荷治疗牙疼;秘红丹

(大黄、肉桂、生代赭石)治疗肝郁多怒,胃郁气逆的吐血、衄血;活络效灵丹(当归、丹参、生乳香、生没药)治心腹疼痛与癥瘕痰癖;寿胎丸(菟丝子、桑寄生、续断、阿胶)治肾虚滑胎;升陷汤治疗胸中大气下陷,气短不足以息;预防中风的建瓴汤只有8味药;即便是镇肝熄风汤才12味药,这与当代应用大方的习俗形成鲜明的对照。

【医案举例】

邻村李媪,年七旬,劳喘甚剧,十年未尝卧寝。俾每日用熟地煎汤当茶饮之,数日即安卧,其家人反惧甚,以为如此改常,恐非吉兆,而不知其病之愈也。(《医学衷中参西录·地黄解》)

邻村霍××,当怒动肝火之余感受伤寒,七八日间腹中胀满,大便燥结,医者投以大承气汤,大便未通下,肋下转觉疼不可支。其脉左部沉弦有力,知系肝经气郁火盛,急用柴胡三钱,生麦芽一两,煎汤服后,至半点钟肋下已不觉疼,又迟一点余钟,大便即通下。大便下后,腹即不胀,而病脱然全愈矣。(《医学衷中参西录·阳明病三承气汤证》)

3. **重视药对** 药对又称对药,由2味中药组成,相互依赖、相互制约,以增强疗效。张氏根据其临床经验和体会,总结出许多新的药对配伍关系。如山药配牛蒡子疏补兼行,补肾健脾,清肺止咳,祛痰降气;黄芪配知母,寒热平调以益气升陷;三棱配莪术,破血调气;乳香配没药,活血通络,理气止痛;鸡内金配山楂,补脾胃化瘀积;茵陈配麦芽,疏肝解郁,用于体弱阴虚不任柴胡升散者;还有人参配威灵仙、人参配石膏、人参配代赭石、大黄配肉桂、干姜配芒硝、干姜配白芍等。

【医案举例】

奉天大东关宋氏女,年十九岁,自十七岁时,胃有瘀滞作疼,调治无效,寝至不能饮食。脉象沉而无力,右部尤甚,为疏方鸡内金一两,生酒曲、党参各五钱,三棱、莪术、知母各三钱,樗鸡(俗名红娘子)十五个,服至八剂,大小二便皆下血,胃中豁然,其疼遂愈。(《医学衷中参西录·鸡内金解》)

一人年三十许。当脐忽结癥瘕,自下渐长而上,其初长时稍软,数日后即硬如石,旬日长至心口。向愚询方,自言凌晨冒寒,得于途间,时心中有惊恐忧虑,遂觉其气结而不散。按此病因甚奇,然不外气血凝滞。为制此方(活络效灵丹:当归五钱、丹参五钱、生乳香五钱、生没药五钱;主治气血凝滞,疭癖癥瘕,心腹疼痛,腿疼臂疼,内外疮疡,一切脏腑积聚,经络湮淤。编者注),于流通气血之中,大具融化气血之力,连服十剂全消。以后用此方治内外疮疡,心腹四肢疼痛,凡病之由于气血凝滞者,恒多奇效。(《医学衷中参西录·乳香没药解》)

济南金姓,寓奉天大西关月窗胡同,得吐血证甚剧,屡次服药无效。其人正当壮年,身体亦强壮,脉象有力,遂用大黄末二钱,肉桂末一钱,又将赭石细末六钱,和于大黄、肉桂末中,分三次用开水送服,病顿愈。后其方屡试皆效,名秘红丹。(《医学衷中参西录·肉桂解》)

4. **善用生药** 张锡纯认为生药经过炮制以后影响药性,"愚于诸药多喜生用,欲存其本性也"。(《医学衷中参西录·诊余随笔》)因而临证常用生药治病,如生山药、生黄芪、生白芍、生白术、生乳香、生没药、生鸡内金、生石膏、生怀牛膝、生薏苡仁、生代赭石、生龙骨、生牡蛎、生麦芽、生地黄、生石决明、生水蛭等。并论述说,山药"色白入肺,味甘归脾,液浓益肾。能滋润血脉,固摄气化,宁嗽定喘,强志育神,性平可以常服多服。宜用生者煮汁饮之,不可炒用,以其含蛋白质甚多,炒之则其蛋白质焦枯,服之无效。若作丸散,可轧细蒸熟用之"。(《医学衷中参西录·山药解》)"而水蛭最宜生用,甚忌火炙"。(《医学衷中参西录·水蛭解》)生代赭石若"用醋淬,即能伤肺"。(《医学衷中参西录·赭石解》)

【医案举例】

一九二四年八月,友人张××之女,发热甚剧,来询方。为开生石膏一两半,煎汤饮之。其热仍不稍退,又来询方。答以多煎石膏水饮之,必能见愈。张××购石膏数两,煮汤若干,渴则饮之,数日而愈。(《医学衷中参西录·石膏解》)

5. **中西药并用** 张氏临床用药主张衷中参西,联合用药,如治疗温病周身壮热,心中热而且渴,或头犹觉疼,周身犹有拘束感,舌苔白欲黄,脉洪滑者,用石膏阿司匹林汤,先用白蔗糖冲水,送服阿司匹林。再将石膏煎汤,待周身正出汗时,乘热将石膏汤饮下三分之二,以助阿司匹林发表之力。迫至汗出之后,过两三点钟,犹觉有余热者,可仍将所余石膏汤温饮下。若药服完,热犹未尽者,可但用生石膏煎汤,或少加粳米煎汤,徐徐温饮之,以热全退净为度,不用再服阿司匹林也。张氏在《医学衷中参西录·参麦汤》中用中医理论解释为何应用阿司匹林的原因:"阿司匹林,其性凉而能散,善退外感之热,初得外感风热,服之出凉汗即愈。"并在《医学衷中参西录·石膏解》中还分析了石膏阿司匹林并用的优势:"盖石膏清热之力虽大,而发表之力稍轻。阿司匹林味酸性凉,最善达表,使内郁之热由表解散,与石膏相助为理,实有相得益彰之妙也……石膏与阿司匹林,或前后互用,或一时并用,通变化裁,存乎其人,果能息息与病机相赴,功效岂有穷哉!"可用于外感病不解,热入阳明胃腑;斑疹毒郁未发,表里俱热,大便不滑泻,或出后壮热不退,胃腑燥实,大便燥结等。

另外,张氏还创立许多食疗方剂,如一味薯蓣饮、珠玉二宝粥、薯蓣半夏粥、薯蓣粥(生怀山药)、宁嗽定喘饮(生怀山药、甘蔗汁、酸石榴汁、生鸡子黄)等,协助和辅助治疗相关疾病。

【参考文献】

1. 周德生.张锡纯中西药并用规律初探[J].湖南中医学院学报,1992,12(1):4.
2. 熊笏.中风论[M].南昌:江西科学技术出版社,1995.
3. 张锡纯.医学衷中参西录[M].北京:人民卫生出版社,2006.
4. 陈慧娟,张挺,朱凌凌.张锡纯对大气的认识及其对养生与治疗的启示[J].浙江中医杂志,2006,(2):94.
5. 张寿颐.中风斠诠[M].福州:福建科学技术出版社,2007.
6. 张文学,李成文,杨艳芳等.张锡纯应用白虎汤特色浅析[J].中医杂志,2010,51(4):380—381.

30

施今墨

导学

施今墨倡导中西医学融会贯通,提出十纲辨证理论;临证处方注重配伍,善用药对。其治疗脾胃病、痹证等经验对临床具有重要的指导意义。

学习要求:

掌握十纲辨证,应用药对经验;熟悉其治脾胃十法和治痹用药特色;了解生平、著作及学术成就对后世的影响。

一、概说

施今墨(1881～1969 年),原名毓黔,字奖生,浙江省萧山人。

施氏幼时,因母体弱多病,乃萌发治病救人理想。13 岁时,拜舅父李可亭(河南安阳名医)学医达 7 年之久。1902 年,考入山西大学堂(今山西大学),后转入山西法政学堂学习;1906 年,因毕业成绩优秀被保送京师法政学堂学习。曾追随黄兴参加辛亥革命。1921 年,弃政悬壶,专以医为业于北京。1931 年任国民政府中央国医馆副馆长。1932 年,创办华北国医学院,并任院长。1935 年,他与汪逢春、萧龙友、孔伯华四人作为北平中医考试的主考官,负责试卷命题与阅卷,此后就有了"北京四大名医"之称。1949 年后,曾任第二、第三、第四届全国政协委员,中华医学会副会长,北京医院中医顾问等。祝谌予、吕景山等师承其学。

施氏治学主张一是沟通中西医学,革新中医;强调中医与西医二者应取长补短,互相结合。提出"学术无国界而各有所长","诊断以西法为精密,处方以中药为完善";"无论中医西医,其理论正确,治疗有效者,皆信任之;反之,摒弃不可用也"。二是重视中医教育,创办华北国医学院,开设课程以中医理论为主,包括《内经》《伤寒论》《金匮要略》《温病条辨》《难经》等,兼顾生理、病理、药理、解剖等西医课程,培养了大量中医人才。三是提倡中西医病名统一,率先使用西医病名诊断书写脉案,并结合己见而创新说,指导临床遣方用药;临证常参考西医辅助检查和化验结果,还经常与西医专家共同研讨治疗方法,不断探索中西医结合的治疗途径。四是提倡"中医现代化,中药工业化"。

施今墨毕生忙于诊务,无暇著述,其学术思想与临证经验主要反映在后人整理的《施今墨临床经验集》《施今墨对药》等著作之中。

二、 学术特色与临证经验

(一) 十纲辨证

八纲辨证是中医临床最常用的辨证方法,施氏在长期临床实践基础上,提出加入气血辨证内容,成为十纲辨证,即以阴阳为总纲,包括气血、表里、寒热、虚实,则更有利于临床应用。

气血理论是中医理论体系的重要组成部分,《素问·阴阳应象大论》云:"阴阳者,血气之男女也。"《张氏医通·诸血门》云:"血之与气,异名同类。虽有阴阳清浊之分,总由水谷精微所化。"气主煦之,血主濡之。只有气血的温煦濡养功能正常,人体五脏六腑、四肢百骸才能维持并发挥其正常的生理功能。若气血二者任何一个方面出现问题,都会导致气血之间的协调平衡关系紊乱,脏腑功能失调。故《医林改错·气血合脉说》说:"治病之要诀,在明白气血。无论外感内伤,要知初病伤人何物,不能伤脏腑,不能伤筋骨,不能伤皮肉,所伤者无非气血。"一针见血地指出了气血功能紊乱是造成疾病发生的重要原因。对于辨治气血病变时如何与八纲辨证相结合的问题,明代孙一奎在《赤水玄珠·凡例》中就指出:"盖医难以认证,不难于用药。凡证不拘大小轻重,俱有'寒热虚实表里气血'八个字。"可见,孙氏已将气血二字与表里寒热虚实相提并论。施氏在继承前人理论与实践的基础上,将阴、阳、表、里、寒、热、虚、实、气、血等十纲辨证广泛应用于临床。

1. **外感性疾病** 施氏认为应首重气血、虚实和表里辨证。因为辨清气血,有利于分清病变深浅与层次。当邪在气分时,切不可早用血分药物,以免引邪入营。辨明虚实,有利于分析邪正关系;邪正不分,虚实不明,就难免会发生误治。如对于正气素亏而又外感风寒者,治疗时应注意扶正达邪;此时如为解表而单纯投发散之剂,常会使表不固、正愈虚而变生它疾。辨明表里,有利于分清表里轻重缓急,如外感热病多属内有郁热、外感风寒,治疗时既要解表又需清里,解表药和清里药的比重搭配在此时就显得格外重要。

2. **月经过多、崩漏** 妇科血证必须详辨气血之虚实、寒热之多寡。从脏腑归属来看,月经过多,或崩或漏之症终属血证范畴。因心主血,肝藏血,脾统血,故前人论治血证多从心、肝、脾三经入手。然崩漏之病虽属血证,治疗时除治血之外,还必须治气;虽多属虚证,治疗亦避免过于补、涩;虽多属热证,用药亦不可过于寒凉。

【**医案举例**】

符明××,女,50岁,初诊。患心绞痛多年,屡经医治,只能缓解一时,病根难除。两年前曾大痛一次,情况严重,入院治疗数月。近年来经常心绞痛发作,发作时脉缓慢,每分钟不足六十至。血压波动,一度增高至 180/130 mmHg,现时 110/70 mmHg。症状头晕,气短,胸闷,心烦,不能起床只能睡卧,食欲、睡眠及二便尚属正常。一年前断经。舌质绛,脉细弱。辨证立法:发病多年,气血两亏。心主血脉,阴血不足,肝失所养,故头晕、心烦、疲极多卧。疏泄失司,气机不畅,故胸闷时发心痛。阴虚火旺,舌质红绛。治以养心和肝,调理气血。处方:丹参 20 g,薤白 6 g,远志 6 g,柏子仁 12 g,五味子 5 g,全瓜蒌 15 g,朱茯神 12 g,党参 10 g,醋柴胡 3 g,麦门冬 6 g,卧蛋草 6 g,白芍 10 g,枳壳 5 g,炙甘草 3 g。

二诊:药服四剂,已能起床,且可出门散步 15 分钟。每日散步二三次,心绞痛未发作。胸闷、气短较好,仍觉心烦,遵前法加药力。处方:薤白 10 g,龙眼肉 6 g,紫贝齿(紫石英 12 g 同布包)12 g,柏子仁 10 g,桔梗 5 g,醋柴胡 3 g,远志 6 g,酸枣仁 10 g,白芍 10 g,丹参

20 g,枳壳 5 g,炙甘草 3 g,党参 10 g。琥珀、三七各 2 g。共研细末分装胶囊,随药分二次送服。

三诊:前方隔日一服,已尽三剂,诸症均大减轻,改用丸方图治。处方:田三七 60 g,醋柴胡 30 g,砂仁 15 g,丹参 60 g,当归 30 g,陈皮 15 g,琥珀 30 g,白芍 60 g,远志 30 g,朱茯神 60 g,柏子仁 60 g,五味子 30 g,麦门冬 30 g,党参 60 g,卧蛋草 60 g,川芎 30 g,生地 60 g,炙甘草 60 g,枳壳 15 g,桔梗 15 g。共研细末,龙眼肉 300 g,煎浓汁去渣,合为小丸。每日早晚各服 6 g,白开水送。(《施今墨临床经验集·内科·心脏病》)

(二) 擅用对药

应用对药治病始于《雷公药对》,北齐徐之才在其基础上增修编撰《药对》,是两味药配伍应用的典型范例,惜已亡佚。施氏博览群书,善于总结经验,临证遣药用方时每每双药并用,或相互协同增强疗效,或相互制约以取其药性之长,常用者计百数十对,世人称之为"施氏药对"。

1. **相辅相成** 两味药物配合使用,或同类相从,或异类相使,以增强其临床疗效。

(1) 同类相从:将功效相似的两味药物配伍使用,以增强其临床疗效。如桑螵蛸味甘涩性平,滋肾助阳,固精缩尿;海螵蛸味咸涩性温,收敛止血,固精止带。两药配伍,收涩作用明显增强,凡下元不固引起的前后二阴病变皆可施用。又如白茅根味甘性寒,清热利尿,除烦止渴;芦根味甘性寒,清热生津,止渴利尿。两药配合清泄肺胃,导热下行作用更好。又如柴胡味苦性寒,和解退热,疏肝开郁,升阳举陷;黄芩味苦性寒,清热燥湿,泻火解毒,止血安胎。柴胡泻半表半里之外邪,黄芩泻半表半里之内邪。柴胡长于解郁,黄芩善于清热。二药相伍,可以疏调肝胆之气机,清泄内蕴之湿热。

(2) 异类相使:将功效不同的两味药物配伍,各取所长,以加强疗效。如浮萍体轻气浮,偏走气分,善清气分邪毒,以散风祛邪、透疹利尿见长;紫草专入血分,善于清血分热毒,以清热凉血、解毒化斑为优。二药相伍,气血两清,透疹解毒,祛风止痒,效果显著。又如桃仁滑肠润燥,破血行瘀;杏仁行气散结,止咳平喘,润肠通便。桃仁入于血分,偏于活血;杏仁入于气分,偏于降气。二药相伍,行气活血,消肿止痛,润肠通便,功效益彰。又如鲜地黄味甘性寒,清热泻火,凉血止血,生津止渴;鲜石斛味甘性寒,滋养胃阴,生津止渴,清化虚热。二药相伍,入气入血,养阴生津,泻热除烦之力益彰。

2. **相反相成** 将药性相反的两味药物配合使用,以增强其临床疗效。

(1) 寒温并用:如苍术味苦性温,辛香发散,功能健脾燥湿,升阳解郁,祛风明目;玄参味咸性寒,质地柔润,功擅滋阴降火,泻火解毒,软坚散结,清利咽喉。二药相伍,以玄参之润制苍术之燥,又以苍术之燥制玄参之腻。润燥结合,相互制约,可以敛脾精,健中宫,止漏浊,降血糖。又如大黄苦寒通下,破积导滞,泻火凉血,化瘀通经;肉桂辛热温中,益火消阴,温暖脾肾,散寒止痛。二药相合,以肉桂之辛热制大黄之苦寒,以大黄之苦寒制肉桂之辛热。寒热相济,阴阳调和,共收振脾阳,通大便之功效。又如,半夏味苦辛性温,燥湿化痰,降逆止呕,消痞散结;夏枯草味苦辛性寒,清肝泻火,解郁散结。二药相伍,和调肝胆,平衡阴阳而达治疗失眠之效。

(2) 补泻兼施:如麻黄质地轻浮,气味辛散,易伤正气;熟地质重滋腻,易碍脾胃。两药配伍,以麻黄之辛散制熟地之滋腻,以熟地之滋腻制麻黄之燥散,互制其短,各展其长,而收止咳平喘、散结消块之效。又如,山药味甘性平,质润液浓,不热不燥,补而不腻,作用和缓;牛蒡子辛苦寒滑,疏风清热,祛痰止咳,解表透疹。山药以补见长,牛蒡子以清为要。二药相伍,清补相合,可收清宣肺热,健运脾胃,祛痰止咳之效。又如,葶苈子辛散开壅,苦寒沉降,泻肺利水,祛痰定喘;大枣甘缓补中,补脾养心,缓和药性。二药伍用,以大枣之甘缓制葶苈子之急迫,共奏泻痰行水,下气平喘之功。

(3) 开阖相济:如五味子酸涩收敛,善敛肺气而滋肾水;细辛辛散温通,宣肺化饮,发表散寒。两药配伍,以细辛之辛散制五味子之酸敛,以五味子之酸敛制细辛之辛散,一开一阖,一散一敛,相互佐制,相互促进,而收止咳平喘之效。又如白芍酸寒,养血柔肝,敛阴和营,缓急止痛;柴胡苦辛微寒,和解退热,疏肝解郁,升阳举陷。二药相伍,互制其短而扬其长,以白芍之酸敛制柴胡之辛散,以柴胡之辛散制白芍之酸敛,开阖相济,共同起到疏肝利胆,和解表里,升阳敛阴,解郁止痛的效果。又如血余炭味苦涩性平,收敛止血,化瘀利尿;韭菜子味辛甘性温,补肾壮阳,固精缩尿。二药相伍,阴阳相合,开阖并举,共奏祛瘀生新,止痛止血,通利小便之效。

(4) 升降合用:如蚕砂味辛性温,祛风除湿,活血止痛,和胃化浊,药性以升清为主;皂荚子味辛性温,散结消肿,润燥通便,药性以降浊为要。两药配伍,升降结合,上可治头晕头痛,中能消胃脘胀满,下可通大便燥结。又如麻黄辛温,体轻而浮,宣肺解表,利水消肿;石膏辛寒,体重而降,清热解肌,生津止渴。二药相合,升降互济,宣肺平喘,发越水气,清热降火,利水消肿之力增强。又如大黄苦寒,重浊沉降,为攻下之要药;荆芥穗味辛性温,长于升散,发表祛邪。大黄以降为主,荆芥穗以升为要。二药相伍,升降结合,互相促进,互相制约,共奏清热通便之效。

【医案举例】

满××,男,48岁,病历号:52,4,6。病已多年,铁路医院检查空腹时血糖265 mg%,尿糖(+++),诊断为糖尿病。现症:烦渴引饮,小便频数,多食善饥,日渐消瘦,身倦乏力,头晕心跳,大便微结,夜寐不实,多梦纷纭。舌苔薄白,脉数,重按不满。辨证立法:心火不降,乱梦纷纭;热灼肺阴,烦渴多饮;脾胃蕴热,消谷善饥;肝阴不足,头晕目眩;肾阴亏耗,小便频多。综观脉证,气阴两亏,精血不足,三消俱备,五脏皆损,证候复杂,拟用益气阴、滋肝肾、补心脾法图治。处方:生黄芪30 g,野党参10 g,麦门冬10 g,怀山药18 g,五味子10 g,玄参12 g,乌梅4.5 g,绿豆衣12 g,天花粉12 g,山茱萸12 g,桑螵蛸10 g,远志10 g,何首乌15 g,茯苓10 g,生地12 g。

二诊,前方服七剂后,烦渴解,尿次减,饮食如常,夜寐转佳,精神舒畅。空腹时血糖已降至155 mg%,尿糖(+),效不更方,前方再服七至十剂。(《施今墨临床经验集·内科·糖尿病》)

(三) 调治脾胃十法

施今墨临证善调脾胃并总结出温、清、补、消、通、泻、涩、降、和、生十种治疗胃肠病的方法。而且在治疗其他系统疾病中也经常使用调理脾胃之法,值得效法。

1. **寒宜温**　对于寒凝之证,宜选用辛温散寒之剂,方如良附丸、理中汤、姜附汤等。药选荜茇、吴茱萸、刀豆子、附子、肉桂、花椒、荜澄茄、草豆蔻等。

2. **热宜清**　属于胃中实热,宜选用寒凉抑火之剂,方如三黄石膏汤、龙胆泻肝汤等。药选栀子、知母、龙胆草、竹茹等。

3. **虚宜补**　脾胃不足之证,宜选用健补脾胃之剂,方如四君子汤。药选党参、黄芪、山药、莲子、芡实、薏苡仁、扁豆等。

4. **食宜消**　食积不化,宜选用消食化滞之剂,方如保和丸。药选枳实、枳壳、槟榔、神曲、沉香、鸡内金、厚朴、陈皮、山楂、炒谷芽、炒麦芽等。

5. 痛宜通 通则不痛,痛则不通。通,则有行气、活血之别。行气方剂可选正气天香散、消导宽中汤、沉香升降散等,可选木香、乌药、沉香、檀香、青皮、陈皮、香附、藿香、砂仁、厚朴、白豆蔻等;活血方剂可选手拈散、九气拈痛散等,药选乳香、没药、延胡索、五灵脂、桃仁、红花、血竭、丹参、三棱、莪术、蒲黄、郁金、三七等。

6. 腑实宜泻 可用承气汤之类或番泻叶。若体虚大便燥结,宜用润下之药,如郁李仁、麻子仁、杏仁、瓜蒌、肉苁蓉、皂角等。

7. 肠滑宜涩 常用赤石脂、禹余粮、莲子、诃子、苍术炭、五倍子、椿根皮、金樱子、血余炭等。

8. 呕逆宜降 对于呕吐、呃逆之症,宜用丁香柿蒂汤、橘皮竹茹汤、旋覆代赭汤等。可酌情选用紫苏、代代花、佛手花、藿香、扁豆花、佩兰等芳香化浊药物。

9. 嘈杂宜和 选用吴茱萸与黄连,或干姜与黄连,或黄芩与半夏等,寒温并用和胃除嘈杂。

10. 津枯宜生 脾虚津枯,宜养阴生津。可选用西洋参、石斛、生谷芽、鸡内金、荷叶、绿萼梅等,或用叶桂之法以乌梅配木瓜,效用均佳。

【医案举例】

杨女,青春十八。

昨日午饭后,突然恶心不适,旋即呕吐,胃脘疼痛胀满颇剧,暖气、稍进饮食疼痛更甚,大便微溏,小便黄,身倦夜寐不安,月经正常,舌苔厚腻,脉沉弦。

香附米三钱、姜竹茹二钱、姜半夏三钱、紫苏梗二钱、吴茱萸三分、春砂仁钱、藿香梗二钱、川黄连八分、白寇仁钱、白檀香二钱、酒丹参四钱、焙鸡内金三钱、广皮炭二钱、炒枳实二钱、炙甘草钱。(《祝选施今墨医案·内科病案》)

孙女。

患胃酸过剩症,吞酸,嘈杂,胃部疼痛,大便秘结,拟用消酸,止痛,通便法。

海浮石三钱、瓦楞子五钱同包,旋覆花二钱、代赭石三钱同包,紫丹参三钱、全瓜蒌六钱、风化硝钱半同包、晚蚕沙三钱、炒焦皂角子三钱同包,枳实炭钱半,广皮炭三钱,鸡金炭三钱,六曲炭二钱,薤白头二钱,炒萸二分,炒连八分,龙胆草五分,桃杏仁各二钱,香附炭二钱,苦桔梗钱半。

二诊:前方连服三剂,痛止,酸减,大便已通,遂将原方去代赭石,海浮石,全瓜蒌,加入川军炭,壳砂仁,焦槟榔。改配药粉常服。(《祝选施今墨医案·内科病案》)

(四) 治痹用药特色

痹证是风、寒、湿三邪侵袭所致,风气胜者为行痹,寒气胜者为痛痹,湿气胜者为着痹也。施氏在此基础上,结合自己的临床实践,从十纲入手进行辨治。就表里关系而言,风寒邪气多从体表侵犯,而湿热之邪则多自内生。初病多邪实,久病多正虚。初病在气分,病久入血分。故而,从正虚、邪实角度将痹证划分为风湿热型(痛痹、着痹),风寒湿型(痛痹、着痹),气血实型(痛痹多,着痹少,实指邪实)以及气血虚型(着痹多,痛痹少,虚指正虚)四种证型。归纳总结出散风、逐寒、祛湿、清热、通络、活血、行气和补虚八种方法,并指出前人治痹方法甚多,今人临床辨治切不可拘泥,选方用药宜直中病机,准确灵活,痹证方为可治之证。

1. **散风法常用药**　羌活、独活、防风、秦艽、荆芥穗、麻黄、天仙藤、海风藤、络石藤、海桐皮、白花蛇。

2. **逐寒法常用药**　附子、肉桂、干姜、花椒、补骨脂、胡芦巴、续断、姜黄、巴戟天。

3. **祛湿法常用药**　苍术、白术、薏苡仁、木瓜、防己、牛膝、茯苓、桑寄生、五加皮。

4. **清热法常用药**　黄芩、黄连、黄柏、龙胆草、栀子、石膏、知母、柴胡、葛根、地骨皮、功劳叶、忍冬藤、牡丹皮、丹参。

5. **通络法常用药**　细辛、川芎、橘络、桂枝、桑枝、地龙、蜈蚣、威灵仙、丝瓜络、伸筋草。

6. **活血法常用药**　桃仁、红花、乳香、没药、当归、延胡索、赤芍药、鸡血藤、茜草根、紫草、郁金、血竭。

7. **行气法常用药**　陈皮、半夏、木香、香附、桔梗、厚朴、枳壳。

8. **补虚法常用药**　人参、黄芪、地黄、当归、鹿茸、狗脊、杜仲、山茱萸、何首乌、菟丝子、肉苁蓉、枸杞子。

【医案举例】

李××,女,19岁,病历号：55,22,64。病将两周,开始形似外感,发热、身痛,服成药无效,旋即肘、膝、踝各关节灼热样疼痛日甚,四肢并见散在性硬结之红斑。经北京同仁医院诊为风湿性关节炎。体温逐渐升至38℃不退,行动不便,痛苦万分,大便燥,小溲赤,唇干口燥。舌质绛红,无苔,脉沉滑而数。辨证立法：内热久郁,外感风寒,邪客经络留而不行。阴气少,阳独盛,气血沸腾,溢为红斑,是属热痹,急拟清热、活血、祛风湿法治之。处方：鲜生地12 g,忍冬花10 g,秦艽6 g,鲜茅根12 g,忍冬藤10 g,防己10 g,牡丹皮10 g,紫花地丁15 g,甘草4.5 g,丹参10 g,紫草根6 g,桑寄生12 g,桑枝12 g,黑荆芥穗6 g,紫雪丹10 g(分二次随药送服)。二诊：药服二剂,热少退,病稍减,拟前方加栀子6 g,赤芍药10 g,茯苓10 g。三诊：前方服二剂,大便通,体温降至37.2℃,疼痛大减,红斑颜色渐退。(《施今墨临床经验集·内科·风湿病》)

【参考文献】

1. 祝谌予.施今墨先生的中西医结合思想和我对中西医结合的看法[J].中西医结合杂志,1985,5(9)：518.

2. 施小墨,陆寿康.中国百年百名中医临床家·施今墨[M].北京：中国中医药出版社,2001.

3. 祝谌予,翟济生.施今墨临床经验集[M].北京：人民卫生出版社,2005.

4. 吕景山.施今墨对药[M].北京：人民军医出版社,第3版,2008.

5. 祝谌予.祝选施今墨医案[M].北京：化学工业出版社,2010.

习 题 集

习题集编写与使用说明

一、 编写目的

《中医各家学说》对于阅读中医经典与名著,挖掘中医学宝库,总结历代名医经验,掌握治学方法,了解学术源流,开阔学术视野,提高临证水平,培养创新能力,具有重要的意义。但是,由于《中医各家学说》内容较多,知识面宽广,较难学习和把握,为了能够更好地掌握教材内容,便于课后复习,兼顾考试需要,特编写同步复习题。

二、 编写原则

根据《中医各家学说》教学大纲和教材内容,依照考试要求(考查学生掌握《中医各家学说》基本知识点和基础理论的情况及灵活运用知识和融会贯通的能力),在深入研究分析教材中应当掌握、熟悉与了解的知识点基础上,将练习题的难易程度分为容易、中等难度、比较难三类;将知识层次分为识记、理解、综合应用三种。并要求题干精炼,答案准确,尤其是选择题备选答案,简单者一目了然,复杂者需要认真思考,才能选择正确答案。

三、 试题类型

《中医各家学说习题集》分为客观试题和主观性试题两大类。其中客观试题包括填空题、单项选择题、多项选择题、判断题;主观性试题包括简答题、论述题及医案分析等。复习题中客观试题占有较大比例,在 70%～80%;主观性试题所占比例稍小,在 20%～30%。

1. **填空** 主要考查应当背诵或必须要记忆的内容。

2. **各项选择** 分单选题和多选题。单选题中设 5 个备选答案,比较容易得分;多选题中设 5 个备选答案,至少有 2 个及 2 个以上答案是正确的,考生容易多选、少选或错选,得分率较低;唯一的弥补方法是运用排除法,否定错误的答案,保留正确的答案。

3. **判断题** 主要考查学生对教材中基本观点和基本原理等基础知识的识记和再现。

4. **问答题** 多是用来考核应试者综合运用及融会贯通的能力。简答题不要写的太复杂,要提纲挈领,抓住要点,用简练的语言表达。论述题中所包括的医案分析,教材中没有现成答案,需要利用所学知识,综合思考后,在满足要点的前提下充分展开论述。值得注意的是答题要认真仔细,注意保持卷面的整洁,字要规整、规范。

四、 学习和使用方法

熟悉《中医各家学说》教学大纲,掌握教材的基本知识点,注意重要考点,无论考题形式如何变化,但对基本知识点和基础理论的考核是万变不离其宗的。因此,在学习过程中,注意重要考点的重复性。一般来说,每位医家比较重要的知识点也就是有限的那些。这些知识点颠来倒去,在历次考试中反复出现,呈现出很高的命题概率,这是要重点复习的,故而做好复习题解中的试题,也是顺利通过考试的基础。具体说来,可以从以下几方面入手复习。

第一步,仔细阅读学习要求,从宏观上把握学习、考试目标,可以用作梳理和记忆知识体系或架构的工具。

第二步,熟读教材。考试的基本内容、基本知识、基本概念都以教材为蓝本,试题及答案都源自教材。所以,应熟读教材,全面了解,掌握重点,弄清疑点,理解难点,打好基础。

第三步,纵横比较。复习时将有可能作为命题材料的信息、知识点认真梳理,进行纵向分析与横向比较,尤其是对不同医家对同一问题的研究角度或认识有差异者,要自觉地运用大纲规定的知识点对它们进行综合比较分析,得出正确的认识和把握。

第四步,练习巩固。即通常所说的做习题。通过做题进一步巩固所学知识、温故而知新,同时增强记忆;通过做习题检验自己对知识的把握程度,查找不足与漏洞,进而有针对性地予以补课;通过习题练习,熟悉命题规律和题型,锻炼应试能力。

第五步,总结纠错。有不少同学,虽然试题做得不少,但效果总不好,错误率偏高,因此非常苦恼。其实,这主要是因为没有在做题的基础上加以总结。只有把以往所犯的错误进行理性总结,才算真正达到了目的。

1

孙思邈

一、填空题

1. 孙思邈的著作有_____,_____。

2. 孙思邈撰写的"大医精诚"主要论述_____,_____。

3. 孙思邈在_____中专列_____篇,载有食物 236 种。

4. 孙思邈的房室养生包括_____,_____。

5. 孙思邈治疗产后痹痛的药酒有_____,_____。

二、单选题(每小题有五个备选答案,选出一个正确答案)

1. 孙思邈总结的房事禁忌不包括   (　　)

   A. 气候　　B. 环境　　C. 情绪　　D. 体质　　E. 不良生活习惯

2. 孙思邈创制的治疗肺痈方剂是   (　　)

   A. 苇茎汤　　B. 大黄牡丹皮汤　　C. 普济消毒饮　　D. 附子薏苡败酱散　　E. 仙方
   活命饮

3. 孙思邈创制的治久病虚羸、寒积腹痛方剂是   (　　)

   A. 温胆汤　　B. 温脾汤　　C. 附子理中汤　　D. 金匮肾气丸　　E. 右归丸

4. 创制独活寄生汤的医家是   (　　)

   A. 孙思邈　　B. 王焘　　C. 陈延之　　D. 范汪　　E. 巢元方

5. 创制小续命汤的医家是   (　　)

   A. 张机　　B. 王熙　　C. 王焘　　D. 孙思邈　　E. 巢元方

三、多选题(每小题有五个备选答案,选出二至五个正确答案)

1. 重视医德与行医规范的医家有   (　　)

   A. 孙思邈　　B. 陈实功　　C. 缪希雍　　D. 万全　　E. 喻昌

2. 孙思邈的运动养生方法包括   (　　)

   A. 适当运动　　B. 按摩　　C. 导引　　D. 调气　　E. 内视

3. 孙思邈治疗不孕症的朴硝荡胞汤由哪些方剂化裁而来   (　　)

   A. 大黄牡丹皮汤　　B. 抵当汤　　C. 大黄附子细辛汤　　D. 桃核承气汤　　E. 桃红
   四物汤

4. 孙思邈饮食养生内容包括   (　　)

   A. 饮食清淡　　B. 饮食厚味　　C. 少食多餐　　D. 饮食宜忌　　E. 食疗

5. 孙思邈用药饵养生的方剂有   (　　)

   A. 地黄汤　　B. 黄精膏　　C. 不老延年方　　D. 八仙长寿丸　　E. 彭祖延年柏子
   仁方

四、判断题(正确答案划"√",错误答案划"×")

1. 孙思邈重视环境养生、四时养生及体质养生。   (　　)

2. 孙思邈认为十二多为"丧生之本"。   (　　)

3. 孙思邈《备急千金要方》是载方最多的方书。   (　　)

4. 孙思邈认为久视、久卧、久立、久坐、久行不利于养生。 （　　）
5. 孙思邈主张养生方法应简单易行。 （　　）

五、简答题

1. 简述孙思邈精神养生"十要"内容。
2. 简述孙思邈方剂学成就。

【参 考 答 案】

一、填空题

1.《备急千金要方》《千金翼方》

2. 医德　行医规范

3.《备急千金要方》　食治

4. 欲不可绝　欲不可纵

5. 防风酒　独活酒

二、单选题

1. D　2. A　3. B　4. A　5. D

三、多选题

1. ABCDE　2. ABCDE　3. ABC　4. ACDE　5. ABCE

四、判断题

1. ✕　2. ✓　3. ✕　4. ✓　5. ✓

五、简答题要点

1. 啬神、爱气、养形、导引、言论、饮食、房室、反俗、医药、禁忌。

2. 集唐以前方剂之大成、化裁古方、创制新方、方剂剂型丰富及用法多样。

❷ 钱 乙

一、填空题

1. 被《四库全书总目提要》誉为幼科之鼻祖的儿科专著是 ＿＿＿＿＿ ,由 ＿＿＿＿＿ 整理。

2. 钱乙不仅精通儿科,而且还精通＿＿＿＿科,＿＿＿＿科。

3. 钱乙认为小儿疾病病因是＿＿＿＿ 所侵,或＿＿＿＿所伤。

4. 钱乙认为小儿疾病病理特点是＿＿＿＿ ,＿＿＿＿。

5. 钱乙认为小儿脾虚不受寒温,＿＿＿＿则生冷,＿＿＿＿则生热。

二、单选题(每小题有五个备选答案,选出一个正确答案)

1. 钱乙的著作是 （　　）
   A.《婴孺论》　B.《保婴撮要》　C.《幼科发挥》　D.《小儿药证直诀》　E.《育婴秘诀》

2. 钱乙小儿五脏辨证对后世哪个医家创立脏腑辨证影响最大 （　　）
   A. 张元素　B. 张从正　C. 张介宾　D. 张志聪　E. 施今墨

3. 钱乙阐发小儿生理特点不包括　　　　　　　　　　　　　　　　（　　）

　　A. 脏腑柔弱　　　B. 肌肤筋骨不壮　　　C. 易寒易热　　　D. 智力未聪　　　E. 不耐寒暑

4. 钱乙治疗肾虚证用　　　　　　　　　　　　　　　　　　　　　　（　　）

　　A. 地黄丸　　　B. 肾气丸　　　C. 左归丸　　　D. 右归丸　　　E. 济生肾气丸

5. 钱乙认为损伤脾胃的原因不包括　　　　　　　　　　　　　　　　（　　）

　　A. 小儿脾胃柔弱　　　B. 乳食失节　　　C. 忘攻误下　　　D. 滥用刚燥克伐之剂　　　E. 情志所伤

三、多选题（每小题有五个备选答案,选出二至五个正确答案）

1. 钱乙小儿五脏辨证的学术渊源是　　　　　　　　　　　　　　　　（　　）

　　A.《内经》　　　B.《难经》　　　C.《金匮要略》　　　D.《中藏经》　　　E.《备急千金要方》

2. 钱乙小儿五脏辨证纲领内容是　　　　　　　　　　　　　　　　　（　　）

　　A. 心主惊　　　B. 肝主风　　　C. 脾主困　　　D. 肺主喘　　　E. 肾主虚

3. 钱乙临证善用丸散的理由是　　　　　　　　　　　　　　　　　　（　　）

　　A. 简便救急　　　B. 寓宽于猛　　　C. 便于携带　　　D. 服用方便　　　E. 价格低廉

4. 钱乙化裁古方创制的新方是　　　　　　　　　　　　　　　　　　（　　）

　　A. 六味地黄丸　　　B. 异功散　　　C. 六君子汤　　　D. 附子理中汤　　　E. 济生肾气丸

5. 对钱乙著作进行注释的医家有　　　　　　　　　　　　　　　　　（　　）

　　A. 阎季忠　　　B. 熊宗立　　　C. 薛己　　　D. 万全　　　E. 张山雷

四、判断题（正确答案划"√",错误答案划"×"）

1.《小儿药证直诀》奠定了中医儿科学基础。　　　　　　　　　　　　（　　）

2. 钱乙多以蜜或糯米粉、白米粉等作为制作丸剂的赋形佐料。　　　　　（　　）

3. 钱乙反对使用金石、介类等药。　　　　　　　　　　　　　　　　　（　　）

4. 钱乙诊断儿科疾病重视指纹。　　　　　　　　　　　　　　　　　　（　　）

5. 钱乙常根据病情轻重判断其预后。　　　　　　　　　　　　　　　　（　　）

五、简答题

1. 简述钱乙制方用药特色。

2. 简述钱乙喜用药引的原因。

六、论述题

试述钱乙学术思想对后世影响。

【参 考 答 案】

一、填空题

1.《小儿药证直诀》　阎季忠

2. 内科　外科

3. 六淫　饮食

4. 易虚易实　易寒易热

5. 服寒　服温

二、单选题

1. D　2. A　3. C　4. A　5. E

三、多选题

1. ABCDE　2. ABCDE　3. ABCD　4. AB　5. BCE

四、判断题

1. √　2. √　3. ×　4. ×　5. ×

五、简答题要点

1. 善用丸散,创制新方,顾护脾胃,喜用药引,用药柔润平和,力戒呆补峻攻,反对妄攻误下。

2. 有利于丸散加减,便于服药,引导药物直达病所,更好发挥疗效,常用药引有薄荷汤、蝉蜕汤、生姜水等。

六、论述题要点

　　钱乙详论小儿生理病理特点,阐发五脏辨证纲领,化裁并创制许多新方,奠定了中医儿科学基础。张元素受其影响阐发脏腑辨证规律,六味地黄丸成为千古名方,其儿科用方中如导赤散、泻青丸、泻白散等则被后世广泛应用于内、妇诸科。

③ 陈自明

一、填空题

1. 陈自明,字_____,晚年自号_____。

2. 陈自明代表著作是_____,_____。

3. 陈自明治学主张_____,_____。

4. 陈自明认为妇科疾病基本病机是_____,_____。

5. 陈自明认为痈疽病机为_____,_____。

二、单选题(每小题有五个备选答案,选出一个正确答案)

1. 陈自明编纂《妇人大全良方》参考的妇科著作不包括　　　　　　　　　　　　(　　)

　　A.《妇人经验方》　　B.《专治妇人方》　　C.《养胎论》　　D.《产宝方》　　E.《达生篇》

2. 首创内外合一法治疗外科疾病的医家是　　　　　　　　　　　　　　　　　　(　　)

　　A. 陈自明　　B. 陈实功　　C. 薛己　　D. 高秉钧　　E. 吴师机

3. 陈自明告诫痈疽未破,毒攻脏腑,禁用　　　　　　　　　　　　　　　　　　(　　)

　　A. 苦药　　B. 泻药　　C. 补药　　D. 寒药　　E. 热药

4. 陈自明告诫痈疽已破,脏腑既亏,禁用　　　　　　　　　　　　　　　　　　(　　)

　　A. 苦药　　B. 寒药　　C. 温药　　D. 泻药　　E. 热药

5. 陈自明治病十分重视　　　　　　　　　　　　　　　　　　　　　　　　　　(　　)

　　A. 祛除邪气　　B. 扶养正气　　C. 气血宣行　　D. 调补阴阳　　E. 调补冲任

三、多选题(每小题有五个备选答案,选出二至五个正确答案)

1. 四物汤被陈自明广泛用于　　　　　　　　　　　　　　　　　　　　　　　　(　　)

　　A. 调经　　B. 求嗣　　C. 安胎　　D. 产后　　E. 杂病

2. 陈自明指出妇人妊娠不可轻用　　　　　　　　　　　　　　　　　　　　　　(　　)

　　A. 桂枝　　B. 白术　　C. 半夏　　D. 桃仁　　E. 芒硝

3. 陈自明指出妇人妊娠禁用　　　　　　　　　　　　　　　　　　　　　　　　(　　)

　　A. 牛膝　　B. 三棱　　C. 大戟　　D. 芒硝　　E. 黄芩

4. 陈自明总结痈疽病因有 （　　）

   A. 天行　　B. 怒气　　C. 肾气虚　　D. 心气虚　　E. 服丹药

5. 陈自明辨别痈疽方法有 （　　）

   A. 辨内外　　B. 辨阴阳　　C. 辨脏腑　　D. 辨气血　　E. 辨虚实

四、判断题（正确答案划"✓"，错误答案划"✕"）

1.《妇人大全良方》集宋以前妇科学成就之大成。 （　　）

2. 陈自明编写孕妇药忌歌。 （　　）

3. 陈自明认为妇人虚证不可气血并补。 （　　）

4. 陈自明认为治疗痈疽不宜用灸法。 （　　）

5. 陈自明治疗妇科疾病重视调治肝脾。 （　　）

五、简答题

1. 简述陈自明妇科临证经验及用药特色。

2. 简述陈自明治疗痈疽经验。

【参 考 答 案】

一、填空题

1. 良甫　药隐老人

2.《妇人大全良方》《外科精要》

3. 博览群书　善于总结经验

4. 气血不调　冲任损伤

5. 脏腑不和　阴阳失调

二、单选题

1. E　2. A　3. E　4. B　5. C

三、多选题

1. ABCDE　2. ACD　3. ACD　4. ABCE　5. ABC

四、判断题

1. ✓　2. ✓　3. ✕　4. ✕　5. ✓

五、简答题要点

1. 气血并补，调治肝脾，善用四物汤，妊娠用药禁忌。

2. 内外兼治，对证用药，顾护脾胃，重视灸法，注意事项。

④

刘完素

一、填空题

1. 刘完素，字_____，自号_____。

2. 刘完素治学主张深入研究_____，_____。

3. 刘完素的代表著作是_____，_____。

4. 刘完素的再传弟子是_____，三传弟子是_____。

5. 刘完素创三一承气汤,以通治＿＿＿＿＿＿主证,而不至于误用＿＿＿＿＿＿。

二、单选题(每小题有五个备选答案,选出一个正确答案)

1. 刘完素创制的治疗表证兼有里热方剂是　　　　　　　　　　　　　　　(　　)
   A. 麻杏石甘汤　　B. 防风通圣散　　C. 桑菊饮　　D. 银翘散　　E. 葛根芩连汤

2. 刘完素认为五志化火生热的关键在于　　　　　　　　　　　　　　　　(　　)
   A. 肝　　B. 心　　C. 脾　　D. 肺　　E. 肾

3. 刘完素创制的地黄饮子用于治疗　　　　　　　　　　　　　　　　　　(　　)
   A. 消渴　　B. 喑痱　　C. 热毒　　D. 燥证　　E. 泻痢

4. 刘完素用通腑法治疗中风的方剂是　　　　　　　　　　　　　　　　　(　　)
   A. 祛风丸　　B. 防风通圣散　　C. 大秦艽汤　　D. 防风天麻散　　E. 三化汤

5. 刘完素认为中风预后较差的是　　　　　　　　　　　　　　　　　　　(　　)
   A. 中经　　B. 中络　　C. 中脏　　D. 中腑　　E. 中血分

三、多选题(每小题有五个备选答案,选出二至五个正确答案)

1. 刘完素的弟子有　　　　　　　　　　　　　　　　　　　　　　　　　(　　)
   A. 穆大黄　　B. 马宗素　　C. 荆山浮屠　　D. 罗知悌　　E. 朱震亨

2. 罗知悌将哪些医家的学术思想传给了朱震亨　　　　　　　　　　　　　(　　)
   A. 刘完素　　B. 张从正　　C. 李杲　　D. 张元素　　E. 王好古

3. 下列有联系的病机和病症是　　　　　　　　　　　　　　　　　　　　(　　)
   A. 诸涩枯涸　　B. 疼酸惊骇　　C. 干劲皴揭　　D. 诸痉项强　　E. 皆属于燥

4. 刘完素治疗中风常用的方剂是　　　　　　　　　　　　　　　　　　　(　　)
   A. 加减小续命汤　　B. 三化汤　　C. 大秦艽汤　　D. 地黄饮子　　E. 天麻钩藤饮

5. 刘完素预防中风常用的方剂是　　　　　　　　　　　　　　　　　　　(　　)
   A. 八风散　　B. 愈风汤　　C. 天麻丸　　D. 地黄饮子　　E. 小续命汤

四、判断题(正确答案划"√",错误答案划"×")

1. 刘完素因家居河间府,故被后世尊称为刘河间。　　　　　　　　　　　(　　)
2. 刘完素专治火热病,被称为寒凉派。　　　　　　　　　　　　　　　　(　　)
3. 张从正师承刘完素,治病主张攻邪。　　　　　　　　　　　　　　　　(　　)
4. 刘完素认为阳气怫郁是火热病发生发展过程中的一个中间环节。　　　　(　　)
5. 刘完素首先提出热极生风理论。　　　　　　　　　　　　　　　　　　(　　)

五、简答题

1. 简述六气皆能化火理论的意义。
2. 简述防风通圣散配伍特色。

六、论述题

1. 试述刘完素研究火热病的背景。
2. 试述刘完素治疗火热病方法。

【参　考　答　案】

一、填空题

1. 守真　通玄处士

2.《内经》　勇创新说

3.《素问玄机原病式》《黄帝素问宣明论方》

4. 罗知悌　朱震亨

5. 三承气汤　三承气汤

二、单选题

1. B　2. B　3. B　4. E　5. C

三、多选题

1. ABC　2. ABC　3. ACE　4. ABCD　5. ABC

四、判断题(正确答案划"√",错误答案划"×")

1. √　2. ×　3. ×　4. √　5. √

五、简答题要点

1. 风能化热为辛凉或甘寒解表治疗大法提供了理论依据;热极生风开创了论治中风由外风转向内风的先河;论述燥证病机,补充了《内经》病机十九条的不足。

2. 辛温药与苦寒药相配伍,辛凉解表;风药与清热药合用治疗火热病,使"火郁发之";宣、清、通三法和辛苦寒药并举,开发郁结,宣通气液,促进气血流通。

六、论述题要点

1. 宋金时期《局方》盛行,医者按图索骥,滥用成方,用药多偏温燥;治疗外感病墨守《伤寒论》成规,不辨寒热,动辄投以麻黄汤或桂枝汤;北方气候干燥,饮食醇酿,易化热生燥;战乱频繁,社会动荡,生活不定,情志不畅,疫病流行,热病较多。

2. 以表里为纲辨治火热病,表证用辛凉或甘寒解表,宣散郁结,表证兼有里热,用防风通圣散或双解散解表清里;里证用大承气汤或三一承气汤攻下里热;若热毒极深,波及血分用大承气汤或三一承气汤合黄连解毒汤或凉膈散;热邪在半表半里用柴胡汤和解。

❺ 张元素

一、填空题

1. 张元素,字_____,金代_____人。

2. 张元素的代表著作是_____,_____。

3. 张元素治学主张_____,重视_____。

4. 张元素弟子有_____,_____。

5. 张元素制方重视_____配伍法。

二、单项选择题(每小题有五个备选答案,选出一个正确答案)

1.《元史》编修王祎所说的金代医学中兴代表人物不包括　　　　　　　　（　　）

　　A. 刘完素　　B. 张从正　　C. 张元素　　D. 李杲　　E. 朱震亨

2. 张元素治疗肝病方法不包括　　　　　　　　　　　　　　　　　　　　（　　）

　　A. 有余泻之　　B. 不足补之　　C. 本热寒之　　D. 标热发之　　E. 本寒温之

3. 张元素认为附子乃阳中之阳,是因附子为　　　　　　　　　　　　　　（　　）

　　A. 味薄　　B. 味厚　　C. 气厚　　D. 气薄　　E. 气味俱厚

4. 张元素创制的新方是　　　　　　　　　　　　　　　　　　　　　　　（　　）

A. 香砂六君子汤　　B. 龙胆泻肝汤　　C. 理中汤　　D. 九味羌活汤　　E. 独活寄生汤

5. 张元素治疗脏腑疾病用药的依据是　　　　　　　　　　　　　　　　　　（　　）

A. 寒热虚实　　B. 气血阴阳　　C. 阴阳表里　　D. 表里寒热　　E. 寒热阴阳

三、多项选择题（每小题有五个备选答案,选出二至五个正确答案）

1. 张元素脏腑辨证内容是　　　　　　　　　　　　　　　　　　　　　　　（　　）

A. 依据脉象辨病症　　B. 虚实寒热辨病性　　C. 确立治则定方药　　D. 天人相应论藏象　　E. 根据病程测预后

2. 张元素对中药学的贡献是　　　　　　　　　　　　　　　　　　　　　　（　　）

A. 阐发升降浮沉　　B. 发明四气五味　　C. 创引经归经说　　D. 创中药分类法　　E. 发展气味补泻

3. 张元素将中药分为　　　　　　　　　　　　　　　　　　　　　　　　　（　　）

A. 风升生　　B. 热浮长　　C. 湿化成　　D. 燥降收　　E. 寒沉藏

4. 张元素脏腑辨证理论渊源于　　　　　　　　　　　　　　　　　　　　　（　　）

A.《内经》　　B.《金匮要略》　　C.《中藏经》　　D.《备急千金要方》　　E.《小儿药证直诀》

5. 张元素的制方大法有　　　　　　　　　　　　　　　　　　　　　　　　（　　）

A. 风制法　　B. 热制法　　C. 湿制法　　D. 燥制法　　E. 寒制法

四、判断题

1. 张元素创立脏腑苦欲理论。　　　　　　　　　　　　　　　　　　　　（　　）
2. 张元素创枳术丸以阐明其制方大法。　　　　　　　　　　　　　　　　（　　）
3. 张元素创制许多新方。　　　　　　　　　　　　　　　　　　　　　　（　　）
4. 张元素为易水学派创始人。　　　　　　　　　　　　　　　　　　　　（　　）
5. 张元素认为风性药皆味之薄者,味薄则通。　　　　　　　　　　　　　（　　）

五、简述题

1. 简述张元素归经学说内容。
2. 简述张元素的制方大法。

六、论述题

谈谈张元素的临床用药经验。

【参　考　答　案】

一、填空题

1. 洁古　易州

2.《医学启源》《脏腑标本寒热虚实用药式》

3. 敢于疑古　学术创新

4. 李杲　王好古

5. 气味

二、单项选择题

1. E　2. E　3. C　4. D　5. A

三、多项选择题

1. ABCD　2. ACDE　3. ABCDE　4. ABCDE　5. ACDE

四、判断题

1. ×　2. ×　3. √　4. √　5. √

五、简述题要点

1. 以脏象学说、经络学说为理论基础,根据临床疗效,并结合中药形、色、气、味等特性,以判断中药归属何经,指导临床用药。

2. 风制法、暑制法、湿制法、燥制法、寒制法。

六、论述题要点

深识药性,随证用药,依病性用药,创制新方。

6

张从正

一、填空题

1. 协助编写《儒门事亲》者有_____ , _____ 。

2. 张从正,字_____ ,号_____ 。

3. 张从正曾担任_____ , _____ 。

4. 张从正主张"_____ ,治病当论药攻"。

5. 张从正采用_____ 疗法,治疗情志病变。

二、单选题(每小题有五个备选答案,选出一个正确答案)

1. 张从正的著作是　　　　　　　　　　　　　　　　　　　　　　　　　（　　）

　　A.《儒门事亲》　　B.《兰室秘藏》　　C.《阴证略例》　　D.《温疫论》　　E.《时病论》

2. 创立攻邪学派的医家是　　　　　　　　　　　　　　　　　　　　　　（　　）

　　A. 张从正　　B. 吴有性　　C. 余霖　　D. 徐大椿　　E. 王士雄

3. 张从正吐法不包括　　　　　　　　　　　　　　　　　　　　　　　　（　　）

　　A. 追泪　　B. 引涎　　C. 漉涎　　D. 泄气　　E. 嚏气

4. 首先提出攻邪学说的医家是　　　　　　　　　　　　　　　　　　　　（　　）

　　A. 刘完素　　B. 李杲　　C. 张从正　　D. 吴有性　　E. 余霖

5. 张从正病邪理论不包括　　　　　　　　　　　　　　　　　　　　　　（　　）

　　A. 因邪致病　　B. 论病重邪　　C. 祛邪安正　　D. 血气流通　　E. 安正祛邪

三、多选题(每小题有五个备选答案,选出二至五个正确答案)

1. 张从正所论邪气包括　　　　　　　　　　　　　　　　　　　　　　　（　　）

　　A. 天邪　　B. 地邪　　C. 人邪　　D. 七情所伤　　E. 药邪

2. 张从正汗法包括　　　　　　　　　　　　　　　　　　　　　　　　　（　　）

　　A. 灸法　　B. 针刺　　C. 按摩　　D. 砭石　　E. 导引

3. 张从正下法包括　　　　　　　　　　　　　　　　　　　　　　　　　（　　）

　　A. 催生　　B. 下乳　　C. 磨积　　D. 逐水　　E. 破经

4. 张从正认为大黄功效有　　　　　　　　　　　　　　　　　　　　　　（　　）

    A. 泻热通腑　　B. 凉血解毒　　C. 逐瘀通经　　D. 止血　　E. 止痛

5. 张从正饮食调补内容包括　　　　　　　　　　　　　　　　　　　　　（　　）

    A. 五谷养之　　B. 五禽补之　　C. 五畜益之　　D. 五菜充之　　E. 五果助之

四、判断题（正确答案划"√",错误答案划"×"）

1. 张从正认为正虚邪盛是疾病发生的根本原因。　　　　　　　　　　　（　　）

2. 张从正应用补法,首选温补药。　　　　　　　　　　　　　　　　　　（　　）

3. 张从正使用下法常与吐法前后连用。　　　　　　　　　　　　　　　　（　　）

4. 张从正应用九曲玲珑灶发汗。　　　　　　　　　　　　　　　　　　　（　　）

5. 张从正应用吐法每先用小剂,不效则逐渐加量。　　　　　　　　　　（　　）

五、简答题

1. 简述张从正应用汗吐下三法的意义。

2. 简述张从正应用的催吐方法。

六、论述题

分析张从正所治头热痛医案。

【参 考 答 案】

一、填空题

1. 麻知几　常德

2. 子和　戴人

3. 军医　太医

4. 养生当论食补

5. 以情胜情

二、单选题

1. A　2. A　3. D　4. C　5. E

三、多选题

1. ABCDE　2. ABCDE　3. ABCDE　4. ABCD　5. ACDE

四、判断题

1. ×　2. ×　3. √　4. √　5. √

五、简答题要点

1. 或三法兼用,或三法先后使用,攻逐邪气,改善气血壅滞,促进血气流通,恢复健康。

2. 服用催吐药,引涎、漉涎、嚏气、追泪等。

六、论述题要点

（略）

❼

李　杲

一、填空题

1. 李杲,字＿＿＿＿＿＿＿,晚年自号＿＿＿＿＿＿＿。

2. 李杲认为饮食不节则＿＿＿＿＿病,形体劳役则＿＿＿＿＿病。

3. 李杲论述的脾胃功能是＿＿＿＿＿＿,＿＿＿＿＿＿。

4. 李杲认为脾胃内伤两大症候群为＿＿＿＿＿＿,＿＿＿＿＿。

5. 李杲升脾阳擅长使用的药物是＿＿＿＿＿＿,＿＿＿＿＿＿。

二、单选题(每小题有五个备选答案,选出一个正确答案)

1. 撰写《内外伤辨惑论》的医家是　　　　　　　　　　　　　　　　　　（　　）

　　A. 刘完素　　B. 李杲　　C. 吴有性　　D. 张介宾　　E. 吴师机

2. 李杲治疗肺之脾胃虚的方剂是　　　　　　　　　　　　　　　　　　（　　）

　　A. 升阳益胃汤　　B. 升阳散火汤　　C. 当归补血汤　　D. 沉香温胃丸　　E. 补脾胃泻阴火升阳汤

3. 李杲治疗肾之脾胃虚的方剂是　　　　　　　　　　　　　　　　　　（　　）

　　A. 升阳益胃汤　　B. 升阳散火汤　　C. 当归补血汤　　D. 沉香温胃丸　　E. 补脾胃泻阴火升阳汤

4. 创制普济消毒饮的医家是　　　　　　　　　　　　　　　　　　　　（　　）

　　A. 孙思邈　　B. 刘完素　　C. 李杲　　D. 吴有性　　E. 叶桂

5. 创制清胃散的医家是　　　　　　　　　　　　　　　　　　　　　　（　　）

　　A. 张机　　B. 孙思邈　　C. 钱乙　　D. 张元素　　E. 李杲

三、多选题(每小题有五个备选答案,选出二至五个正确答案)

1. 李杲的弟子有　　　　　　　　　　　　　　　　　　　　　　　　　（　　）

　　A. 王好古　　B. 罗天益　　C. 罗知悌　　D. 王履　　E. 戴思恭

2. 李杲认为脾胃内伤病机为　　　　　　　　　　　　　　　　　　　　（　　）

　　A. 升降失常　　B. 脾肾失调　　C. 气火失调　　D. 气血失调　　E. 气水失调

3. 李杲认为脾胃内伤的病因为　　　　　　　　　　　　　　　　　　　（　　）

　　A. 饮食不节　　B. 劳役过度　　C. 情志内伤　　D. 痰饮　　E. 瘀血

4. 李杲著作有　　　　　　　　　　　　　　　　　　　　　　　　　　（　　）

　　A.《脾胃论》　　B.《内外伤辨惑论》　　C.《医学发明》　　D.《兰室秘藏》　　E.《东垣试效方》

5. 李杲所创制的方剂有　　　　　　　　　　　　　　　　　　　　　　（　　）

　　A. 升阳散火汤　　B. 升陷汤　　C. 升阳除湿汤　　D. 当归补血汤　　E. 当归六黄汤

四、判断题(正确答案划"√",错误答案划"×")

1. 李杲因母病被庸医误治而拜张元素学医。　　　　　　　　　　　　　（　　）

2. 当归补血汤重用当归一两为君,黄芪二钱为臣。　　　　　　　　　　（　　）

3. 李杲认为外感时邪,滥用苦寒,亦能伤及脾胃。　　　　　　　　　　（　　）

4. 李杲创制的补中益气汤以人参为君药。　　　　　　　　　　　　　　（　　）

5. 李杲治疗内伤热中证主张重用风药升阳。　　　　　　　　　　　　　（　　）

五、简答题

1. 简述李杲临证经验。

2. 简述李杲临证用药特色。

六、论述题

分析李杲所治大头瘟医案。

【参 考 答 案】

一、填空题

1. 明之　东垣老人

2. 胃　脾

3. 脾胃是元气之本　脾胃为升降枢纽

4. 脾胃气虚症候群　火热亢盛虚症候群

5. 升麻　柴胡

二、单选题

1. B　2. A　3. D　4. C　5. E

三、多选题

1. AB　2. AC　3. ABC　4. ABCDE　5. ACDE

四、判断题

1. √　2. ×　3. √　4. ×　5. ×

五、简答题要点

1. 甘温除热,升阳散火,升阳除湿,清泻实火。

2. 注重配伍,轻药愈病,喜用风药,用药宜忌等。

六、论述题要点

(略)

8 朱震亨

一、填空题

1. 朱震亨,字_____,学者尊之为_____。

2. 《丹溪心法》认为郁证病位在_____,以_____为关键。

3. 朱震亨指出相火妄动可以煎熬_____,耗伤_____。

4. 朱震亨将饮食分为_____与_____两大类。

5. 朱震亨的代表著作是_____,_____。

二、单选题(每小题有五个备选答案,选出一个正确答案)

1. 《丹溪心法》论述痰病病机不包括　　　　　　　　　　　　　　　　（　　）

　A. 脾虚　　B. 湿滞　　C. 气郁　　D. 火炎　　E. 阴虚

2. 朱震亨认为相火特性是　　　　　　　　　　　　　　　　　　　　　（　　）

　A. 阳升阴降　　B. 外阴而内阳　　C. 内阴而外阳　　D. 阴升阳降　　E. 体阴用阳

3. 朱震亨阐发阴阳的观点是　　　　　　　　　　　　　　　　　　　　（　　）

　A. 阳不足阴无余　　B. 阳有余阴不足　　C. 阳升阴降　　D. 阴中求阳　　E. 阳中求阴

4. 朱震亨认为与相火有密切关系的脏腑不包括　　　　　　　　　　　　（　　）

　　A. 胆　　　B. 膀胱　　　C. 心包络　　　D. 三焦　　　E. 心火

5.《丹溪心法》中治疗郁证的方剂是　　　　　　　　　　　　　　　　（　　）

　　A. 逍遥丸　　　B. 枳术丸　　　C. 左归丸　　　D. 右归丸　　　E. 越鞠丸

三、多选题（每小题有五个备选答案，选出二至五个正确答案）

1. 朱震亨认为引起相火妄动的原因有　　　　　　　　　　　　　　　　（　　）

　　A. 情志过极　　　B. 色欲无度　　　C. 六淫侵袭　　　D. 饮食厚味　　　E. 劳役过度

2. 对朱震亨学术思想影响较大的学者有　　　　　　　　　　　　　　　（　　）

　　A. 刘完素　　　B. 张从正　　　C. 李杲　　　D. 许谦　　　E. 罗天益

3.《丹溪心法》提出痰证治疗原则有　　　　　　　　　　　　　　　　（　　）

　　A. 实脾燥湿　　　B. 痰瘀同治　　　C. 治痰先治气　　　D. 节食茹淡　　　E. 摄养护阴

4. 朱震亨临证将火证分为　　　　　　　　　　　　　　　　　　　　　（　　）

　　A. 郁火　　　B. 虚火　　　C. 实火　　　D. 阴火　　　E. 食火

5. 朱震亨认为相火寄于　　　　　　　　　　　　　　　　　　　　　　（　　）

　　A. 心　　　B. 肾　　　C. 肺　　　D. 肝　　　E. 脾

四、判断题（正确答案划"√"，错误答案划"×"）

1. 朱震亨是丹溪学派代表人物。　　　　　　　　　　　　　　　　　　（　　）
2. 朱震亨以逍遥散统治郁证。　　　　　　　　　　　　　　　　　　　（　　）
3. 朱震亨是儒医兼备的典范。　　　　　　　　　　　　　　　　　　　（　　）
4. 朱震亨办学校培养了大批中医人才。　　　　　　　　　　　　　　　（　　）
5. 王纶提出"杂病宗丹溪"。　　　　　　　　　　　　　　　　　　　　（　　）

五、简答题

1. 简述朱震亨养阴抑阳摄生观。
2. 简述朱震亨治疗阴虚火动证的用药特点。

六、论述题

《丹溪心法》如何论述郁证的病因病机？

【 **参 考 答 案** 】

一、填空题

1. 彦修　丹溪翁

2. 中焦　气郁

3. 真阴　元气

4. 天赋　人为

5.《格致余论》《局方发挥》

二、单选题

1. E　2. C　3. B　4. E　5. E

三、多选题

1. ABD　2. ABCD　3. ABC　4. ABC　5. BD

四、判断题

1. √　2. ×　3. √　4. ×　5. √

五、简答题要点

1. 收心养心、护阴摄养、顺时避虚和节食茹淡。

2. 阴精虚相火旺,创制大补阴丸治之;阴血虚而相火旺,以四物汤加知柏治之。

六、论述题要点

外感六淫、内伤情志、饮食失节和久病失调等,导致人体气血怫郁,传化失常,郁久又可化热生火;病位在中焦。

⑨ 薛 己

一、填空题

1. 薛己,字_____,号_____。

2. 薛己的代表著作是_____,_____。

3. 薛己认为"胃气_____则_____。"

4. 薛己擅用_____,_____法治疗疾病。

5. 薛己重视脾胃思想源于_____和_____。

二、单项选择题(每小题有五个备选答案,选出一个正确答案)

1. 薛己朝夕互补法所用方剂不包括　　　　　　　　　　　　　　　(　)

　　A. 六君子汤　　B. 加减肾气丸　　C. 补中益气汤　　D. 左归丸　　E. 六味丸

2. 薛己治危急虚证所用的方剂是　　　　　　　　　　　　　　　(　)

　　A. 生脉散　　B. 四逆汤　　C. 八味丸　　D. 当归四逆汤　　E. 六味丸

3. 薛己的脾肾同治不包括　　　　　　　　　　　　　　　(　)

　　A. 脾肾虚寒　　B. 脾肾虚损　　C. 气虚兼阴虚　　D. 阴阳俱虚　　E. 脾肾阴虚

4. 薛己温补肾阳的方剂是　　　　　　　　　　　　　　　(　)

　　A. 八味丸　　B. 左归丸　　C. 四神丸　　D. 附子理中丸　　E. 右归饮

5. 薛己的学术特色是　　　　　　　　　　　　　　　(　)

　　A. 重视先天　　B. 重视后天　　C. 脾肾并重　　D. 独重胃气　　E. 重视命火

三、多项选择题(每小题有五个备选答案,选出二至五个正确答案)

1. 薛己温补脾胃生阴血的常用方剂是　　　　　　　　　　　　　　　(　)

　　A. 六君子汤　　B. 四物汤　　C. 八味丸　　D. 理中汤　　E. 调中益气汤

2. 薛己重视脾胃与肾命思想渊源于　　　　　　　　　　　　　　　(　)

　　A. 王冰　　B. 钱乙　　C. 张元素　　D. 李杲　　E. 朱震亨

3. 关于薛己下列说法正确的是　　　　　　　　　　　　　　　(　)

　　A. 温补派　　B. 整体派　　C. 正宗派　　D. 平补治伤派　　E. 薛己学派

4. 薛己脾肾同治的方剂是　　　　　　　　　　　　　　　(　)

　　A. 四神丸　　B. 六君子加姜、桂　　C. 八味丸　　D. 四君子汤　　E. 四逆汤

5. 温补学派医家包括　　　　　　　　　　　　　　　(　)

　　A. 薛己　　B. 张介宾　　C. 李中梓　　D. 李杲　　E. 赵献可

四、判断题（正确答案划"✓",错误答案划"✕"）

1. 薛己以六味地黄丸温补肝肾。 　　　　　　　　　　　　　　　　（　　）
2. 薛己朝夕互补法是指朝补脾胃,夕补肾命。 　　　　　　　　　　（　　）
3. 薛己一概反对纯用补法。 　　　　　　　　　　　　　　　　　　（　　）
4. 薛己主张以温补之法升发脾胃阳气。 　　　　　　　　　　　　　（　　）
5. 薛己认为某些外感疾病由脾胃虚弱引起。 　　　　　　　　　　　（　　）

五、简答题

1. 简述薛己治学主张。
2. 简述薛己"人以胃气为本"的主要思想。

六、论述题

试述薛己应用补中益气汤的经验。

【参 考 答 案】

一、填空题

1. 新甫　立斋

2.《内科摘要》　《明医杂著》注

3. 受伤　虚证蜂起

4. 温补脾胃　补养肾命

5.《内经》　李杲

二、单项选择题

1. D　2. C　3. C　4. A　5. C

三、多项选择题

1. ABC　2. ABD　3. ABDE　4. ABC　5. ABC

四、判断题

1. ✕　2. ✕　3. ✕　4. ✓　5. ✓

五、简答题要点

1. 博览群书,吸取诸家之长,借鉴前人经验,总结自己经验,详细记录各科临证医案,甚至是死亡医案。

2. 胃为五脏本源,人身之根蒂;脾胃化生气血;胃气受伤,诸证蜂起。

六、论述题要点

　　补益元气,重视升举;升补阳气,据情而用;合方灵巧,脾肾并重;朝夕用药,治各有宜;药物加减,审机而用;择时服药,助脾增效;经验治病,可资借鉴。

⑩

万 全

一、填空题

1. 万全,字_____,号_____。

2. 万全师承_____,遥承_____。

3. 万全著作是_____。

4. 万全主张晨起早行,不可_____,宜服_____。

5. 万全所说的慎动是指形神活动应_____,不可_____。

二、选择题(每小题有五个备选答案,选出一个正确答案)

1. 万全总结的优生准备不包括 (　　)
　　A. 婚配要求　　B. 保精养血　　C. 择时交会　　D. 调治疾病　　E. 注意饮食

2. 万全认为优生优育的重要前提是 (　　)
　　A. 胎教　　B. 保胎　　C. 治疗妊娠疾病　　D. 父母精血充沛　　E. 育儿方法

3. 提出"脾胃虚弱,百病蜂起"的医家是 (　　)
　　A. 李杲　　B. 薛己　　C. 万全　　D. 缪希雍　　E. 叶桂

4. 万全认为久视伤 (　　)
　　A. 血　　B. 气　　C. 筋　　D. 骨　　E. 肉

5. 万全在法时中强调"春三月"要 (　　)
　　A. 早睡早起　　B. 早睡晚起　　C. 晚睡晚起　　D. 夜卧早起　　E. 自由作息

三、多选题(每小题有五个备选答案,选出二至五个正确答案)

1. 万全总结的小儿病因有 (　　)
　　A. 外感六淫　　B. 饮食不节　　C. 客忤　　D. 跌仆　　E. 水火烫伤

2. 万全调理脾胃常用 (　　)
　　A. 白术散　　B. 肥儿丸　　C. 参苓白术散　　D. 补中益气丸　　E. 枳术丸

3. 万全养生四要内容有 (　　)
　　A. 法时　　B. 慎动　　C. 养性　　D. 寡欲　　E. 却疾

4. 万全提出小儿护养要求有 (　　)
　　A. 生活调养　　B. 早期教育　　C. 精神调摄　　D. 预防脐风　　E. 勿妄用药

5. 万全儿科著作有 (　　)
　　A.《幼科发挥》　　B.《片玉心书》　　C.《育婴秘诀》　　D.《痘疹心法》　　E.《片玉痘疹》

四、判断题(正确答案划"√",错误答案划"×")

1. 万全反对小儿过分饱暖。 (　　)
2. 肝常有余是指肝的功能太过。 (　　)
3. 万全临证主张以望色为先。 (　　)
4. 万全强调脐带未落时频浴易患脐风。 (　　)
5. 万全提倡小儿应当母乳喂养。 (　　)

五、简答题

1. 万全如何阐发小儿病理特点?
2. 简述万全养生五失内容。
3. 简述万全临证用药特色。

【参 考 答 案】

一、填空题

1. 全仁　密斋
2. 家学　钱乙

3.《万密斋医学全书》

4. 空腹　糜粥

5. 适度　过极

二、选择题

1. E　2. D　3. C　4. A　5. D

三、多选题

1. ABCDE　2. ABC　3. ABDE　4. ABCDE　5. ABCDE

四、判断题

1. √　2. ×　3. √　4. √　5. √

五、简答题要点

1. 肝常有余,心常有余,脾常不足,肺常不足,肾常不足。

2. 不知保身,疾不早治,信巫不信医,喜峻药攻,治不择医。

3. 注重调理脾胃,善用丸散膏丹,用药中正平和,反对滥用攻补。

⑪
龚廷贤

一、填空题

1. 龚廷贤,字_____,号_____。

2. 龚廷贤代表著作_____,_____。

3. 龚廷贤调治脾胃的特点有_____,_____。

4. 龚廷贤认为衰老的病机是_____,_____。

5. 龚廷贤治疗虚寒呕吐用_____,寒泻用_____。

二、单选题(每小题有五个备选答案,选出一个正确答案)

1. 龚廷贤养生箴言不包括　　　　　　　　　　　　　　　　　( )

　A. 养性　　B. 情欲　　C. 饮食　　D. 老人六戒　　E. 劳倦

2. 龚廷贤治疗脾胃病通用方是　　　　　　　　　　　　　　　( )

　A. 三因和中健脾丸　　B. 三黄枳术丸　　C. 补胃汤　　D. 理气健脾丸　　E. 参术健脾丸

3. 龚廷贤整体调治脾胃的方法是　　　　　　　　　　　　　　( )

　A. 养心健脾疏肝法　　B. 温肾健脾疏肝法　　C. 培土生金利水法　　D. 泻心滋肾养胃法　　E. 抑肝实脾补肺法

4. 龚廷贤所论火泻主症不包括　　　　　　　　　　　　　　　( )

　A. 痛泻交作　　B. 易饱　　C. 泻水如热汤　　D. 泄泻　　E. 腹痛

5. 龚廷贤治疗肾泻方剂是　　　　　　　　　　　　　　　　　( )

　A. 二神丸　　B. 四神丸　　C. 八味丸　　D. 右归丸　　E. 附子理中丸

三、多选题(每小题有五个备选答案,选出二至五个正确答案)

1. 龚廷贤治疗脾泻方剂有　　　　　　　　　　　　　　　　　( )

　A. 扶脾散　　B. 八栓散　　C. 补脾丸　　D. 补中益气丸　　E. 参苓白术散

2. 龚廷贤的著作有 （ ）
   A.《种杏仙方》 B.《寿世保元》 C.《云林神彀》 D.《鲁府禁方》 E.《小儿推拿秘旨》

3. 龚廷贤的百消丸药物组成是 （ ）
   A. 牵牛子 B. 白术 C. 香附 D. 木香 E. 五灵脂

4. 龚廷贤养性内容是 （ ）
   A. 提倡晚婚 B. 诗书悦心 C. 谦和容让 D. 细嚼慢咽 E. 山林逸性

5. 龚廷贤阐发脾胃内伤病因病机是 （ ）
   A. 饮食劳倦伤脾 B. 嗜欲伤脾 C. 饮食自倍伤胃 D. 嗜酒损伤脾胃 E. 外感寒邪

四、判断题(正确答案划"√",错误答案划"×")
1. 明代被誉为"国手"的医家是龚庆宣。 （ ）
2. 龚廷贤反对以枳术丸作为脾胃之要药。 （ ）
3. 龚廷贤主张用消导耗气药治疗伤食。 （ ）
4. 龚廷贤用藿香正气散治疗水寒停胃呕吐。 （ ）
5. 龚廷贤主张夏月伏阴在内,暖食尤宜。 （ ）

五、简答题
1. 简述龚廷贤老年养生内容。
2. 简述龚廷贤创制的常用延缓衰老方剂。

【参 考 答 案】

一、填空题
1. 子才 云林山人
2.《寿世保元》《万病回春》
3. 因证论治 整体调治
4. 肾气耗伤 内伤脾胃
5. 附子理中丸 附子理中丸

二、单选题
1. E 2. A 3. A 4. B 5. A

三、多选题
1. ABC 2. ABCDE 3. ACE 4. BCE 5. ABCD

四、判断题
1. × 2. √ 3. × 4. × 5. √

五、简答题要点
1. 阐发衰老病机,创制延缓衰老方药,倡导养生箴言,编纂养生歌诀。
2. 八仙长寿丸,五仁斑龙胶,阳春白雪膏,延寿丹。

⑫

杨继洲

一、填空题

1. 杨继洲,字_____,明代著名_____学家。

2. 杨继洲临证强调_____,_____综合运用。

3. 杨继洲重视经络,提出"宁失其_____,勿失其_____"。

4. 杨继洲重视针刺得气,主张"宁失其_____,勿失其_____"。

5. 杨继洲的平补平泻法,实指_____,_____的补泻手法。

二、单选题(每小题有五个备选答案,选出一个正确答案)

1. 杨继洲著作是 （　　）

A.《针灸大成》　　B.《针灸大全》　　C.《神应经》　　D.《资生经》　　E.《针灸聚英》

2. 以《卫生针灸玄机秘要》为基础编撰的针灸著作是 （　　）

A.《针灸大全》　　B.《针灸大成》　　C.《神应经》　　D.《资生经》　　E.《针灸聚英》

3. 杨继洲的补针要法要求针手经络应停 （　　）

A. 十二息　　B. 二十四息　　C. 三十六息　　D. 四十八息　　E. 六十息

4. 将《素问》《难经》称为针灸之源的医家是 （　　）

A. 刘完素　　B. 赵献可　　C. 朱震亨　　D. 戴思恭　　E. 杨继洲

5. 杨继洲的补针要法要求针足经络应停 （　　）

A. 十二息　　B. 二十四息　　C. 三十六息　　D. 四十八息　　E. 六十息

三、多选题(每小题有五个备选答案,选出二至五个正确答案)

1. 杨继洲总结二十四种针刺复式手法,其中独创的是 （　　）

A. 运气法　　B. 中气法　　C. 五脏交经　　D. 通关交经　　E. 隔角交经

2. 杨继洲得气手法主要包括 （　　）

A. 候气　　B. 取气　　C. 破气　　D. 行气　　E. 降气

3. 杨继洲泻针要法内容包括 （　　）

A. 随咳进针　　B. 直入地部　　C. 捻六撅六　　D. 提出于人部　　E. 其穴不闭

4. 杨继洲总结二十四种针刺复式手法所参考的著作有 （　　）

A.《针灸大全》　　B.《针灸聚英》　　C.《针灸问对》　　D.《资生经》　　E.《针灸甲乙经》

5. 杨继洲根据针刺大小将补泻手法分为 （　　）

A. 大补　　B. 大泻　　C. 平补　　D. 平泻　　E. 补泻并举

四、判断题(正确答案划"√",错误答案划"×")

1.《针灸大成》是以《针灸甲乙经》为基础编撰而成。 （　　）

2. 杨继洲提出临床辨证以脏腑为要。 （　　）

3. 杨继洲在十二字分次第手法基础上,将针刺手法精简为下手八法。 （　　）

4. "透天凉"为杨继洲二十四种针刺复式手法之一。 （　　）

5. 杨继洲倡导临床治疗以针灸为先,药物次之。 （　　）

五、简答题

1. 简述杨继洲总结创新针刺手法的内容。

2. 简述杨继洲"针灸药物,不可缺一"的内容。

【参 考 答 案】

一、填空题

1. 济时　针灸

2. 针灸　药物

3. 穴　经

4. 时　气

5. 手法较轻　刺激量较小

二、单选题

1. A　2. B　3. B　4. E　5. C

三、多选题

1. ABCDE　2. ABD　3. ABCDE　4. ABC　5. ABCD

四、判断题

1. ×　2. ×　3. ×　4. √　5. √

五、简答题要点

1. 十二字分次第手法、下手八法、二十四法、补泻手法、得气手法。

2. 惟精于针,以备缓急;针灸药物,各有所长;治法因人,变通随症。

⑬

缪希雍

一、填空题

1. 缪希雍,字_____,号_____。

2. 缪希雍代表著作是_____ ,_____。

3. 缪希雍治学主张_____ ,_____。

4. 缪希雍在参苓白术散基础上创制_____。

5. 缪希雍将类中风证称为_____。

二、单选题(每小题有五个备选答案,选出一个正确答案)

1. 缪希雍清阳明邪热的主药是 （ 　 ）

　　A. 石膏　　B. 知母　　C. 黄芩　　D. 栀子　　E. 竹叶

2. 缪希雍誉之为"治吐血圣药"的中药是 （ 　 ）

　　A. 郁金　　B. 麦门冬　　C. 薏苡仁　　D. 鳖甲　　E. 枸杞子

3. 缪希雍比喻为国家之饷道者是 （ 　 ）

　　A. 胃气　　B. 脾气　　C. 谷气　　D. 卫气　　E. 营气

4. 缪希雍论述吐血的病机是 （ 　 ）

　　A. 阴虚火旺　　B. 脾虚失统　　C. 心火亢盛　　D. 血热妄行　　E. 肝火旺盛

5. 明代受到东林党事件牵连的医家是　　　　　　　　　　　　　　　　　（　　）

　　A. 张机　　B. 李杲　　C. 缪希雍　　D. 叶桂　　E. 唐宗海

三、多选题(每小题有五个备选答案,选出二至五个正确答案)

1. 缪希雍将血症分为　　　　　　　　　　　　　　　　　　　　　　　　（　　）

　　A. 血虚　　B. 血瘀　　C. 血凝　　D. 血涩　　E. 血热

2. 缪希雍治疗阴虚火旺吐血三要法是　　　　　　　　　　　　　　　　　（　　）

　　A. 行血　　B. 凉血　　C. 补肝　　D. 降火　　E. 降气

3. 缪希雍认为中风病机是　　　　　　　　　　　　　　　　　　　　　　（　　）

　　A. 真阴亏损　　B. 热灼津为痰　　C. 壅塞气道　　D. 热极生风　　E. 瘀血阻络

4. 缪希雍指出应用半夏需注意的三禁是　　　　　　　　　　　　　　　　（　　）

　　A. 渴家　　B. 汗家　　C. 血家　　D. 酒家　　E. 痰家

5. 缪希雍治疗阳明经病的方剂有　　　　　　　　　　　　　　　　　　　（　　）

　　A. 竹叶石膏汤　　B. 白虎汤　　C. 麻黄汤　　D. 桂枝汤　　E. 柴胡汤

四、判断题(正确答案划"√",错误答案划"✕")

1. 缪希雍认为外感伤寒温疫之邪从口鼻而入。　　　　　　　　　　　　　（　　）

2. 张元素创制羌活汤解表。　　　　　　　　　　　　　　　　　　　　　（　　）

3. 缪希雍治疗伤寒主张以速逐热邪为要。　　　　　　　　　　　　　　　（　　）

4. 缪希雍反对用竹叶石膏汤时去半夏。　　　　　　　　　　　　　　　　（　　）

5. 缪希雍重视调理脾胃。　　　　　　　　　　　　　　　　　　　　　　（　　）

五、简答题

1. 简述类中风证的主要治法。

2. 简述缪希雍辨治伤寒病特色。

【参 考 答 案】

一、填空题

1. 仲淳　慕台

2. 《先醒斋医学广笔记》《神农本草经疏》

3. 注重收集药方　师古而不泥古

4. 资生丸

5. 内虚暗风

二、单选题

1. A　2. A　3. C　4. A　5. C

三、多选题

1. ABE　2. ACE　3. ABCDE　4. ABC　5. AB

四、判断题

1. √　2. ✕　3. √　4. ✕　5. √

五、简答题要点

1. 先以清热顺气开痰以救其标,后以益血补气以治其本。

2. 根据时代、地域、气候、禀赋、发病特点灵活变通,用羌活汤解表,白虎汤、竹叶石膏汤清阳明,顾护津液。

⑭
陈实功

一、填空题

1. 陈实功,字_____,号_____。

2. 陈实功治学主张要有坚实_____,重视_____。

3. 《四库全书总目提要》赞扬陈实功著作说:"_____,_____。"

4. 陈实功认为由内因所致的疮疡多见于_____,_____。

5. 陈实功判断疮疡预后的依据是_____,_____。

二、单选题(每小题有五个备选答案,选出一个正确答案)

1. 陈实功的著作是 （   ）
   A.《外科正宗》　　B.《外科大成》　　C.《外科全生集》　　D.《外治医说》　　E.《外科理例》

2. 陈实功要求诊治妇科疾病需要 （   ）
   A. 问月经　　B. 问带下　　C. 问胎产　　D. 问乳房　　E. 第三人在场

3. 陈实功治疗疮疡重视 （   ）
   A. 脾胃　　B. 肝肾　　C. 脾肾　　D. 心肾　　E. 肺肾

4. 陈实功用消法治疗疮疡 （   ）
   A. 初期　　B. 中期　　C. 中晚期　　D. 晚期　　E. 愈合期

5. 外科领域中正宗派的代表医家是 （   ）
   A. 陈自明　　B. 陈实功　　C. 高秉钧　　D. 薛己　　E. 汪机

三、多选题(每小题有五个备选答案,选出二至五个正确答案)

1. 陈实功治疗疮疡的外治法包括 （   ）
   A. 中药外洗　　B. 切开排脓　　C. 手术扩创　　D. 清除腐肉　　E. 中药涂抹

2. 陈实功用内科方法治疗疮疡不包括 （   ）
   A. 消法　　B. 托法　　C. 补法　　D. 活血化瘀　　E. 软坚散结

3. 陈实功认为外因所致的疮疡多见于 （   ）
   A. 不善调摄　　B. 体虚之人　　C. 澡薄劳碌人　　D. 富贵之人　　E. 肥胖者

4. 陈实功认为导致疮疡的不内外因有 （   ）
   A. 饮食无常　　B. 劳役太过　　C. 喜怒不常　　D. 金刃所伤　　E. 虫兽所伤

5. 陈实功擅长治疗的皮肤病有 （   ）
   A. 粉刺　　B. 酒渣鼻　　C. 雀斑　　D. 黄褐斑　　E. 黧黑斑

四、判断题(正确答案划"√",错误答案划"×")

1. 陈实功治疗疮疡以外治为主。 （   ）

2. 陈实功治疗疮疡初期先用灸法。 （   ）

3. 陈实功强调疮疡患者居住房间应洁净。 （   ）

4. 陈实功的回乳四物汤是由四物汤加麦芽组成。 （   ）

5. 陈实功认为乳岩及早治疗预后较好。 （   ）

五、简答题

1. 简述陈实功对疮疡病因的认识。
2. 简述陈实功对乳痈病因病机的认识。

【参 考 答 案】

一、填空题

1. 毓仁　若虚

2. 文化基础　行医规范

3. 列证最详　论治最精

4. 富贵之人　肥胖者

5. 气血盛衰　疮疡形色

二、单选题

1. A　2. E　3. A　4. A　5. B

三、多选题

1. ABCDE　2. DE　3. ABC　4. ABC　5. ABCE

四、判断题

1. ×　2. √　3. √　4. √　5. ×

五、简答题要点

1. 内因、外因、不内外因。

2. 哺乳妇女,调摄不慎,致使乳汁瘀滞,乳络不畅,日久败乳蓄积,酿而成脓。

⑮ 张介宾

一、填空题

1. 张介宾的代表著作是＿＿＿＿＿＿,＿＿＿＿＿＿。

2. 张介宾提出"＿＿＿＿＿＿有余,＿＿＿＿＿＿不足"。

3. 张介宾提出的辨证纲领是＿＿＿＿＿＿,＿＿＿＿＿＿。

4. 张介宾治病擅长应用＿＿＿＿＿＿法。

5. 张介宾的药物四维是人参、＿＿＿＿＿＿、大黄、＿＿＿＿＿＿。

二、单项选择题(每小题有五个备选答案,选出一个正确答案)

1. 张介宾阴阳学说内容不包括 （　　）
   A. 阴阳互根　　B. 阴阳互藏　　C. 阴阳平衡　　D. 阴阳谐和　　E. 阴阳相济

2. 与张介宾无关的内容是 （　　）
   A. 会卿　　B. 景岳　　C. 通一子　　D. 浙江会稽　　E. 御医

3. 张介宾治形的核心是 （　　）
   A. 补气　　B. 温阳　　C. 养血　　D. 填精　　E. 滋阴

4. 张介宾指出命门为 （　　）
   A. 元气之脏　　B. 真火之脏　　C. 真阴之脏　　D. 元精之脏　　E. 五行之脏

5. 提出"阴阳者,一分为二"的医家是 （　　）

    A. 朱震亨　　B. 赵献可　　C. 薛己　　D. 王冰　　E. 张介宾

三、多项选择题(每小题有五个备选答案,选出二至五个正确答案)

1. 张介宾"阴阳相济"治虚损的方法是 （　　）

    A. 阴中求阳　　B. 阴中求阴　　C. 阳中求阴　　D. 阳中求阳　　E. 气血互生

2. 体现张介宾"阴阳互济"思想的方剂是 （　　）

    A. 六味丸　　B. 左归丸　　C. 八味丸　　D. 右归丸　　E. 玉女煎

3. 张介宾真阳论内容包括 （　　）

    A. 阴阳之辨　　B. 形气之辨　　C. 寒热之辨　　D. 水火之辨　　E. 精气之辨

4. 张介宾认为,熟地的作用是 （　　）

    A. 守聚　　B. 重降　　C. 甘缓　　D. 静镇　　E. 滋腻

5. 重视命门的医家是 （　　）

    A. 薛己　　B. 赵献可　　C. 张景岳　　D. 李中梓　　E. 绮石

四、判断题(正确答案划"✓",错误答案划"✕")

1. 张介宾认为熟地禀静顺之德。 （　　）

2. 张介宾强调善治病者,先治此形。 （　　）

3. 张介宾治疗命门阳衰阴胜用右归丸。 （　　）

4. 张介宾创立八纲辨证纲领。 （　　）

5. 张介宾五行互藏深化了五脏之间的相互关系。 （　　）

五、简述题

1. 简述张介宾治疗虚损的特色。

2. 简述张介宾二纲六变内容。

六、论述题

试述张介宾真阴论。

【参 考 答 案】

一、填空题

1.《景岳全书》《类经》

2. 阳非　阴常

3. 二纲　六变

4. 温补

5. 熟地　附子

二、单项选择题

1. C　2. E　3. D　4. C　5. E

三、多项选择题

1. ACE　2. BD　3. BCD　4. AE　5. ABC

四、判断题

1. ✓　2. ✓　3. ✓　4. ✕　5. ✓

五、简述题要点

1. 张介宾治疗虚损的特色有阴阳相济,填补精血。长于温补。

2. 阴阳,表里,虚实,寒热。

六、论述题要点

真阴之象,真阴之脏,真阴之用,真阴之病,真阴之治。

⑯
吴有性

一、填空题

1. 吴有性字_____,号_____。
2. 吴有性治学主张_____,_____。
3. 吴有性将温疫传变方式分为_____类,_____种。
4. 吴有性认为温疫邪伏_____,传变途径为_____。
5. 吴有性认为"杂气"无象_____,无声_____。

二、单选题(每小题有五个备选答案,选出一个正确答案)

1. 吴有性的著作是   (   )
   A.《温疫论》   B.《广瘟疫论》   C.《治疫全书》   D.《松峰说疫》   E.《伤寒温疫条辨》

2. 吴有性称之为"治疫之全剂"的方剂是   (   )
   A. 达原饮   B. 三消饮   C. 清瘟败毒饮   D. 桑菊饮   E. 正柴胡饮

3. 创立清瘟败毒饮的医家是   (   )
   A. 吴有性   B. 戴天章   C. 余霖   D. 叶桂   E. 吴瑭

4. 温疫传变方式不包括   (   )
   A. 向表传变   B. 向里传变   C. 表里先后传变   D. 同时向表里传变   E. 循经传变

5. 创立三甲散的医家是   (   )
   A. 吴有性   B. 吴瑭   C. 吴师机   D. 吴谦   E. 吴昆

三、多选题(每小题有五个备选答案,选出二至五个正确答案)

1. 论述邪从口鼻而入的医家是   (   )
   A. 张机   B. 陈无择   C. 吴有性   D. 缪希雍   E. 雷丰

2. 与吴有性学说有关的内容有   (   )
   A. 疫气   B. 从口鼻而入   C. 邪伏募原   D. 表里分传   E. 非时之气

3. 吴有性疏利募原的方剂是   (   )
   A. 达原饮   B. 三消饮   C. 清瘟败毒饮   D. 桑菊饮   E. 正柴胡饮

4. 戴天章从哪些方面辨识温疫   (   )
   A. 气   B. 色   C. 舌   D. 神   E. 脉

5. 吴有性认为,杂气致病的特点是   (   )
   A. 传染性   B. 流行性   C. 偏中性   D. 散发性   E. 致命性

四、判断题(正确答案划"√",错误答案划"×")

1. 吴有性认为戾气即是杂气。   (   )

2. 吴有性是温病学派的先驱。 （ ）

3. 吴有性用承气汤攻里通下治疗温疫。 （ ）

4. 吴有性认为,募原又称膜原。 （ ）

5. 吴有性治疗温疫时常用大枣保护胃气。 （ ）

五、简答题

1. 简述吴有性治疗温疫的经验。

2. 简述温疫学派的代表人物与著作。

【参 考 答 案】

一、填空题

1. 又可　淡斋

2. 重视实践　勇创新说

3. 四大类　九

4. 募原　表里分传

5. 可见　无臭

二、单选题

1. A　2. B　3. C　4. E　5. A

三、多选题

1. CD　2. ABCD　3. AB　4. ABCDE　5. ABCD

四、判断题

1. ✕　2. ✓　3. ✓　4. ✓　5. ✕

五、简答题要点

1. 疏利募原,辛凉发散,攻里通下,注意养阴,生姜护胃。

2. 吴有性著《温疫论》,戴天章著《广瘟疫论》,余霖著《疫疹一得》,刘奎著《松峰说疫》,熊立品著《治疫全书》。

⑰ 李中梓

一、填空题

1. 李中梓,字_____,号_____。

2. 李中梓的代表著作是_____,_____。

3. 李中梓脾肾同补体现了理脾不拘于_____,治肾不拘于_____。

4. 李中梓认为,水火宜平_____,宜交_____。

5. 李中梓提出_____为先天之本,_____为后天之本。

二、单选题(每小题有五个备选答案,选出一个正确答案)

1. 李中梓治学主张不包括 （ ）

A. 博采众长　B. 不偏不倚　C. 重视学术交流　D. 善于著书立说　E. 注重师承

2. 李中梓治疗先天根本 （ ）

A. 分水火　B. 分阴阳　C. 分寒热　D. 分虚实　E. 分表里

3. 李中梓治疗先天火不足者用 　　　　　　　　　　　　　　　　　　（　　）
　　A. 金匮肾气丸　　B. 济生肾气丸　　C. 右归丸　　D. 附子理中丸　　E. 四逆汤

4. 李中梓治疗劳倦伤脾用 　　　　　　　　　　　　　　　　　　　　　（　　）
　　A. 补中益气汤　　B. 四君子汤　　C. 六君子汤　　D. 八珍汤　　E. 人参养荣汤

5. 李中梓淡渗分利法治疗癃闭所用药物不包括 　　　　　　　　　　　　（　　）
　　A. 茯苓　　B. 猪苓　　C. 车前子　　D. 泽泻　　E. 通草

三、多选题（每小题有五个备选答案,选出二至五个正确答案）

1. 李中梓的《士材三书》包括 　　　　　　　　　　　　　　　　　　　（　　）
　　A.《本草通玄》　　B.《颐生微论》　　C.《诊家正眼》　　D.《伤寒括要》　　E.《病机沙篆》

2. 李中梓清金润肺法治疗癃闭所用药物是 　　　　　　　　　　　　　　（　　）
　　A. 车前子　　B. 紫菀　　C. 麦门冬　　D. 茯苓　　E. 桑皮

3. 李中梓治疗脾虚为主兼有肾虚者常用哪些方配伍附子、肉桂 　　　　　（　　）
　　A. 四君子汤　　B. 归脾汤　　C. 补中益气汤为主　　D. 八珍汤　　E. 六君子汤

4. 对李中梓影响较大的医家有 　　　　　　　　　　　　　　　　　　　（　　）
　　A. 张元素　　B. 李杲　　C. 薛己　　D. 张介宾　　E. 张机

5. 李中梓脾肾同治不包括 　　　　　　　　　　　　　　　　　　　　　（　　）
　　A. 脾肾同补　　B. 补肾兼脾　　C. 补脾兼肾　　D. 补火生土　　E. 精气同治

四、判断题（正确答案划"√",错误答案划"×"）

1. 李中梓常与王肯堂、秦昌遇进行学术交流。 　　　　　　　　　　　　（　　）
2. 李中梓认为胃气一败,百药难施。 　　　　　　　　　　　　　　　　（　　）
3. 李中梓用补中益气汤治疗中气不足的癃闭。 　　　　　　　　　　　　（　　）
4. 李中梓常用行瘀散结治疗癃闭。 　　　　　　　　　　　　　　　　　（　　）
5. 李中梓善于著书立说。 　　　　　　　　　　　　　　　　　　　　　（　　）

五、简单题
简述李中梓应用膏方特色。

六、论述题
分析李中梓治疗王镜如小便闭癃医案。

【参考答案】

一、填空题

1. 士材　念莪

2.《医宗必读》《内经知要》

3. 辛燥升提　滋腻呆滞

4. 不宜偏　不宜分

5. 肾　脾

二、单选题

1. E　2. A　3. A　4. A　5. C

三、多选题

1. ACE　2. ABCDE　3. ABC　4. ABCDE　5. DE

四、判断题

1. √   2. √   3. √   4. ×   5. √

五、简答题要点

补益脾胃,补益肺肾,补肾益气,补益气血,收敛固精。

六、论述题

(略)

⑱ 绮 石

一、填空题

1. 绮石著作是_____。

2. 绮石认为阴虚统于_____,阳虚统于_____。

3. 绮石治疗虚劳原则是_____,_____。

4. 绮石认为少年虚劳精血_____,预后_____。

5. 绮石认为老年虚劳_____,预后_____。

二、单选题(每小题有五个备选答案,选出一个正确答案)

1. 绮石弟子是   (   )
   A. 王好古   B. 李中梓   C. 陈念祖   D. 赵宗田   E. 缪希雍

2. 绮石认为五脏之天是   (   )
   A. 肝   B. 心   C. 脾   D. 肺   E. 肾

3. 绮石认为百骸之母是   (   )
   A. 肝   B. 心   C. 脾   D. 肺   E. 肾

4. 绮石认为性命之根是   (   )
   A. 肝   B. 心   C. 脾   D. 肺   E. 肾

5. 虚劳防护不包括   (   )
   A. 知节   B. 知防   C. 二守   D. 护肺   E. 防燥

三、多选题(每小题有五个备选答案,选出二至五个正确答案)

1. 绮石阳虚三夺是指   (   )
   A. 夺精   B. 夺气   C. 夺血   D. 夺火   E. 夺神

2. 绮石治疗虚劳推崇的医家是   (   )
   A. 李杲   B. 朱震亨   C. 薛己   D. 张介宾   E. 赵献可

3. 绮石将虚劳病机分为   (   )
   A. 阴虚   B. 阳虚   C. 气虚   D. 血虚   E. 精亏

4. 绮石的二统是指   (   )
   A. 肝   B. 心   C. 脾   D. 肺   E. 肾

5. 绮石治疗虚劳禁用药有   (   )
   A. 禁燥烈   B. 禁伐气   C. 禁苦寒   D. 禁活血   E. 攻下

四、判断题（正确答案划"√"，错误答案划"×"）

1. 绮石认为痨虫传染也可导致虚劳。　　　　　　　　　　　　　　　　（　　）

2. 绮石认为妄用攻伐，杂药乱投，耗伤正气也可导致虚劳。　　　　　（　　）

3. 绮石治疗虚劳初起兼有外邪应先散其表邪。　　　　　　　　　　　（　　）

4. 绮石认为虚劳初发安乐静养也可痊愈。　　　　　　　　　　　　　（　　）

5. 绮石治疗虚劳主张应坚持长期服药。　　　　　　　　　　　　　　（　　）

五、简答题

1. 简述虚劳的主要病因。

2. 简述绮石治疗虚劳用药注意事项。

【参 考 答 案】

一、填空题

1. 《理虚元鉴》

2. 肺　脾

3. 清金保肺　补脾健中

4. 易生　较好

5. 易治　较差

二、单选题

1. D　2. D　3. C　4. E　5. E

三、多选题

1. ABD　2. ABC　3. AB　4. CD　5. ABC

四、判断题

1. √　2. √　3. ×　4. ×　5. √

五、简答题要点

1. 先天之因，后天之因，痘疹及病后失调，外感之因，境遇之因等。

2. 宜用药，酌用药，慎用药，禁用药，偶用或不必用药。

⑲

喻　昌

一、填空题

1. 喻昌，字＿＿＿＿＿＿，晚号＿＿＿＿＿＿。

2. 喻昌治学主张＿＿＿＿＿＿，重视＿＿＿＿＿＿的记录与整理。

3. 喻昌代表著作不包括＿＿＿＿＿＿，＿＿＿＿＿＿。

4. 喻昌认为燥病病位在＿＿＿＿＿＿，病机是＿＿＿＿＿＿。

5. 喻昌告诫治疗臌胀不宜应用＿＿＿＿＿＿之法，＿＿＿＿＿＿之药。

二、单选题（每小题有五个备选答案，选出一个正确答案）

1. 提出"三纲鼎立"学说的医家是　　　　　　　　　　　　　　　　　（　　）

　　A. 张机　　B. 王熙　　C. 孙思邈　　D. 方有执　　E. 喻昌

2. 先儒后释终成著名医家的是 （ ）

    A. 孙思邈   B. 许叔微   C. 张从正   D. 喻昌   E. 唐宗海

3. 喻昌创制的方剂是 （ ）

    A. 桑杏汤   B. 清燥救肺汤   C. 葛根汤   D. 增液承气汤   E. 益胃汤

4. 用人参败毒散治疗痢疾的医家是 （ ）

    A. 张机   B. 刘完素   C. 喻昌   D. 叶桂   E. 丁泽周

5. 辨正《内经》"秋伤于湿"为"秋伤于燥"之误的医家是 （ ）

    A. 刘完素   B. 喻昌   C. 张志聪   D. 柯琴   E. 吴谦

三、多选题（每小题有五个备选答案，选出二至五个正确答案）

1. 阐发燥证的医家是 （ ）

    A. 刘完素   B. 喻昌   C. 吴瑭   D. 叶桂   E. 王士雄

2. 喻昌治单臌胀的方法有 （ ）

    A. 培养   B. 招纳   C. 解散   D. 软坚散结   E. 悍毒峻攻

3. 与逆流挽舟治疗痢疾有关的内容是 （ ）

    A. 夏秋季节   B. 热   C. 暑   D. 湿   E. 人参败毒散

4. 清初三大家是 （ ）

    A. 喻昌   B. 张璐   C. 吴谦   D. 傅山   E. 李中梓

5. 持错简重订思想研究《伤寒论》的医家有 （ ）

    A. 方有执   B. 喻昌   C. 张志聪   D. 张锡驹   E. 陈修园

四、判断题（正确答案划"√"，错误答案划"×"）

1. 喻昌治疗臌胀喜用丸剂缓慢收功。 （ ）
2. 喻昌创制麦门冬汤治疗温燥。 （ ）
3. 喻昌提出温病三纲说。 （ ）
4. 清燥救肺汤的特点是肺胃兼顾。 （ ）
5. 喻昌提出诸涩枯涸，干劲皴揭，皆属于燥。 （ ）

五、简答题

1. 简述喻昌所论燥病的临床表现。
2. 简述臌胀病机。

【参 考 答 案】

一、填空题

1. 嘉言　西昌老人
2. 先辨病后用药　临证医案
3. 《尚论后篇》《生民切要》
4. 肺　肺失治节
5. 猛药攻劫　耗气散气

二、单选题

1. E　2. D　3. B　4. C　5. B

三、多选题

1. AB　2. ABC　3. ABCDE　4. ABC　5. AB

四、判断题

1. √　2. ╳　3. √　4. √　5. ╳

五、简答题要点

1. 痿,喘,呕,筋脉拘急,消渴,男子精液衰少,女子津血枯闭等。

2. 脾气衰微,水裹、气结、血凝,本虚标实。

傅　山

一、填空题

1. 傅山,字_____,号_____。

2. 傅山妇科著作是_____。

3. 傅山主张产后禁_____,远_____。

4. 傅山治疗脾虚带下用_____,治疗湿热带下用_____。

5. 傅山认为带下病因是_____,或_____。

二、单选题(每小题有五个备选答案,选出一个正确答案)

1. 傅山认为导致带下病的关键是 （　　）

　　A. 风　　B. 寒　　C. 湿　　D. 燥　　E. 热

2. 临证善用生化汤的医家是 （　　）

　　A. 陈自明　　B. 傅山　　C. 武之望　　D. 王肯堂　　E. 王熙

3. 创制完带汤的医家是 （　　）

　　A. 陈自明　　B. 傅山　　C. 武之望　　D. 王肯堂　　E. 王熙

4. 傅山治疗肥胖不孕用 （　　）

　　A. 加味补中益气汤　　B. 开郁种玉汤　　C. 温胞饮　　D. 养精种玉汤　　E. 寿胎丸

5. 极力反对产后滥用生化汤的医家是 （　　）

　　A. 王士雄　　B. 王泰林　　C. 傅山　　D. 王清任　　E. 丁泽周

三、多选题(每小题有五个备选答案,选出二至五个正确答案)

1. 傅山补血善用 （　　）

　　A. 当归　　B. 地黄　　C. 白芍　　D. 山茱萸　　E. 阿胶

2. 傅山补气最常用 （　　）

　　A. 人参　　B. 黄芪　　C. 白术　　D. 山药　　E. 莲子

3. 傅山治疗带下病最常用的方剂有 （　　）

　　A. 完带汤　　B. 清震汤　　C. 易黄汤　　D. 参苓白术散　　E. 八正散

4. 傅山分析不孕症的原因有 （　　）

　　A. 嫉妒不孕　　B. 肥胖不孕　　C. 身瘦不孕　　D. 胞寒不孕　　E. 阴虚不孕

5. 傅山分析血崩的病机是 （　　）

　　A. 气血两虚　　B. 瘀血阻络　　C. 肝气郁结　　D. 房事不当　　E. 肾气亏损

四、判断题(正确答案划"√",错误答案划"╳")

1. 傅山用开郁种玉汤治疗嫉妒不孕。 （　　）

2. 傅山治疗老年不慎房帏血崩用加减当归补血汤。 （　　）
3. 傅山用安老汤治疗妇人天癸竭后忽然经水复行。 （　　）
4. 傅山用八珍汤治疗身瘦不孕。 （　　）
5. 生化汤原为产后恶露中夹有血块而设。 （　　）

五、简答题

1. 生化汤当代用于哪些妇科疾病?
2. 傅山将带下病分为几种类型?

【参 考 答 案】

一、填空题

1. 青主　公他
2. 《傅青主女科》
3. 膏粱　厚味
4. 完带汤　易黄汤
5. 行房放纵　饮酒过度

二、单选题

1. C　2. B　3. B　4. A　5. A

三、多选题

1. ABCDE　2. ABC　3. AC　4. ABCDE　5. ABCD

四、判断题

1. √　2. √　3. √　4. ×　5. √

五、简答题要点

1. 产后子宫复旧不良、产后子宫收缩痛、胎盘残留、人工流产后等。
2. 白带、青带、黄带、黑带、赤带五种。

㉑

张　璐

一、填空题

1. 张璐,字_____,晚号_____老人。
2. 张璐代表著作是_____。
3. 张璐研究伤寒学宗_____,_____。
4. 张璐辨治血证以_____为主,治疗前后应用_____调理。
5. 张璐认为产后三急是_____,_____,_____。

二、单选题（每小题有五个备选答案,选出一个正确答案）

1. 张璐研究伤寒的著作是 （　　）
   A.《伤寒缵论》　　B.《伤寒论本义》　　C.《伤寒辨证》　　D.《伤寒大白》　　E.《伤寒发微论》
2. 张璐研究本草的著作是 （　　）

A.《本草衍义》　B.《本经疏证》　C.《本经逢源》　D.《本草经解》　E.《本草备要》

3. 提出"血之与气,异名同类"的医家是 （ ）

A. 唐宗海　B. 张璐　C. 缪希雍　D. 张志聪　E. 王清任

4. 张璐判断出血的性质主要是依据 （ ）

A. 病因　B. 血的色泽　C. 病机　D. 临床表现　E. 出血量

5. 张璐治疗血证注重善后调理,常用的方剂是 （ ）

A. 四物汤　B. 归脾汤　C. 当归黄芪汤　D. 八珍汤　E. 千金当归汤

三、多选题（每小题有五个备选答案,选出二至五个正确答案）

1. 张璐认为产后三审包括 （ ）

A. 少腹疼痛　B. 大便通畅　C. 小便通畅　D. 饮食与乳汁　E. 口渴

2. 张璐治疗败血冲心常用方剂有 （ ）

A. 花蕊石　B. 琥珀黑龙丹　C. 来复丹　D. 失笑散加郁金　E. 下瘀血汤

3. 张璐辨别血证是依据 （ ）

A. 脏腑特点　B. 出血部位　C. 出血颜色　D. 脉象　E. 舌苔

4. 张璐认为出血的病因是 （ ）

A. 火热炽盛　B. 阴阳偏盛　C. 脏腑之气乖逆　D. 阴阳偏衰　E. 饮酒伤胃

5. 张璐治疗腹胀方剂有 （ ）

A. 分消汤　B. 四君子　C. 分消丸　D. 四物汤　E. 当归龙荟丸

四、判断题（正确答案划"√",错误答案划"×"）

1. 张璐用当归龙荟丸治疗火盛阴虚腹胀。 （ ）

2. 张璐强调血不能与气截然分开。 （ ）

3. 张璐提出的产后三冲、三急、三审对后世影响较大。 （ ）

4. 张璐治疗气血亏虚乳汁少或乳汁不下用八珍汤加黄芪、麦门冬。 （ ）

5. 张璐治疗血证喜用不寒不热之方。 （ ）

五、简答题

1. 张璐治疗腹胀分为几种类型?

2. 简述张璐辨治血证特色。

【参 考 答 案】

一、填空题

1. 路玉　石顽

2.《张氏医通》

3. 方有执　喻昌

4. 温健脾阳　归脾汤

5. 呕吐　盗汗　泄泻

二、单选题

1. A　2. C　3. B　4. B　5. B

三、多选题

1. ABD　2. ABD　3. ABC　4. BCDE　5. AC

四、判断题

1. √　2. √　3. √　4. √　5. ×

五、简答题要点

1. 火盛伤阴,气虚血散,血虚气散,湿热伤脾阴,寒热错杂。

2. 以温健脾阳为主,辨证用方,灵活化裁,用药偏于温补,治疗前后应用归脾汤调理。

㉒ 叶　桂

一、填空题

1. 叶桂,字＿＿＿＿＿＿,号＿＿＿＿＿＿。

2. 叶桂代表著作有＿＿＿＿＿＿,＿＿＿＿＿＿。

3.《温热论》由＿＿＿＿＿＿辑成,并经＿＿＿＿＿＿润色,首刊于《吴医汇讲》。

4. 叶桂治学主张＿＿＿＿＿＿,重视＿＿＿＿＿＿。

5. 叶桂提出＿＿＿＿＿＿入络,＿＿＿＿＿＿入络观点。

二、单选题(每小题有五个备选答案,选出一个正确答案)

1. 提出"阳化内风"理论的医家是　　　　　　　　　　　　　　　　　　　　(　　)

　A. 李杲　B. 叶桂　C. 刘完素　D. 朱震亨　E. 缪希雍

2. 叶桂治疗肝风证在辨证论治基础上常加入　　　　　　　　　　　　　　　(　　)

　A. 介类潜阳　B. 虫类搜剔之品　C. 疏肝法　D. 活血通络　E. 温燥之品

3. 叶桂治疗虚损证重视中下兼顾,其意是指　　　　　　　　　　　　　　　(　　)

　A. 肝脾并补　B. 肝肾并补　C. 肺脾并补　D. 脾肾并补　E. 肺肾并补

4. 叶桂创立的辨证纲领是　　　　　　　　　　　　　　　　　　　　　　　(　　)

　A. 卫气营血辨证　B. 三焦辨证　C. 气血辨证　D. 脏腑辨证　E. 经络辨证

5. 叶桂门人不包括　　　　　　　　　　　　　　　　　　　　　　　　　　(　　)

　A. 顾景文　B. 华岫云　C. 李翰圃　D. 邵新甫　E. 王士雄

三、多选题(每小题有五个备选答案,选出二至五个正确答案)

1. 叶桂学术思想对哪些医家产生了重要影响　　　　　　　　　　　　　　　(　　)

　A. 吴瑭　B. 章楠　C. 王士雄　D. 雷丰　E. 俞根初

2. 参与整理《临证指南医案》者有　　　　　　　　　　　　　　　　　　　(　　)

　A. 顾景文　B. 华岫云　C. 李翰圃　D. 邵新甫　E. 王士雄

3. 叶桂认为引起胃阴不足的主要原因有　　　　　　　　　　　　　　　　　(　　)

　A. 五志化火伤及胃阴　B. 过食辛辣　C. 燥热伤胃　D. 失血之后　E. 热病后期

4. 叶桂认为久病入络的病因病机是　　　　　　　　　　　　　　　　　　　(　　)

　A. 寒暑　B. 阳气受损　C. 嗔怒动肝　D. 痰湿　E. 七情郁结

5. 叶桂认为肝风内动病机是　　　　　　　　　　　　　　　　　　　　　　(　　)

　A. 水不涵木　B. 怒劳忧思　C. 肝肾不足　D. 中阳不足　E. 气血不足

四、判断题(正确答案划"√",错误答案划"×")

1. 叶桂治疗肝风内动喜用全蝎、蜈蚣等虫类熄风药。　　　　　　　　　　　(　　)

2. 叶桂认为李杲升补阳气重在治脾,张机急下存阴重治在胃。 （　　）

3. 叶桂治疗虚损是以扶正为最终目的。 （　　）

4. 叶桂认为中风与厥阴肝木的关系最为密切。 （　　）

5. 叶桂主张用苦寒药濡养胃阴。 （　　）

五、简答题

1. 简述叶桂治疗胃阴不足用药经验。

2. 简述叶桂久病入络的用药特点。

六、论述题

试述叶桂论治虚损证经验。

【参　考　答　案】

一、填空题

1. 天士　香岩

2. 温热论　《临床指南医案》

3. 顾景文　唐大烈

4. 博采众长　学术创新

5. 久病　久痛

二、单选题

1. B　2. A　3. D　4. A　5. E

三、多选题

1. ABC　2. BCD　3. ABCE　4. BCE　5. ABCD

四、判断题

1. ✕　2. ✓　3. ✓　4. ✓　5. ✕

五、简答题要点

1. 以甘平或甘凉濡润为主濡养胃阴,常用麦门冬汤化裁,喜用沙参、麦门冬、石斛、天花粉、玉竹、山药、生扁豆、生甘草等。

2. 以"通"为主,应用活血化瘀药常配伍辛散、温通、香窜,达到行气、散结、止痛的目的。

六、论述题要点

甘药培中,血肉填下,中下兼顾,静养节欲,饮食调养。

㉓

徐大椿

一、填空题

1. 徐大椿,字_____,自号_____老人。

2. 徐大椿的代表著作是_____。

3. 徐大椿判断疾病生死存亡的重要依据是_____。

4. 徐大椿评定的著作有_____,_____。

5. 徐大椿为纠正滥用温补流弊撰写的著作是_____。

二、单选题(每小题有五个备选答案,选出一个正确答案)

1. 徐大椿撰写的医案著作是 （ ）

A.《洄溪医案》 B.《寓意草》 C.《名医类案》 D.《薛氏医案》 E.《归砚录》

2. 徐大椿临证首重 （ ）

A. 经络问题 B. 脏腑问题 C. 主方主药 D. 审证求因 E. 制方遣药

3. 徐大椿所言"医家第一活人要义"是指 （ ）

A. 保护胃气 B. 保护脾气 C. 保护元气 D. 保护肾气 E. 保护命门

4. 徐大椿制方遣药提倡 （ ）

A. 专病专方 B. 专用经方 C. 创制新方 D. 主方主药 E. 随证加减

5. 徐大椿治疗中风风痱用 （ ）

A. 地黄饮子 B. 六味地黄丸 C. 大定风珠 D. 炙甘草汤 E. 镇肝熄风汤

三、多选题(每小题有五个备选答案,选出二至五个正确答案)

1. 徐大椿的著作有 （ ）

A.《难经经释》 B.《慎疾刍言》 C.《兰台轨范》 D.《洄溪医案》 E.《医贯砭》

2. 徐大椿临证善用的古方有 （ ）

A. 大承气汤 B. 真武汤 C. 泻心汤 D. 小续命汤 E. 地黄饮子

3. 徐大椿遣药制方特色有 （ ）

A. 一病一方 B. 一症一方 C. 喜用单方 D. 喜用大方 E. 喜用验方

4. 徐大椿概括元气作用为 （ ）

A. 原于先天 B. 根于命门 C. 附于气血 D. 布于脏腑 E. 生命活动动力

5. 徐大椿在《汤药不足尽病论》中指出汤剂的特性为 （ ）

A. 汤者荡也 B. 其行速 C. 其质轻 D. 其味重 E. 其力易过而不留

四、判断题(正确答案划"√",错误答案划"×")

1. 徐大椿详尽阐发用药如用兵的道理。 （ ）

2. 徐大椿强调邪气未尽之时,不可轻投补剂。 （ ）

3. 徐大椿反对滥用峻补。 （ ）

4. 徐大椿认为轻药"虽极浅之药,而亦有深义存焉"。 （ ）

5. 徐大椿既尊经崇古,又十分推崇时方。 （ ）

五、简答题

1. 简述徐大椿如何保护元气?

2. 简述徐大椿的辨病论治及用药特色。

【参 考 答 案】

一、填空题

1. 灵胎 洄溪老人

2.《医学源流论》

3. 元气

4.《评定外科正宗》《评定叶氏临证指南医案主方》

5.《医贯砭》

二、单选题

1. A   2. D   3. C   4. D   5. A

三、多选题

1. ABCDE   2. ABCDE   3. ABC   4. ABCDE   5. ABCE

四、判断题

1. √   2. √   3. ×   4. √   5. ×

五、简答题要点

1. 临证立方用药当不伤元气,避免因寒热攻补不当造成虚虚实实之误,未病应小心谨护元气,患病后应根据病情攻邪保护元气,邪气未尽不可轻投补剂。

2. 注重辨病,遣药制方,轻药愈病,善用古方,勿泥归经。

㉔
王清任

一、填空题

1. 王清任治学_____,_____。

2. 王清任治疗胸中瘀血和妇人少腹积块的方剂分别是_____,_____。

3. 王清任认为导致半身不遂的本源是_____,倡导_____论。

4. 瘀血一词始见于_____的_____。

5. 王清任将瘀血病因分为_____,_____两类。

二、单选题(每小题有五个备选答案,选出一个正确答案)

1. 王清任的著作是   (   )

A.《医宗必读》   B.《医林改错》   C.《医宗金鉴》   D.《医学启源》   E.《医学源流论》

2. 王清任治疗气虚中风的方剂是   (   )

A. 血府逐瘀汤   B. 少腹逐瘀汤   C. 癫狂梦醒汤   D. 补阳还五汤   E. 膈下逐瘀汤

3. 王清任治疗肚腹血瘀的代表方剂是   (   )

A. 血府逐瘀汤   B. 少腹逐瘀汤   C. 癫狂梦醒汤   D. 补阳还五汤   E. 膈下逐瘀汤

4. 王清任认为导致半身不遂的原因是   (   )

A. 元气亏损   B. 真阴亏损   C. 外邪侵袭   D. 痰湿作祟   E. 肝风内动

5. 补阳还五汤重用   (   )

A. 当归   B. 川芎   C. 桃仁   D. 黄芪   E. 地龙

三、多选题(每小题有五个备选答案,选出二至五个正确答案)

1. 王清任主要学术观点有   (   )

A. 瘀血理论   B. 肝阳化风   C. 气虚中风   D. 灵机记性在脑   E. 血虚生风

2. 王清任创制的活血化瘀方剂有   (   )

A. 血府逐瘀汤   B. 膈下逐瘀汤   C. 下瘀血汤   D. 桃核承气汤   E. 癫狂梦醒汤

3. 论述气虚血瘀的医家有 （　　）
　　A. 张机　　B. 李杲　　C. 王清任　　D. 唐宗海　　E. 叶桂

4. 王清任认为血瘀证常兼有 （　　）
　　A. 气滞　　B. 气虚　　C. 热毒　　D. 亡阳　　E. 亡阴

5.《医林改错》所描述的中风先兆有 （　　）
　　A. 忽然无记性　　B. 偶尔一阵头晕　　C. 耳内无故一阵响或蝉鸣　　D. 下眼皮经常
　　跳动　　E. 睡卧口角流涎

四、判断题(正确答案划"√",错误答案划"×")

1. 补阳还五汤以活血为主,补气为辅。 （　　）
2. 王清任首先提出脑主神明观点。 （　　）
3. 王清任根据瘀血部位不同采用不同方剂治疗。 （　　）
4. 王清任将半身不遂称为中风。 （　　）
5. 王清任认为气虚是导致血瘀的唯一原因。 （　　）

五、简答题

1. 简述王清任治疗瘀血证的方法。
2. 简述王清任活血化瘀法用药特色。

【参 考 答 案】

一、填空题

1. 注重解剖　勇于创新
2. 血府逐瘀汤　少腹逐瘀汤
3. 元气亏损　无风
4. 张机　《伤寒杂病论》
5. 虚　实

二、单选题

1. B　2. D　3. E　4. A　5. D

三、多选题

1. ACD　2. ABE　3. BC　4. ABCD　5. ABCDE

四、判断题

1. ×　2. ×　3. √　4. ×　5. ×

五、简答题要点

1. 瘀血在头面四肢及周身血管用通窍活血汤,瘀血在血府用血腹逐瘀汤,瘀血在肚腹用膈下逐瘀汤,瘀血在少腹用少腹逐瘀汤,气虚中风用补阳还五汤。
2. 常与行气通络药物配伍,与补气药配伍,与清热解毒药配伍,与回阳救脱药配伍。

王泰林

一、填空题

1. 王泰林,字＿＿＿＿＿＿＿＿＿,晚号＿＿＿＿＿＿＿居士。

2. 王泰林辨治肝病以肝气、_____、_____为纲。

3. 王泰林《肝病证治》见于_____。

4. 王泰林认为,"肝病_____而治法_____。"

5. 王泰林认为肝气横逆,可冲_____、犯_____。

二、单项选择题(每小题有五个备选答案,选出一个正确答案)

1. 王泰林治疗肝气病波及他脏的治法不包括　　　　　　　　　　　( )

　　A. 柔肝　　B. 缓肝　　C. 泄肝　　D. 抑肝　　E. 培土泻木

2. 王泰林治疗肝气郁结时喜用的散结通络药是　　　　　　　　　( )

　　A. 橘络　　B. 旋覆花　　C. 丝瓜络　　D. 川芎　　E. 红花

3. 王泰林柔肝不用　　　　　　　　　　　　　　　　　　　　( )

　　A. 当归　　B. 枸杞子　　C. 柏子仁　　D. 牛膝　　E. 芍药

4. 王泰林治疗肝郁血虚脾弱用　　　　　　　　　　　　　　　( )

　　A. 逍遥散　　B. 柴胡疏肝散　　C. 四逆散　　D. 丹栀逍遥散　　E. 大七气汤

5. 王泰林认为,肝风一证多　　　　　　　　　　　　　　　　( )

　　A. 旁走四肢　　B. 上冒巅顶　　C. 内犯脏腑　　D. 闭阻经络　　E. 干犯气血

三、多项选择题(每小题有五个备选答案,选出二至五个正确答案)

1. 王泰林治疗肝风方法有　　　　　　　　　　　　　　　　( )

　　A. 熄风和阳　　B. 熄风潜阳　　C. 培土宁风　　D. 养肝　　E. 平肝

2. 王泰林治疗肝气郁结喜用　　　　　　　　　　　　　　　( )

　　A. 香附　　B. 郁金　　C. 苏梗　　D. 青皮　　E. 橘叶

3. 王泰林治疗肝火的常用方法是　　　　　　　　　　　　　( )

　　A. 清肝　　B. 泻肝　　C. 化肝　　D. 解郁　　E. 散火

4. 王泰林治疗肝火波及他脏的方法是　　　　　　　　　　　( )

　　A. 补母　　B. 泻子　　C. 清金制木　　D. 培土　　E. 泻肝

5. 王泰林治疗肝郁化火用　　　　　　　　　　　　　　　　( )

　　A. 牡丹皮　　B. 栀子　　C. 青皮　　D. 陈皮　　E. 龙胆草

四、判断题(正确答案划"√",错误答案划"×")

1. 王泰林总结了治肝三十法。　　　　　　　　　　　　　　( )

2. 王泰林临证常用柴胡疏肝解郁。　　　　　　　　　　　　( )

3. 王泰林治疗肝虚方法有补肝体、补肝阴、补肝阳、补肝血、补肝气。( )

4. 王泰林用附子理中汤加吴茱萸、肉桂、当归治疗胃脘冷痛。　　( )

5. 王泰林用四七汤治疗胃脘气痛,脉沉而涩。　　　　　　　　( )

五、简答题

1. 简述王泰林对肝气郁结病机的认识。

2. 简述王泰林对肝火亢盛病机的认识。

【参 考 答 案】

一、填空题

1. 旭高　退思

2. 肝风　肝火

3.《西溪书屋夜话录》

4. 最杂　最广

5. 心　肺

二、单项选择题

1. A　2. B　3. E　4. A　5. B

三、多项选择题

1. ABCDE　2. ABCDE　3. ABC　4. ABC　5. ABCD

四、判断题

1. √　2. ×　3. √　4. √　5. √

五、简述题要点

1. 郁怒伤肝,木失调达,疏泄无权,阻碍气机。

2. 肝气郁久化火,或肝阳亢盛化火,有虚实之分,实火责之阳亢,虚火本于阴亏。

㉖
吴师机

一、填空题

1. 吴师机,字＿＿＿＿＿＿＿＿＿＿,晚年自号＿＿＿＿＿＿＿＿＿＿。

2. 吴师机著作是＿＿＿＿＿＿＿＿＿＿,初名＿＿＿＿＿＿＿＿＿＿。

3. 吴师机认为一嚏实兼＿＿＿＿＿＿＿＿＿＿、＿＿＿＿＿＿＿＿＿＿两法。

4. 吴师机认为膏药＿＿＿＿＿＿＿＿＿＿易效,＿＿＿＿＿＿＿＿＿＿次之。

5. 外治中药作用途径是＿＿＿＿＿＿＿＿＿＿,＿＿＿＿＿＿＿＿＿＿吸收。

二、单选题(每小题有五个备选答案,选出一个正确答案)

1. 吴师机治疗下焦寒湿及风寒湿痹多用　　　　　　　　　　　　　　　　(　　)

　　A. 散阴膏　　B. 清阳膏　　C. 健脾膏　　D. 金仙膏　　E. 温胃膏

2. 吴师机外治法以哪种方法为主　　　　　　　　　　　　　　　　　　　(　　)

　　A. 火罐　　B. 推拿　　C. 膏药　　D. 按摩　　E. 刮痧

3. 吴师机治疗上焦外感热证多选用　　　　　　　　　　　　　　　　　　(　　)

　　A. 散阴膏　　B. 清阳膏　　C. 健脾膏　　D. 金仙膏　　E. 温胃膏

4. 吴师机认为膏药的功用主要是　　　　　　　　　　　　　　　　　　　(　　)

　　A. 消散　　B. 补益　　C. 拔截　　D. 清热　　E. 温里

5. 叶桂用平胃散炒热缚脐治疗　　　　　　　　　　　　　　　　　　　　(　　)

　　A. 霍乱　　B. 疟疾　　C. 黄疸　　D. 风寒　　E. 痢疾

三、多选题(每小题有五个备选答案,选出二至五个正确答案)

1. 吴师机外治方法有　　　　　　　　　　　　　　　　　　　　　　　　(　　)

　　A. 敷　　B. 熨　　C. 熏　　D. 浸　　E. 和

2. 吴师机认为膏药中的药引需具备　　　　　　　　　　　　　　　　　　(　　)

　　A. 通经走络　　B. 开窍透骨　　C. 拔病外出　　D. 清热解毒　　E. 软坚散结

3. 吴师机用金仙膏治疗 （　　）
　　A. 辟邪气　　B. 腹痛　　C. 气痛　　D. 疟疾　　E. 痢疾
4. 吴师机嚏法用药主要有 （　　）
　　A. 藜芦　　B. 葱姜　　C. 皂角　　D. 细辛　　E. 踯躅花
5. 吴师机的膏药组方特点有 （　　）
　　A. 多法合用　　B. 气味俱厚　　C. 喜用大方　　D. 重视引药　　E. 膏面糁药

四、判断题(正确答案划"√",错误答案划"×")

1. 吴师机是最早的外治专家。 （　　）
2. 吴师机认为应用膏药不伤脾胃。 （　　）
3. 吴师机认为外治法与内治法道理相同。 （　　）
4. 吴师机认为治疗下焦病的第一捷法是布包缚脐上。 （　　）
5. 吴师机认为膏药方来源于内服方。 （　　）

五、简答题

1. 简述吴师机内病外治的理论依据。
2. 简述吴师机三焦分治法的主要内容。

【参 考 答 案】

一、填空题

1. 尚先　潜玉老人
2.《理瀹骈文》《外治医说》
3. 汗　吐
4. 热者　凉者
5. 皮肤毛窍　五官九窍

二、单选题

1. A　2. C　3. B　4. C　5. E

三、多选题

1. ABCD　2. ABC　3. BCDE　4. ACDE　5. ABCDE

四、判断题(正确答案划"√",错误答案划"×")

1. ×　2. √　3. √　4. ×　5. ×

五、简答题要点

1. 理同法异,辨证用药,由皮肤毛窍或五官九窍吸收,外敷于局部皮肤、黏膜、腧穴等。
2. 以上焦、中焦、下焦为纲,分别采用嚏鼻取嚏、缚脐、坐于身下三法治疗,并可根据实际情况灵活应用。

㉗ 王士雄

一、填空题

1. 王士雄,字＿＿＿＿＿＿,号＿＿＿＿＿＿。
2. 提出"暑不分阴阳"和"暑分阴阳"观点的医家分别是＿＿＿＿＿＿,＿＿＿＿＿＿。

3. 王士雄将霍乱分为_____,_____。

4. 王士雄认为食疗是"食借_____,药助_____"。

5. 王士雄研究温病,"以轩岐仲景之文为_____,叶薛诸家之辨为_____。"

二、单选题(每小题有五个备选答案,选出一个正确答案)

1. 王士雄阐发温病的著作是 ( )
   A.《温热论治》 B.《湿热条辨》 C.《温病条辨》 D.《温热经纬》 E.《温疫论》

2. 撰写《随息居饮食谱》的医家是 ( )
   A. 孙思邈 B. 王士雄 C. 钱乙 D. 李杲 E. 孟诜

3. 王士雄治疗暑病的用药特色是 ( )
   A. 喜用甘寒 B. 喜用甘温 C. 喜用苦燥 D. 喜用温补 E. 喜用苦寒

4. 将暑分为阴暑与阳暑的医家是 ( )
   A. 李杲 B. 吴鞠通 C. 叶桂 D. 王士雄 E. 张介宾

5. 撰写《随息居重订霍乱论》的医家是 ( )
   A. 孙思邈 B. 王士雄 C. 孟诜 D. 陈自明 E. 钱乙

三、多选题(每小题有五个备选答案,选出二至五个正确答案)

1. 王士雄治疗伏气温病应用 ( )
   A. 清解营阴 B. 辛凉解表 C. 大清阴分 D. 凉血止血 E. 清营透热

2. 发明清暑益气汤的医家是 ( )
   A. 孙思邈 B. 李杲 C. 王士雄 D. 余霖 E. 叶桂

3. 王士雄认为食疗特点有 ( )
   A. 药极简易 B. 性最平和 C. 味不恶劣 D. 易办易服 E. 药效最好

4. 王士雄治疗暑病常用 ( )
   A. 白虎汤 B. 竹叶石膏汤 C. 清暑益气汤 D. 清营汤 E. 清宫汤

5. 王士雄治痰方剂有 ( )
   A. 瓜蒌薤白汤 B. 橘皮竹茹汤 C. 当归龙荟丸 D. 小陷胸汤 E. 二陈汤

四、判断题(正确答案划"√",错误答案划"×")

1. 王士雄受其祖父影响,也主张中西医汇通。 ( )
2. 伏气温病的传变是"自里而发,由浅至深"。 ( )
3. 夏日伤于寒湿为阴暑。 ( )
4. 王士雄用叶桂甘露消毒丹治疗湿温。 ( )
5. 王士雄撰著《古今医案按》。 ( )

五、简答题

1. 简述王士雄的临证用药特色。
2. 简述暑病特征及治疗。

【参 考 答 案】

一、填空题

1. 孟英 潜斋

2. 王士雄　张介宾

3. 寒性霍乱　热性霍乱

4. 药威　食性

5. 经　纬

二、单选题

1. D　2. B　3. A　4. E　5. B

三、多选题

1. AC　2. BC　3. ABCD　4. ABC　5. ABCD

四、判断题

1. ✕　2. ✕　3. ✓　4. ✓　5. ✕

五、简答题

1. 喜用甘寒养阴,善于从痰论治。

2. 暑为阳邪,暑能伤气,暑多挟湿。用清暑益气汤,白虎汤,竹叶石膏汤等治疗。

唐宗海

一、填空题

1. 唐宗海治学主张＿＿＿＿＿＿＿＿,＿＿＿＿＿＿＿＿。

2. 撰写《血证论》的医家是＿＿＿＿＿＿＿＿。

3. 唐宗海认为咳血病机为＿＿＿＿＿＿＿＿,＿＿＿＿＿＿＿＿。

4. 唐宗海论述气血与水火阴阳相互联系说:"水即化＿＿＿＿＿＿＿＿,火即化＿＿＿＿＿＿＿＿。"

5. 唐宗海论治血证主张＿＿＿＿＿＿＿＿辨证,＿＿＿＿＿＿＿＿。

二、单选题(每小题有五个备选答案,选出一个正确答案)

1. 第一个提出"中西汇通"概念的医家是　　　　　　　　　　　　　　　　　（　　）

　　A. 张锡纯　　B. 丁泽周　　C. 王清任　　D. 唐宗海　　E. 恽铁樵

2. 唐宗海治疗吐血喜用　　　　　　　　　　　　　　　　　　　　　　　　（　　）

　　A. 大黄　　B. 三七　　C. 郁金　　D. 荆芥炭　　E. 人参

3. 唐宗海治疗胃热炽盛,气火上逆吐血用　　　　　　　　　　　　　　　　（　　）

　　A. 白虎汤　　B. 泻心汤　　C. 升降散　　D. 四物汤　　E. 犀角地黄汤

4. 唐宗海认为吐血病位在　　　　　　　　　　　　　　　　　　　　　　　（　　）

　　A. 胃　　B. 肝　　C. 脾　　D. 肺　　E. 肾

5. 唐宗海认为"补血第一方"是　　　　　　　　　　　　　　　　　　　　　（　　）

　　A. 归脾汤　　B. 四物汤　　C. 独参汤　　D. 当归补血汤　　E. 炙甘草汤

三、多选题(每小题有五个备选答案,选出二至五个正确答案)

1. 唐宗海治疗血证注意事项是　　　　　　　　　　　　　　　　　　　　　（　　）

　　A. 忌汗　　B. 禁下　　C. 禁吐　　D. 禁补　　E. 禁攻

2. 唐宗海慎用大黄的依据有　　　　　　　　　　　　　　　　　　　　　　（　　）

　　A. 实邪留存已久　　B. 正气已衰　　C. 大便溏薄　　D. 舌苔微黄　　E. 脉数

3. 唐宗海用于替换花蕊石祛除瘀血的药物是 （ ）

  A. 三七 B. 桃仁 C. 郁金 D. 醋炒大黄 E. 牛膝

4. 唐宗海判断血证预后的依据是 （ ）

  A. 脉数否 B. 发热否 C. 头痛否 D. 汗出否 E. 咳嗽否

5. 唐宗海滋养脾阴用 （ ）

  A. 人参 B. 麦门冬 C. 藕节 D. 生地 E. 天花粉

四、判断题（正确答案划"√",错误答案划"×"）

1. 唐宗海认为血证"伴随发热者"预后较好。 （ ）

2. 唐宗海认为治疗血证宜早用补虚之法。 （ ）

3. 唐宗海认为血证伴随大便溏难治。 （ ）

4. 唐宗海补血首选四物汤。 （ ）

5. 唐宗海认为治疗血证禁用下法。 （ ）

五、简答题

1. 简述唐宗海对血证病因病机的分析。

2. 简述唐宗海临证用药特色。

六、论述题

试述唐宗海治疗血证四法。

【参 考 答 案】

一、填空题

1. 博采众长 汇通中西医

2. 唐宗海

3. 肺失清肃 气机阻逆

4. 气 血

5. 结合脏腑 灵活变通

二、单选题

1. D 2. A 3. B 4. A 5. E

三、多选题

1. AC 2. ABC 3. ABCDE 4. ABE 5. ABCDE

四、判断题

1. × 2. × 3. √ 4. × 5. ×

五、简答题要点

1. 气机阻逆,火热炽盛,瘀血阻络,脾失统摄。

2. 重视和法,喜用大黄,滋养脾阴。

六、论述题要点

  止血首选泻心汤或十灰散;消瘀用花蕊石散或用圣愈汤加味;宁血采用祛邪、调气、凉血、泻火、润燥、清肝等法;补血首选炙甘草汤。

㉙ 张锡纯

一、填空题

1. 张锡纯,字_____,河北_____县人。
2. 张锡纯在沈阳创办_____,在天津创办_____。
3. 大气下陷临床表现以_____证候为主,兼见_____症候。
4. 论述大气下陷的医家有_____,_____。
5. 张锡纯将中风分为_____,_____。

二、单选题(每小题有五个备选答案,选出一个正确答案)

1. 撰写《医学衷中参西录》的医家是　　　　　　　　　　　　　　　　(　　)
   A. 张锡纯　　B. 张山雷　　C. 张生甫　　D. 陆晋笙　　E. 杨如侯
2. 张锡纯治疗大气下陷证诸升陷汤均应用　　　　　　　　　　　　　　(　　)
   A. 人参　　B. 黄芪　　C. 白术　　D. 山药　　E. 甘草
3. 创制镇肝熄风汤的医家是　　　　　　　　　　　　　　　　　　　　(　　)
   A. 孙思邈　　B. 刘完素　　C. 缪希雍　　D. 王清任　　E. 张锡纯
4. 张锡纯创制预防中风的方剂是　　　　　　　　　　　　　　　　　　(　　)
   A. 地黄饮子　　B. 大定风珠　　C. 补阳还五汤　　D. 建瓴汤　　E. 镇肝熄风汤
5. 临证善用生药的医家是　　　　　　　　　　　　　　　　　　　　　(　　)
   A. 张机　　B. 张从正　　C. 张介宾　　D. 张璐　　E. 张锡纯

三、多选题(每小题有五个备选答案,选出二至五个正确答案)

1. 大气下陷的原因有　　　　　　　　　　　　　　　　　　　　　　　(　　)
   A. 劳力过度　　B. 久病　　C. 误用药物　　D. 饮食不节　　E. 情志内伤
2. 张锡纯治疗中风常用的方剂有　　　　　　　　　　　　　　　　　　(　　)
   A. 小续命汤　　B. 补阳还五汤　　C. 镇肝熄风汤　　D. 加味补血汤　　E. 搜风汤
3. 重视对药应用的医家有　　　　　　　　　　　　　　　　　　　　　(　　)
   A. 张锡纯　　B. 施今墨　　C. 丁泽周　　D. 谢观　　E. 陈存仁
4. 近代中西医汇通学派中坚人物有　　　　　　　　　　　　　　　　　(　　)
   A. 唐宗海　　B. 张锡纯　　C. 恽铁樵　　D. 王学权　　E. 陈定泰
5. 曾经担任过军医的医家有　　　　　　　　　　　　　　　　　　　　(　　)
   A. 张从正　　B. 张锡纯　　C. 张介宾　　D. 张山雷　　E. 张生甫

四、判断题(正确答案划"√",错误答案划"×")

1. 张锡纯主张衷中参西,联合用药。　　　　　　　　　　　　　　　　(　　)
2. 张锡纯用大气理论指导治疗心脏病。　　　　　　　　　　　　　　　(　　)
3. 张锡纯用中西医结合观点阐发中风病机。　　　　　　　　　　　　　(　　)
4. 王清任用活络效灵丹治疗心腹疼痛。　　　　　　　　　　　　　　　(　　)
5. 张锡纯用寿胎丸治疗肾虚滑胎。　　　　　　　　　　　　　　　　　(　　)

五、简答题

1. 简述张锡纯治疗大气下陷的方剂。
2. 简述张锡纯临证用药特色。

【参考答案】

一、填空题

1. 寿甫　盐山
2. 立达中医院　天津国医函授学校
3. 心肺　脾胃
4. 喻昌　张锡纯
5. 脑充血　脑贫血

二、单选题

1. A　2. B　3. E　4. D　5. E

三、多选题

1. ABC　2. CDE　3. AB　4. ABC　5. AB

四、判断题

1. √　2. ×　3. √　4. ×　5. √

五、简答题

1. 升陷汤、回阳升陷汤、理郁升陷汤、醒脾升陷汤,并强调慎用破气降气药物。
2. 精研药性,擅用小方,重视药对,善用生药。

㉚

施今墨

一、填空题

1. 施今墨,原名_____,字_____。
2. 施今墨曾任_____副馆长,_____副会长。
3. 反映施今墨主要学术思想的著作是_____,_____。
4. 施今墨认为对药的相辅相成作用是_____,_____。
5. 施今墨从_____,_____角度对痹证进行分型。

二、单选题(每小题有五个备选答案,选出一个正确答案)

1. 倡导十纲辨证的医家是　　　　　　　　　　　　　　　　　（　　）
   A. 钱乙　B. 张元素　C. 吴瑭　D. 程国彭　E. 施今墨
2. 擅用对药的医家是　　　　　　　　　　　　　　　　　　　（　　）
   A. 张元素　B. 张介宾　C. 张志聪　D. 张山雷　E. 施今墨
3. 创办华北国医学院的医家是　　　　　　　　　　　　　　　（　　）
   A. 张锡纯　B. 丁泽周　C. 观谢　D. 夏应堂　E. 施今墨
4. 撰写《药对》的医家是　　　　　　　　　　　　　　　　　（　　）
   A. 徐之才　B. 苏颂　C. 唐慎微　D. 张锡纯　E. 施今墨

5. 提出"学术无国界而各有所长"的医家是 （　　）

    A. 张锡纯　　　B. 唐宗海　　　C. 施今墨　　　D. 恽铁樵　　　E. 陆渊雷

三、多选题（每小题有五个备选答案，选出二至五个正确答案）

1. 十纲辨证内容是 （　　）

    A. 阴阳　　　B. 气血　　　C. 表里　　　D. 寒热　　　E. 虚实

2. 施今墨认为对药的相反相成作用是 （　　）

    A. 寒温并用　　　B. 补泻兼施　　　C. 开阖相济　　　D. 升降合用　　　E. 气血双补

3. 20 世纪 30 年代北京四大名医是 （　　）

    A. 汪逢春　　　B. 萧龙友　　　C. 陈莲舫　　　D. 孔伯华　　　E. 施今墨

4. 施今墨主张 （　　）

    A. 沟通中西医学　　　B. 重视中医教育　　　C. 统一中西医病名　　　D. 中医现代化

    E. 中药工业化

5. 施今墨将痹证分为 （　　）

    A. 风湿热型　　　B. 风寒湿型　　　C. 气血实型　　　D. 气血虚型　　　E. 痰瘀阻络型

四、判断题（正确答案划"√"，错误答案划"×"）

1. 应用对药是由施今墨首创。 （　　）

2. 施今墨撰写《施今墨对药》。 （　　）

3. 施今墨率先使用西医病名诊断书写医案。 （　　）

4. 施今墨总结治痹八法。 （　　）

5. 施今墨主张中医现代化。 （　　）

五、简答题

简述施今墨治疗脾胃十法。

【参 考 答 案】

一、填空题

1. 毓黔　奖生

2. 中央国医馆　中华医学会

3.《施今墨临床经验集》《施今墨对药》

4. 同类相从　异类相使

5. 正虚　邪实

二、单选题

1. E　2. E　3. E　4. A　5. C

三、多选题

1. ABCDE　2. ABCD　3. ABDE　4. ABCDE　5. ABCD

四、判断题

1. ×　2. ×　3. √　4. √　5. √

五、简答题要点

    寒宜温，热宜清，虚宜补，食宜消，痛宜通，腑实宜泻，肠滑宜涩，呕逆宜降，嘈杂宜和，津枯宜生。